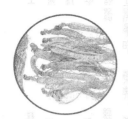

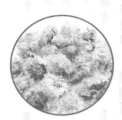

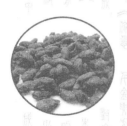

百草良方

古今药方荟萃

精解 白话

传统本草秘方荟萃　日常健康靠本草
权威实用百家良方　健康生活依良方

葛　亮◎主编

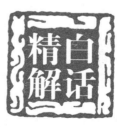

U0338482

天津科学技术出版社

图书在版编目(CIP)数据

百草良方白话精解/葛亮主编. —天津:天津科学技
术出版社,2009.1(2018.9 重印)
ISBN 978-7-5308-4776-3

Ⅰ.百… Ⅱ.葛… Ⅲ.中草药—基本知识 Ⅳ.R282

中国版本图书馆 CIP 数据核字(2008)第 138838 号

责任编辑:王朝闻 孟祥刚
责任印制:王 莹

天津科学技术出版社出版
出版人:胡振泰
天津市西康路 35 号 邮编 300051
电话(022)23332402(编辑室) 23332392(发行部)
网址:www.tjkjcbs.com.cn
新华书店经销
三河市祥宏印务有限公司印刷

开本 787×1092 1/16 印张 20 字数 274 000
2018 年 9 月第 1 版第 3 次印刷
定价:68.00 元

前　言

　　中医中药是中国传统文化的一颗璀璨的明珠，也是世界医学的一朵奇葩。几千年来，中国人民在与疾病的不断抗争中，积累了丰富的经验，形成了自己独特的中医药文化，不仅造福了中国人民，而且远渡重洋，为世界各国人民所接受。

　　近百年来由于西药的传入、应用和具有其见效快的特点，很多人在治病的过程中选择西药，而舍弃煎煮麻烦、味道苦涩的中药。孰不知中药有其他药物不可取代的功效。人们耳熟能详的"西药治标，中药治本"，"良药苦口利于病"等短语，已完全体现了中药的优越性。中药虽苦，但能治本，祛除病根；尤其是在治疗慢性疾病方面，更有独到之处。

　　现今，随着对传统文化的深入学习和发扬，大众对我国的传统医学——中医中药，亦产生愈来愈浓厚的兴趣，想进一步了解、认识我国的中医文化，希望获取更多的知识，以用来指导自己的生活日常保健。而中药因其具有纯天然、贴近生活、治疗效果明显、副作用小等特点，所以特别符合大众通过中药来治病、防病、保健的目的。

　　为了继承和发展中医药这一宝贵的民族遗产，使中草药更好地为人民的健康服务。本书精心选取了三百余种常见的中草药，分别从形态特征、生长环境、性味功效等几个方面予以详细的介绍，使人们在日常生活中便于识别和使用。同时书中尚有不足之处希望读者指正。

葛　亮

目　录

一　画

二　画

三　画

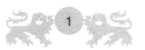

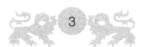

3

五　画

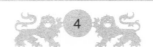

六 画

七 画

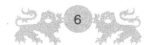

八 画

九　画

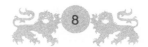

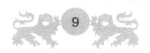

十一画

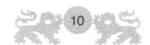

十 二 画

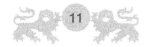

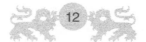

一枝黄花

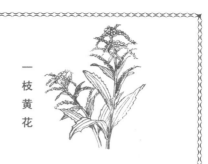

一枝黄花

【别名】粘糊菜、野黄菊、破布叶（云南）、一支柱、金柴胡（西南）、蛇头王、山厚合、百主根、老虎尿、小白龙须。

【生长环境】我国大部分地区都有分布。多生于山野、路旁、草丛中、草坡、林边等地方。

【形态特征】多年生草本，具粗短的根状茎，根多条，细而弯曲，浅棕色。茎直立，上部有茸毛，下部光滑无毛。叶互生；绿色，下部叶具柄，有锯齿，上部叶较小而狭，近于全缘，光滑无毛。圆锥花序，由腋生的总状花序再聚集而成；头状花序小，单生聚生于腋生的短花序柄上；总苞片狭而尖，具干膜质边缘，大小不等，呈覆瓦状排列花托秃裸；外围的舌状花黄色；中央筒状花，两性，花冠 5 裂，瘦果全部无毛，极个别在瘦果顶端有疏毛。全草入药，夏、秋采收，鲜用或晒干。

【注意】孕妇忌服。

【性味功效】味微苦、辛、平，性凉。有疏风清热、解毒消肿的功能。用于上呼吸道感染，扁桃体炎，咽喉肿痛，支气管炎，肺炎，肺结核咳血，急、慢性肾炎，小儿疳积；外用治跌打损伤，毒蛇咬伤，疮疡肿毒，乳腺炎。

【验方精选】

方一

〔配方〕鲜一枝黄花 100 克，野菊花根 30 克，醋适量。

〔用法〕共煎，先熏患处，冷后洗疮口。

〔主治〕痈疽溃后久不收口，腐肉不脱。

方二

〔配方〕鲜一枝黄花 30～60 克或干品 15～30 克。

〔用法〕水煎服，代茶饮用。

〔主治〕小儿急性扁桃体炎、咽炎。

方三

〔配方〕一枝黄花适量。

〔用法〕取上药，水煎洗患处，每日 5～6 次，每日更换 1 剂，连用 2～5 周。

〔主治〕手足癣，鹅掌风。

方四

〔配方〕一枝黄花、葛根各 10 克，芫荽、桑叶各 6 克。

〔用法〕水煎，分 2～3 次服，连服 2 日。

〔主治〕麻疹不出或出而不透。

方五

〔配方〕一枝黄花适量。

〔用法〕水煎浓汤，熏洗患处。

〔主治〕霉菌性阴道炎。

方六

〔配方〕一枝黄花、臭牡丹根各 30 克，半边莲 25 克。

〔用法〕水煎服。

〔主治〕偏头痛。

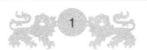

百草良方 白话精解

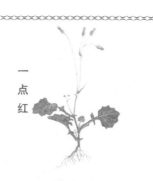

一点红

【性味功效】味微苦,性凉。清热解毒,凉血消肿、利尿。用于肠炎、痢疾、尿路感染、上呼吸道感染、结膜炎、口腔溃疡、疮痈。

一 点 红

【别名】叶下红、羊蹄草、红背叶、散血丹、野介兰、红背茸。

【生长环境】分布于长江以南诸省区。多生于林旁、园边、田畦、沟边、草丛等诸多地方。

【形态特征】一年生草本,高 10 ~ 50 厘米。茎分枝,枝柔弱,粉绿色。叶互生,稍带肉质,茎下部叶卵形,攀状分裂,长 4 ~ 9 厘米。顶端裂片有锯齿,上部叶较小,抱茎,叶面为绿色,叶背常为紫红色,叶两面均有疏毛。7 ~ 11 月开花,红色或紫红色,分为二性管状花。瘦果圆柱形,寇毛白色,柔软。全草入药,于夏、秋两季采挖为佳,鲜、干均可使用。

【验方精选】

方一

〔配方〕一点红 250 克,土牛膝 120 克。

〔用法〕上药共捣烂,敷患处。

〔主治〕跌打肿痛。

方二

〔配方〕一点红 120 克,梅片 0.3 克。

〔用法〕上药一块儿捣烂,敷眼眶四周。

〔主治〕风热翳膜。

方三

〔配方〕一点红、女贞叶各 30 克,甘草 5 克。

〔用法〕水煎,分 3 ~ 5 次含咽,每日 1 剂,连服 3 ~ 5 日。

〔主治〕急性扁桃体炎。

方四

〔配方〕一点红、车前草、广金钱草、白茅根各 30 克。

〔用法〕水煎服,分 2 ~ 3 次服,每日 1 剂。

〔主治〕睾丸炎。

方五

〔配方〕一点红 30 克,车前草 20 克,金银花 6 克。

〔用法〕水煎,分 2 ~ 3 次服,每日 1 剂,连服 5 ~ 7 日。

〔主治〕泌尿系感染。

方六

〔配方〕鲜一点红适量。

〔用法〕洗净,用冷开水略泡后再洗,捣烂绞汁,冲酒少许,每次取 2 ~ 3 滴滴入患耳,每日 2 ~ 3 次。

〔主治〕中耳炎。

方七

〔配方〕一点红 30 克,岗梅根 25 克,蒲公英 20 克,鱼腥草 15 克(后下)。

〔用法〕水煎,分 2 ~ 3 次服,每日 1 剂,连服 5 ~ 7 日。

〔主治〕肺炎。

百草良方 白话精解

一 画

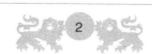

一年蓬

【别名】女菀、牙肿消、墙头草、长毛草、地白菜、油麻草。

【生长环境】分布于山东、江苏、浙江、安徽、江西、湖北等省。多生于旷野、山坡、路边上。

【形态特征】二年生草本,高 30~90 厘米,茎上长有短柔毛。基部叶呈卵形或卵状披针形,先端尖钝不一,基部窄狭成翼柄;茎生叶互生,披针形或线状形,边有不规则齿裂。头状花序,排列成伞房状;总苞半球形,白色或略带紫色;中央管状花,黄色。瘦果扁平,有缘有棱。夏秋采全草,鲜用或干用。

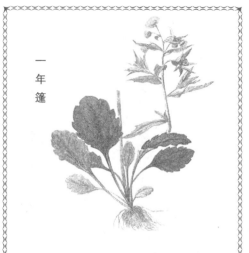

一年蓬

【性味功效】味淡、性干。清热解毒、助消化、止血。

【验方精选】

方一

〔配方〕一年蓬基生叶 100 克,黄酒30 毫升。

〔用法〕水煎,分 2 次服,每日 1 剂,连服3~5 日。

〔主治〕淋巴结炎。

方二

〔配方〕一年蓬鲜全草 30 克,蜜糖适量。

〔用法〕上药加水适量煎服,每日 1 剂,连服 3 日。

〔主治〕血尿。

方三

〔配方〕一年蓬 60 克,鱼腥草、龙芽草各 30 克。

〔用法〕上药水煎,冲蜜糖分 2 次服,早晚各 1 剂,连服 3 日。

〔主治〕肠胃炎。

方四

〔配方〕一年蓬 60 克。

〔用法〕加水煎成 300 毫升,每日 1 次分服,2 周为 1 疗程,连服 2 个疗程以上。

〔主治〕急性传染性肝炎。

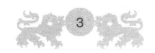

【来源】为双子叶植物药莎草科植物单穗一箭球的全草。

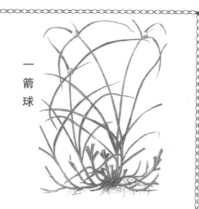

一箭球

【性味功效】性平,味微甘,无毒。清热,止咳,散瘀,消肿。用于感冒发热、疟疾、痢疾、百日咳、跌打损伤、皮肤瘙痒、蛇虫咬伤等症。

一 箭 球

【别名】三叶珠、三角草、水百足、单打槌、金纽草、公芋头草、疟疾草、姜牙草、水香附、水蜈蚣。

【生长环境】主要产于我国广东、广西、云南等南方诸省。多生于沟边、山林、路旁、田野及旷野潮湿之处。

【形态特征】多年生草本。具匍匐根状茎。秆散生或疏丛生,扁锐三棱形,秃净,高10~40厘米。叶狭线形,边缘锯齿;叶鞘短,褐色,最下面的叶鞘无叶片。夏季从秆顶生一个圆卵形或球形的白色或苍白色头状花序,长5~9毫米,宽5~7毫米,具极多数小穗;鳞片膜质,舟状,背面龙骨状突起,具翅。坚果倒卵形,较扁,棕色。全年可采全草,洗净晒干备用或鲜用。孕妇禁用。

【验方精选】

方一

〔配方〕鲜一箭球适量。

〔用法〕捣烂,敷患处。

〔主治〕治蚊咬伤、痈疖、皮肤瘙痒、外伤出血。

方二

〔配方〕一箭球60~90克。

〔用法〕捣烂,在发作前2小时前用酒冲服。小儿用量酌减,水煎服。

〔主治〕疟疾。

方三

〔配方〕一箭球30~60克。

〔用法〕水煎,冲酒少许,每日分2次服。

〔主治〕细菌性痢疾。

方四

〔配方〕一箭球2个,冰糖60克。

〔用法〕水煎服。

〔主治〕百日咳。

百草良方 白话精解

一 画

八仙草

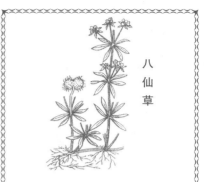

八仙草

【别名】猪殃殃、景天三七、拉垃藤、吐血草、锯子草、活血丹、细茜草、见血散、小茜草、红丝线、土三七、血见愁。

【生长环境】我国各地都有,野生于山坡、草地或沟边。

【形态特征】是多年生肉质草本,高可达 80 厘米。一年生草本,蔓状或攀缘状,长 20～40 厘米。茎绿色,纤弱,四方形,分枝,棱上有倒生小刺。叶 6～8 枚轮生,无柄,先端具针锋尖头,上面绿色,被倒生白色刺毛,下面淡绿色,除沿中脉及边缘被毛外,余光滑无毛,侧脉不明显。八仙草根成条状,而不似五加科人参三七(中药三七)的短圆柱形根。花为 5 瓣,黄色,6 月至 8 月开花;7 月至 9 月结果,呈星芒状。疏散聚伞花序,腋生;4～5 月花细小,子房下位,2 室,花柱 2 裂。果呈二半球形,孪生,表面密生白色钩毛。秋采全草,鲜用或晒干。

【性味功效】味辛、苦,性微寒。清热解毒,消肿散瘀。

【验方精选】

方一

〔配方〕八仙草 30 克。

〔用法〕水煎服。已溃者用鲜草适量,捣汁涂敷。

〔主治〕乳癌。

方二

〔配方〕八仙草果实 60 克。

〔用法〕取鲜品捣汁,用滴管吸药汁滴入耳中,每日 2 次。换药时先用棉签消毒,抹干患处脓液污物,然后再滴药汁。

〔主治〕中耳炎。

方三

〔配方〕八仙草 50 克,岗梅根 20 克。

〔用法〕水煎去渣,分 3～5 次服,每日 1 剂。

〔主治〕牙龈出血。

方四

〔配方〕八仙草 20 克,香附 9 克,益母草 30 克。

〔用法〕水煎,分 2～3 次,每日 1 剂,连服 3～5 日。

〔主治〕经闭。

方五

〔配方〕八仙草 90 克。

〔用法〕水煎服,分 2 次服,每日 1 剂,连服 3～5 日。

〔主治〕急性阑尾炎。

方六

〔配方〕八仙草 10 克,滑石、甘草、双果草各 5 克,酒少许。

〔用法〕水煎点水酒服。

〔主治〕五淋。

百草良方（白话详解）

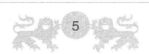

二　画

【来源】为小檗科植物八角莲的根茎。

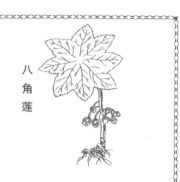

八角莲

【性味功效】味苦、辛,性平,有毒。清热解毒,消肿止痛,化痰散结。用于痈肿疔疮、瘰疬、咽喉肿痛、跌打损伤、毒蛇咬伤。

八角莲

【别名】六角莲、旱八角、鬼臼、叶下花、八角七、一把伞、八角盘、一碗水(陕西)、独叶一枝花、独脚莲。

【生长环境】我国南部诸省区及河南有产。多生于山谷和山坡杂木林下阴湿处。

【形态特征】多年生草本,高 30～60 厘米。根茎粗壮,结节状,少分枝。茎生叶常为 2,盾状,近圆形,长 16～22 厘米,宽 12～19 厘米,8～9 浅裂,裂片边缘有叶状细齿;叶柄长 10～15 厘米。花 5～8 朵着生于叶柄上方近叶片处,下垂,萼片 6 个;花瓣 6 个,紫红色;雄蕊 6 个;雌蕊 1 个,子房上位。浆果近球形。花期 5～6 月,果期 9～10 月。秋冬挖根茎及根,晒干或鲜用。

【验方精选】

方一

〔配方〕鲜八角莲 30 克。

〔用法〕入水、酒煎服;另取适量鲜八角莲捣烂敷患处。

〔主治〕无名肿毒,疔疮。

方二

〔配方〕鲜八角莲 15 克,黄酒 30 毫升。

〔用法〕加水 1 碗,煎服。

〔主治〕淋巴结核。

方三

〔配方〕八角莲 6 克,白糖。

〔用法〕研细粉,白糖水冲服。

〔主治〕胃痛。

方四

〔配方〕八角莲 10 克,猪肺 100 克,糖适量。

〔用法〕煲服。

〔主治〕痰咳。

方五

〔配方〕八角莲 10 克,鸡肉半斤。

〔用法〕炖鸡肉半斤服。

〔主治〕体虚自汗,痨伤咳嗽。

方六

〔配方〕八角莲 15 克。

〔用法〕捣烂,冲酒服,渣敷伤处周围。

〔主治〕毒蛇咬伤。

方七

〔配方〕八角莲 10 克,甜酒。

〔用法〕研细粉,甜酒 1 杯送服。

〔主治〕跌打损伤。

百草良方 白话精解

八角茴香

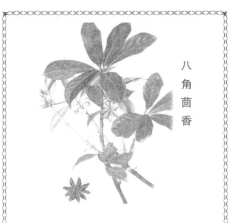

八角茴香

【别名】大茴香、八月珠、大料、舶茴香、八角大茴、大八角、八角。

【生长环境】分布于广西、云南、广东、福建、贵州、台湾等省区。此物多生于温暖多雾、湿度较大的山地。

【形态特征】常绿乔木，高达 10～20 米。树皮灰色至红褐色。叶互生或螺旋状排列，草质，椭圆形或椭圆状披针形，长 6～12 厘米，宽 2～5 厘米，上面深绿色，光亮无毛，有透明油点，下面淡绿色，被疏毛。花单生于叶腋，有花梗，萼片 3，黄绿色；花瓣 6～9，淡红至深红色；雄蕊 15～19；心皮 8～9；胚珠倒生。种子扁卵形，棕色有光泽。第一次花期 2～3 月，果期 8～9 月。第二次花期在第一次果期之后，第二次果期为翌年 2～3 月。果实采摘后，微火烘干，或用开水浸泡片刻，待果实转红后晒干。

【性味功效】味辛、甘，性温。温阳散寒，理气止痛。用于胃寒呕吐、腰痛。

【验方精选】

方一

〔配方〕八角茴香、木香、丁香各 6 克，白豆蔻 10 克。

〔用法〕共炒研为细末，开水送服或水煎服。

〔主治〕胃痛。

方二

〔配方〕八角根皮 6 克，黄酒，红糖。

〔用法〕八角根皮水煎，冲黄酒、红糖。早晚饭后服。

〔主治〕跌打损伤。

方三

〔配方〕八角茴香 7 个，大麻子 15 克，生葱白，五苓散。

〔用法〕茴香、大麻子同炒后，去除大麻壳，研成末，生葱三七个煎汤，调五苓散服。

〔主治〕大小便皆秘，腹胀气促。

方四

〔配方〕八角根。

〔用法〕焙干研为细末，和糯米饭捣烂敷患处。

〔主治〕无名肿毒，痈疽。

方五

〔配方〕八角根皮。

〔用法〕研炒研为细末，每服 10 克。早晚用黄酒冲服。

〔主治〕内伤腰痛。

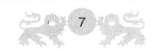

百草良方 白话精解

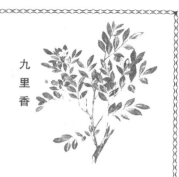

九里香

九 里 香

【别名】石辣椒、满山香、七里香、九树香、九秋香、千里香、万里香、过山香、黄金桂、山黄皮、千只眼。

【生长环境】我国长江以南等省区。多生长于山地疏林中,石灰岩山地较常见;也有栽培。

【形态特征】常绿灌木,高 2 ~ 4.5 米。嫩枝呈圆柱形,直径 1 ~ 5 毫米,表面灰褐色,具纵皱纹。质坚韧,不易折断,断面不平坦。根粗坚硬。树干为灰白色,当年生嫩绿色,搓烂有香气。叶互生,单数羽状复叶,小叶 3 ~ 5 片,小叶片卵形或卵状披针形、长椭圆形,顶端短尖或渐尖,基部略偏斜,叶缘全缘,两面均无毛,对光透视肉眼可见许多小油点。4 ~ 9 月开花,花白色,排成聚伞花序生于枝顶或叶腋;萼片 5 片;花瓣 5 片,长约 2 厘米,

【性味功效】味辛、微苦,性湿,气香,有小毒,麻舌感。行气止痛,活血散瘀。

有淡黄色小油点;雄蕊 10 枚。秋冬季结果,果实卵形或近圆球形,顶部渐尖,成熟时鲜红色,果皮有许多油点,内有种子 1 ~ 2 粒,种皮有棉质毛。叶及带叶嫩枝全年可采,根于秋、冬采挖为佳,洗净,趁鲜切片,晒干备用或鲜用。

【验方精选】

方一

〔配方〕九里香、黑老虎根适量。

〔用法〕共研细粉敷患处。

〔主治〕刀伤出血。

方二

〔配方〕鲜九里香茎枝、叶适量。

〔用法〕煎汤洗患处。

〔主治〕湿疹。

方三

〔配方〕鲜九里香、鲜地耳草、鲜栀子叶、鲜鹅不食草各适量。

〔用法〕共捣烂,酒炒敷患处。

〔主治〕跌打瘀积肿痛。

方四

〔配方〕鲜九里香 7 克。

〔用法〕洗净捣烂,开水冲服,每日服 2

次,每次 1 剂。

〔主治〕急性尿路感染。

方五

〔配方〕鲜九里香 15 克。

〔用法〕捣烂,煎水 1 碗,含漱数次。

〔主治〕口腔溃烂。

方六

〔配方〕鲜九里香 30 克。

〔用法〕酒、水煎服。

〔主治〕风湿骨痛,长年风痛。

方七

〔配方〕鲜九里香 30 克。

〔用法〕酒、水煎服。

〔主治〕跌打损伤,跌打扭伤。

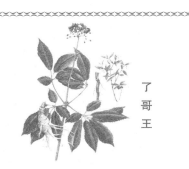

【来源】为瑞香科植物南岭荛花的根。

了哥王

【别名】九信菜、九信草、山豆了、山黄皮、南岭荛花、地棉皮、地棉根、雀儿麻、山石榴、地巴麻、火索木、地谷麻。

【生长环境】生于广东、广西、福建、江西、浙江、湖南、四川等地,村边、路旁、山坡灌丛中。

【形态特征】灌木,高 30～100 厘米,全株光滑。枝红褐色,茎红褐色,皮部富纤维。叶对生,纸质,长椭圆形或倒卵形,基部楔形,全缘;叶柄短或几无。5～6 月开黄绿色花,数朵排成,顶生,短总状花序;总花梗长 5～10 毫米,花梗长 1～2 毫米;花萼管状,雄蕊 8 个,花盘鳞片 4 个,通常两两合生;子房椭圆形,顶部被疏柔毛,柱头近球形,花柱极短。8～9 月结果,核果卵形,长约 6 毫米,熟时暗红色至紫黑色。随时可采茎叶入药。

了哥王

【性味功效】味辛苦,性寒,有毒。清热解毒,消肿散结,止痛。用于支气管炎、肺类、腮腺炎、淋巴结炎、风湿痛、晚期血吸虫病腹水、疮疖痈肿。

【验方精选】

方一

〔配方〕鲜了哥王叶、鲜鹅不食草各适量,酒少许。

〔用法〕捣烂,加酒炒后敷患处。

〔主治〕稻田性皮炎。

方二

〔配方〕鲜了哥王根皮适量。

〔用法〕捣烂敷疮四周,留孔排脓。

〔主治〕未破的毒疮。

方三

〔配方〕了哥王、接骨草适量,酒少许。

〔用法〕水煎,酒送服。

〔主治〕鹤膝风。

方四

〔配方〕了哥王叶适量。

〔用法〕捣烂敷患处。

〔主治〕疮疡,乳痛。

方五

〔配方〕了哥王、鲜山芝麻嫩叶各适量,盐少许。

〔用法〕上药捣烂敷患处。

〔主治〕腮腺炎。

方六

〔配方〕了哥王根(去粗皮)10 克,龙葵 15 克,黄糖少许。

〔用法〕水煎,加黄糖调服。

〔主治〕肝硬化及肝腹水。

方七

〔配方〕了哥王二层皮 30 克,煤油 100 毫升。

〔用法〕浸泡 15 日,轻涂患处。

〔主治〕牛皮顽癣。

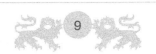

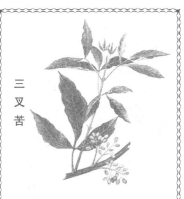

三叉苦

三叉苦

【别名】三叉叶、三枝枪、三叉虎、鸡骨树、白芸香、小黄散、三桠苦、出山虎。

【生长环境】主要产于福建、广东、广西、海南和云南等省区。生于荒山、丘陵的灌木丛中。

【形态特征】灌木或小乔木,高可达 3～7 米,树皮灰白色,有长圆形皮孔。叶为三数复叶,对生;叶柄长 3～10 厘米,基部略胀大;小叶片长圆状披针形,长6～12 厘米,宽 2～6 厘米,纸质,先端钝尖,全缘或不规则浅波状,叶上面深绿色,下面黄绿色,有腺点,小叶柄短。伞房状圆锥花序腋生,花轴及花梗初时被短柔毛,花后渐脱落。夏季开花,花腋生圆锥花序,被小柔毛,单性花,白色。蒴果,种子黑色,圆形,外表光滑。药用叶、皮、根

【性味功效】味苦,性寒。清热解毒,消炎止痛。

全年采集。生于丘陵、平原、溪边、林缘的灌丛中。

【验方精选】

方一

〔配方〕三叉苦鲜叶适量。

〔用法〕捣烂取汁滴耳。

〔主治〕耳内生疖。

方二

〔配方〕三叉苦20 克,红糖少许。

〔用法〕水煎服,冲红糖服。

〔主治〕便秘。

方三

〔配方〕三叉苦根 30 克,冰糖少许。

〔用法〕水煎,调冰糖服。

〔主治〕肺热咳嗽。

方四

〔配方〕三叉苦、九龙滕、水杨梅各适量。

〔用法〕水煎洗身。

〔主治〕小儿湿疹。

方五

〔配方〕三叉苦、桑枝、狗肝菜、白点秤、草

鞋根、土牛膝各 15 克。

〔用法〕水煎服。

〔主治〕感冒高热。

方六

〔配方〕鲜三叉苦叶 30 克。

〔用法〕水煎服。

〔主治〕慢性支气管炎急性发作。

方七

〔配方〕三叉苦鲜叶适量。

〔用法〕捣烂加酒敷患处,每日 1 次,要6～8小时。

〔主治〕跌打扭伤。

方八

〔配方〕三叉苦 60 克。

〔用法〕水煎服。

〔主治〕脑炎初期。

【来源】为五加科人参属植物三七的干燥粉，其花亦入药。

三七

【别名】三七、山漆、田七、参三七、金不换、人参三七。

【生长环境】云南、广西为主栽培区，四川、湖北、江西、广东、福建、江西、浙江等省有栽培。多生于山坡林荫下。

【形态特征】多年生草本。茎高 30 ~ 60 厘米。主根粗壮肉质，倒圆锥形或短圆柱形，外皮黄绿色或黄棕色，有数条支根，顶端有短的根茎，根茎横生。茎直立，圆柱形，无毛。叶轮生，3 ~ 6 枚掌状复叶轮生于茎顶，小叶 3 ~ 7 片；小叶片椭圆形或长圆状倒卵形，先端尖，基部狭，边缘有锯齿，两齿间有刺状毛，两面沿叶脉疏生刺状毛。6 ~ 8 月开花，花黄白色，组成伞形花序单生于枝顶，有花80 ~ 100 朵或更多；花萼 5 裂；花瓣 5 片；雄蕊 5 枚。8 ~ 10 月结果，果实肾形，长约 9 毫米，成熟时红色。种子球形，种皮白色。夏末、秋初开花前，或秋季种子成熟后采其根，晒干备用。

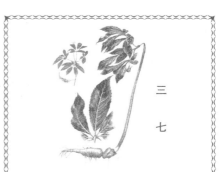

三七

【性味功效】味甘、微苦，性温。散瘀止血，消肿镇痛。治胃癌、肺癌、骨肉瘤、直肠癌、乙状结肠癌所致之疼痛出血。

【验方精选】

方一

〔配方〕三七适量。

〔用法〕研为细粉，每次 6 克，每日 2 次，温开水冲服。

〔主治〕冠心病、心绞痛。

方二

〔配方〕三七 6 克，鸡肉适量。

〔用法〕炖服。

〔主治〕月经不调，产后恶露不尽，贫血。

方三

〔配方〕三七 30 克，麻油少许。

〔用法〕研为细末，加麻油适量调和，热水浸脚后涂患处，每日 3 ~ 4 次，30 日为 1 个疗程。

〔主治〕手足皲裂。

方四

〔配方〕三七 15 克，枫荷桔 25 克，两面针

根 6 克。

〔用法〕水煎服。

〔主治〕风湿性关节炎。

方五

〔配方〕生三七适量。

〔用法〕研为细粉，每次用 0.6 ~ 0.9 克，每日 2 ~ 3 次。

〔主治〕咯血。

方六

〔配方〕三七 6 克，毛冬青根皮 30 克。

〔用法〕共研为细末，开水送服。

〔主治〕跌打损伤。

方七

〔配方〕三七 10 克。

〔用法〕水煎当茶饮。

〔主治〕痈肿疮毒。

百草良方　白话精解

【来源】为三白草科植物三白草的全草。

三 白 草

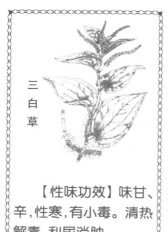

三白草

【性味功效】味甘、辛,性寒,有小毒。清热解毒,利尿消肿。

【别名】塘边藕、五路叶白、白花莲、塘边藕、过塘藕、三张白、白面姑、白舌骨。

【生长环境】主产于江苏、浙江、湖南、广东及河北、河南、山东等地区;多生长于山沟、溪边、田边、浅水塘等低湿处。

【形态特征】多年湿生草本,高 30 ~ 60 厘米。茎直立,下部匍匐状。叶互生,纸质,叶柄长 1 ~ 3 厘米,基部与托叶合生为鞘状,略抱茎;叶片卵形或卵状披针形,长 4 ~ 15 厘米,宽 3 ~ 6 厘米,先端渐尖或短尖,基部心形或耳形,全缘,两面无毛,茎顶端的 2 ~ 3 片叶较小,在开花期常变为白色,故名三白草。4 ~ 6 月开花,花小,黄色,7 ~ 9 月结果,果实近球形,直径约 3 毫米,果皮有疣状凸起,成熟时不开裂。秋采根状茎,四季可采全草,鲜用或干用。

【验方精选】

方一

〔配方〕鲜三白草根茎 15 克,鲜刺牙根 15 克,猪脚 1 个。

〔用法〕煲服。

〔主治〕脾虚带下。

方二

〔配方〕三白草、败酱草各 30 克,泽兰 20 克,鱼腥草 20 克(后下)。

〔用法〕水煎服,每日 1 剂,连服 10 ~ 15 日。

〔主治〕慢性前列腺炎。

方三

〔配方〕鲜三白草叶 250 克,路路通 15 克,艾叶 30 克。

〔用法〕水煎温浴,每日 1 次。

〔主治〕小儿皮肤瘙痒。

方四

〔配方〕三白草根 30 克,米酒 30 毫升。

〔用法〕加水炖,分 2 次服,每日 1 剂,连服 5 ~ 7 日。

〔主治〕骨髓炎。

方五

〔配方〕三白草根茎 30 克,猪脚 1 个。

〔用法〕水煎,服汤吃肉。

〔主治〕产妇乳汁不足。

方六

〔配方〕鲜三白草茎、叶适量,桐油适量。

〔用法〕共捣烂,外敷患处。

〔主治〕疔疮。

方七

〔配方〕三白草根茎、猪瘦肉各 60 克。

〔用法〕煲服。

〔主治〕湿热水肿脚气。

方八

〔配方〕鲜三白草根茎 60 克。

〔用法〕水煎、空腹服。

〔主治〕乳糜尿、白浊、热淋。

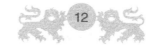

土人参

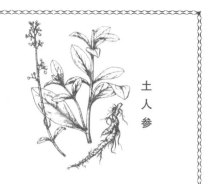

土人参

【别名】假参、水人参、参草、土红参、福参、紫人参、沙参、桃参、灯香、飞来参、瓦参。

【生长环境】分布在我国大部分省区。多生于园林、村庄或空旷阴湿之处,多为栽培。

【形态特征】一年生草本,高可达 70 厘米。茎直立,分枝,绿色,基部稍带木质。叶互生,倒卵形或倒卵状长椭圆形,长 5～7 厘米,宽 2.5～3.5 厘米,先端略凹陷而有细凸头,基部渐狭成短柄,全缘。夏季开花,圆锥花序顶生或侧生,多呈 2 歧分枝;花瓣 5,淡紫红色;雄蕊 10 余枚;子房上位,1 室,胚珠多数。蒴果近球形,熟时 3 瓣裂。种子多数,黑色,有光泽,具微细腺点。秋季采根,洗净,除去须根,刮去表皮,蒸熟晒干。

【性味功效】味甘,性平,无毒。补中益气,润肺生津,凉血消肿。用于脾虚劳倦、泄泻、肺劳咳痰带血、眩晕潮热、盗汗自汗、月经不调、带下。

【验方精选】

方一

〔配方〕干土人参、益母草各 60 克,紫茉莉根薯 30 克。

〔用法〕水煎服。

〔主治〕月经不调。

方二

〔配方〕土人参 30 克,大枣 15 克。

〔用法〕水煎服。

〔主治〕脾虚泄泻,乳汁不足。

方三

〔配方〕干土人参、五指牛奶各 30 克,猪脚 1 个。

〔用法〕上药同煲,用酒冲服。

〔主治〕病后虚弱。

方四

〔配方〕鲜土人参叶适量,红糖少许。

〔用法〕共捣烂,外敷患处。

〔主治〕痈疖。

方五

〔配方〕干土人参 6～12 克。

〔用法〕水煎服。

〔主治〕小儿遗尿。

方六

〔配方〕土人参 60 克,猪肝 200 克。

〔用法〕加水共炖烂,分 2 次服。

〔主治〕自汗、盗汗。

方七

〔配方〕土人参 30 克,冰糖 50 克。

〔用法〕水煎服。

〔主治〕咯血。

方八

〔配方〕干土人参 30 克。

〔用法〕水煎服。

〔主治〕肺燥咳嗽。

百草良方 白话精解

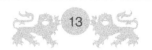

【来源】为苋科植物牛膝的根。

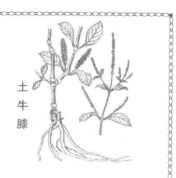

土牛膝

【性味功效】性平,味苦酸。活血散瘀,祛湿利尿,清热解毒。

土 牛 膝

【别名】倒如草、倒扣簕、倒钩草、粗毛牛膝、破布粘、鸡掇鼻、鸡骨癀、牛咬膝、白牛膝、白茎牛膝。

【生长环境】主产于河南省,但河北、山西、山东及两广均有分布。生于林边、路旁及旷地上,亦可栽种于庭院中。

【形态特征】多年生草本,高1~1.5米。茎直立,四方形,节膨大;叶对生,叶片披针形或狭披针形,先端及基部均渐尖,全缘,上面绿色,下面常呈紫红色。7~10月开花,穗状花序腋生或顶生;花多数;苞片1,先端有齿;小包片2,刺状,紫红色,基部两侧各有1卵圆形小裂片,雄蕊5,花丝下部合生,退化雄蕊方形,先端具不明显的齿;花柱长约2毫米。8~11月结果,果长卵形。夏、秋才收,除去茎叶,将根晒干,即为土牛膝;若将全草晒干则为倒扣草。

【验方精选】

方一

〔配方〕土牛膝10克,枳壳6克,当归15克。

〔用法〕水煎服,每日1剂,连服2~3日。

〔主治〕产后大便难。

方二

〔配方〕土牛膝30克,大青叶20克。

〔用法〕水煎分2次服,每日1剂。

〔主治〕急性扁桃体炎。

方三

〔配方〕土牛膝、蒲公英、紫花地丁各适量。

〔用法〕共捣烂,敷患处。

〔主治〕疮疡肿毒。

方四

〔配方〕土牛膝适量。

〔用法〕捣烂,敷患处。

〔主治〕外伤出血。

方五

〔配方〕土牛膝适量。

〔用法〕捣烂,用洗米水调后,涂患处。

〔主治〕水火烫伤。

方六

〔配方〕土牛膝6克,菟丝子50克。

〔用法〕水煎分2次服,每日1剂。

〔主治〕肾虚腰痛。

方七

〔配方〕土牛膝、鹰不扑、大小驳骨各适量。

〔用法〕共捣烂,酒炒热,敷患处。

〔主治〕跌打骨折。

方八

〔配方〕土牛膝15克,羊蹄草30克,野菊花、筋骨草各10克。

〔用法〕水煎服,每日1剂。

〔主治〕急性喉炎。

 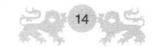

土茯苓

【别名】草禹余粮、冷饭团、山奇粮,仙遗粮、过山龙、过岗龙、山归来、连饭。

【生长环境】生于安徽、江苏、浙江、福建、广东、湖北、四川、贵州等地,山坡、荒山及林边的半阴地。

【形态特征】攀援状灌木。根茎块根状,有明显结节,着生多数须根。茎无刺。单叶互生;草质,披针形至椭圆状披针形,先端渐尖,基部圆形,全缘。7~8月开单性花,雌雄异株;伞形花序腋生,花序梗极短;花小,白色。9~10月结果,浆果球形,直径6~8毫米,红色,其根茎可入药。根茎于秋季采挖为佳,晒干或趁鲜切片晒干备用。

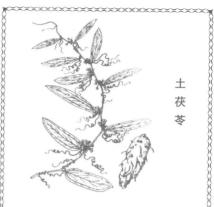

土茯苓

【性味功效】味甘淡,性平,无毒。除湿解毒,利关节。

【验方精选】

方一

〔配方〕土茯苓60克。

〔用法〕研为细末包煎,每日1剂,2次分服,15剂为1个疗程,一般服药2个疗程。

〔主治〕牛皮癣。

方二

〔配方〕土茯苓60克,皂角刺12克,苦参、天花粉各10克。

〔用法〕水煎服。

〔主治〕急性乳腺炎。

方三

〔配方〕土茯苓150克。

〔用法〕水煎分3次服,每日1剂。

〔主治〕急慢性肾炎、肾结核、肺脓疡。

方四

〔配方〕土茯苓30克,夏枯草25克。

〔用法〕水煎服。

〔主治〕颈淋巴结核。

方五

〔配方〕鲜土茯苓150克。

〔用法〕水煎服。

〔主治〕咽喉肿痛。

方六

〔配方〕鲜土茯苓250克,苍耳子、金银花、白藓皮、甘草各15克。

〔用法〕水煎服。

〔主治〕梅毒。

方七

〔配方〕土茯苓、金银花各30克。

〔用法〕水煎服。

〔主治〕痈肿,腹泻。

百草良方 白话精解

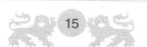

三画

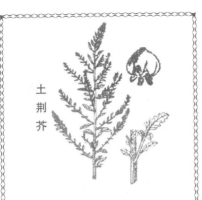

土荆芥

土 荆 芥

【别名】钩虫草、臭藜藿、火油草。

【生长环境】主产于我国南方各省、区。多为栽种,也有野生于林旁、路旁、旷地上的。

【形态特征】一年生直立芳香草本,高约 1 米,全株揉之有强烈刺鼻的气味。茎方形,被短柔毛,基部略带紫色,上部多分枝。被腺毛或无毛。叶对生,3 ~ 5 羽状深裂,裂片条形或披针形,长 1.5 ~ 2 厘米,宽 1.5 ~ 4 毫米,两面被柔毛,下面具腺点;近无柄。轮伞花序多花,集成顶生长 2 ~ 13 厘米间断的假穗状花序;萼狭钟形,被毛,萼齿三角状披针形;花冠青紫色,2 唇形,长超过花萼,下唇中裂片先端微凹,基部爪状变狭;雄蕊 4,二强。小坚果矩圆状三棱形,有小点。花果期 6 ~ 9 月。果为一膜质的胞果,包藏于萼内;种子横生或直立,倒卵形,黑褐色。夏、秋两季节割取叶、茎,阴干备用或鲜用。

【性味功效】味辛,性温,有毒。祛风除湿,解毒杀虫。

【验方精选】

方一

〔配方〕鲜土荆芥叶适量,雄黄少许。

〔用法〕共捣烂,外敷患处。

〔主治〕蜈蚣咬伤、虫咬皮炎。

方二

〔配方〕鲜土荆芥根 15 克,五加皮 10 克,威灵仙 9 克。

〔用法〕水煎,分 2 次服。

〔主治〕风湿性关节炎。

方三

〔配方〕土荆芥 60 ~ 100 克。

〔用法〕焙干研成细粉,米糊为丸,每次服 15 克,隔日 1 次,连服 2 ~ 3 次。

〔主治〕蛔虫、蛲虫病。

方四

〔配方〕鲜土荆芥适量。

〔用法〕捣烂敷伤口周围。

〔主治〕毒虫、毒蛇咬伤。

方五

〔配方〕土荆芥叶适量。

〔用法〕研细末,干洒患处;或取鲜叶,捣烂敷患处。

〔主治〕外伤出血。

方六

〔配方〕鲜土荆芥茎、叶适量。

〔用法〕捣烂取汁 40 ~ 60 毫升,内服。

〔主治〕钩虫症。

方七

〔配方〕土荆芥、杠板归各 30 克。

〔用法〕煎水洗患处。

〔主治〕皮肤痒疹。

方八

〔配方〕土荆芥 60 克。

〔用法〕煎水洗患处。

〔主治〕湿疹,头虱。

大 蓟

【别名】老虎刺、刺青菜。

【生长环境】我国大部分省、区有分布。多生长于山野、向阳路旁边。

【形态特征】多年生直立草本，高 50 ~ 100 厘米。根纺锤形或圆锥形，肉质，棕褐色，断面黄白色。茎粗壮直立，披白色绵毛。叶互生或基生。有柄，倒披针形，羽状深裂，裂片有齿和针刺，背面披白色长绵毛；茎生叶无柄，向上逐渐变小，基部抱茎。夏季开淡紫色的头状花序，苞片革质，线状披针形，先端有刺。秋季结瘦果，呈暗灰色，外披冠毛。夏、秋二季花开时采割地上部分，或秋末挖根，除去杂质，晒干备用或鲜用。

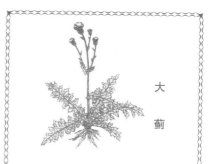

大蓟

【性味功效】味甘，性凉。凉血、止血、消肿止痛。

【验方精选】

方八

〔配方〕大蓟根 30 克。

〔用法〕水煎，口服，每日 2 次。

〔主治〕乳糜尿。

方二

〔配方〕大蓟适量。

〔用法〕研粉，与淀粉按 1：1 比例拌匀，加开水适量调成糊状。将药糊平铺于 3 ~ 4 层纱布上，待温度降到 40 ~ 42℃ 时敷于患处，纱布外盖油纱布或塑料薄膜，以防干结。一般 6 ~ 8 小时后更换新品。

〔主治〕肌肉注射所致硬结。

方三

〔配方〕大蓟鲜根 30 ~ 60 克，白糖少许。

〔用法〕水煎冲白糖服，每日 1 剂。

〔主治〕黄疸。

方四

〔配方〕大蓟、侧柏叶、白茅根、茜草根、荷叶各 15 克。

〔用法〕炒成炭，研细粉，用童尿或工期藕汁适量调服。

〔主治〕吐血、咯血、便血、衄血、尿血。

方五

〔配方〕大蓟根、栀子炭、生地黄、白芍、黄芩各 10 克。

〔用法〕水煎服。

〔主治〕妇女月经过多，倒经。

方六

〔配方〕鲜蓟根 60 克，酒、水各半煎服；另取鲜大蓟根适量酌加酒糟。

〔用法〕捣敷患处。

〔主治〕乳腺炎。

方七

〔配方〕大蓟全草适量。

〔用法〕捣烂敷患处，每日 1 剂。

〔主治〕跌打扭伤，疮疖肿痛。

三 画

百草良方 白话精解

【来源】属一年生豆科草本植物。

大　豆

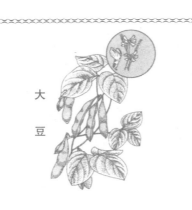

大豆

【性味功效】味甘,性平。补肾养心、祛风、解毒、活血、利水。

【别名】黄豆、黑豆、黑大豆。

【生长环境】我国各省区均有出产。

【形态特征】一年生直立草本,高 50～90 厘米。茎粗壮,密生褐色长硬毛。叶互生,三出复叶,小叶 3 片,小叶片菱状卵形,先端渐尖,基部渐狭或圆形,两面均有长柔毛;托叶和小托叶有毛。8 月开花,花白色或淡紫色,总状花序生于叶腋;花萼 5 齿裂;花冠蝶形;雄蕊 10 枚。10 月结果,果实为荚果,略弯,下垂,成熟时黄绿色,种子 2～5 粒。种子卵圆形或近球形,种皮黄色或黑色,种皮黑色为黑豆,黄色为黄豆。

【验方精选】

方一

〔配方〕大豆黄卷(醋拌炒干)、大黄各 30 克。

〔用法〕共研细粉,每次服 6 克,每日服 2～3 次。

〔主治〕水肿,喘急。

方二

〔配方〕生黑大豆 20 粒。

〔用法〕研细末,每晚睡前白开水送服。

〔主治〕视力减退。

方三

〔配方〕黑大豆适量。

〔用法〕研末外敷。

〔主治〕痈疮湿烂。

方四

〔配方〕黑大豆 250 克。

〔用法〕煎浓汁敷患处。

〔主治〕烧烫伤。

方五

〔配方〕黄豆 200 克,昆布、海藻各 30 克。

〔用法〕加水适量煎汤,调盐或调糖服用。

〔主治〕高血压。

方六

〔配方〕黑大豆 250 克。

〔用法〕黑豆煮熟,晒干研细末,每次 6 克,每日 3 次,用米汤送服。

〔主治〕营养缺乏性浮肿。

方七

〔配方〕黑大豆、红糖各 30 克。

〔用法〕先将黑大豆泡发,与红糖同煎汤服。

〔主治〕月经不调。

方八

〔配方〕黑大豆 60 克,甜米酒少许。

〔用法〕黑大豆洗净,加水煮熟,加米酒少许,服用。

〔主治〕肾虚腰痛。

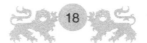

百草良方

白话精解

大　蒜

【别名】大蒜头、蒜头、独头蒜、胡蒜。

【生长环境】我国各地均有出产。

【形态特征】多年生草本,具强烈的蒜臭气。鳞茎大形,具6~10瓣,外包灰白色或淡棕色干膜质鳞被。叶基生,实心,扁平,线状披针形,基部呈鞘状。花茎直立,佛焰苞有长喙;伞形花序,小而稠密,具苞片1~3枚,膜质,浅绿色;花小形,花间多杂以淡红色珠芽,或完全无珠芽;花柄细,长于花;花被6,粉红色,椭圆状披针形;雄蕊6个,白色,花药突出;雌蕊1个,花柱突出,白色,子房上位,长椭圆状卵形,先端凹入,3室。蒴果,1室开裂。种子黑色。

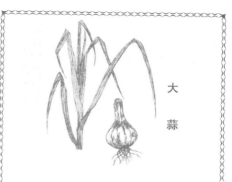

大蒜

【性味功效】味辛,性温,有小毒。行滞气,暖脾胃,解毒,杀虫。

【验方精选】

方一

〔配方〕大蒜数瓣。

〔用法〕食盐少许,共捣烂服,凉开水送服。

〔主治〕中暑。

方二

〔配方〕大蒜15克(去皮)。

〔用法〕在沸水中煮1分半钟左右,使大蒜外熟里生,先取出,以煮大蒜的水煮粥,再加大蒜于粥内拌匀成大蒜粥,然后放入白芨粉3克,同食。

〔主治〕肺结核。

方三

〔配方〕大蒜、鲜韭菜各30克。

〔用法〕先捣烂成泥状,再烘热搽患处,每日1次。

〔主治〕牛皮癣。

方四

〔配方〕大蒜适量。

〔用法〕捣烂,麻油调和,厚敷疮上,干时再换。

〔主治〕痈肿疮疡。

方五

〔配方〕大蒜3~5瓣,1日量。

〔用法〕用作佐餐。

〔主治〕防治呼吸道和肠道传染病(如流感、百日咳、白喉、痢疾、肠炎等)。

方六

〔配方〕大蒜3~5瓣。

〔用法〕生食,每日3次;或大蒜5~10瓣,烧熟食,每日3次。

〔主治〕肠炎,痢疾。

方七

〔配方〕大蒜适量。

〔用法〕捣烂敷患处。

〔主治〕毒虫咬伤肿痒。

方八

〔配方〕大蒜适量。

〔用法〕捣烂取汁,加10倍水,滴鼻。

〔主治〕预防流行性感冒。

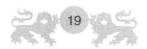

三画

【来源】为鼠李科植物枣的果实。

大　枣

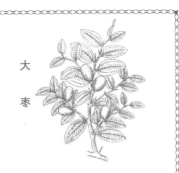

大枣

【性味功效】味甘、辛,性热,无毒。补脾和胃,益气生津,调营卫。

【别名】红枣、干枣、良枣。

【生长环境】分布我国各地。一般多为栽培。

【形态特征】落叶灌木或小乔木,高达9米。小叶有成对的针刺,嫩枝有微细毛。叶互生,椭圆状卵形或卵状披针形,长2.5~7厘米,宽1.2~3.5厘米,先端稍钝,基部偏斜,边缘有细锯齿,基出三脉。花较小,淡黄绿色,2~3朵集成腋生的聚伞花序;花萼5裂;花瓣5;雄蕊5;子房柱头2裂。核果卵形至长圆形,熟时深红色,花期4~5月,果期7~9月。秋采果实,烘软后晒干。

【验方精选】

方一

〔配方〕大枣500克。

〔用法〕洗净,蒸熟去皮去核,再取鲜生姜120克捣烂取汁、花椒60克研细末、红糖250克炒焦,一并纳入鲜猪肚内,用线缝好放进锅内,文火蒸2小时后取出,装入瓷罐内封口埋入土中,7日后取出,置阴凉处备用。每日饭后半小时服1匙,每日3次,7日为1个疗程。

〔主治〕消化性溃疡。

方二

〔配方〕鲜枣树根60克(干品30克),五加皮15克。

〔用法〕水煎服。

〔主治〕关节酸痛。

方三

〔配方〕鲜枣树根30克,墨鱼1只。

〔用法〕水煎服。

〔主治〕蛀牙痛(龋齿)。

方四

〔配方〕枣树皮、马齿苋各30克。

〔用法〕水煎服。

〔主治〕痢疾。

方五

〔配方〕生红枣30只。

〔用法〕洗净。每次10只,每日3次,煎汤服食,直到紫癜全部消失。一般每人需吃500~1000克红枣。

〔主治〕非血小板减少性紫癜。

方六

〔配方〕新鲜嫩枣树枝条10余支。

〔用法〕取上药,捆成束,将一头用火燃烧,使另一头有油汁滴下,以容器盛之备用。先用清洁温水洗头,擦干,然后用生姜反复擦秃发处,至皮肤发红,再将枣树枝汁涂擦秃发处,每日2~3次,1周左右可生长毛发,月余而显效。

〔主治〕斑秃。

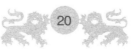

【来源】为蓼科植物掌叶大黄、唐古特大黄的根茎。

大　黄

【别名】将军、川军、生军、马蹄黄、锦纹。

【生长环境】分布于西北、西南各省,南方高寒山区有栽培。多生于阴湿处。

【形态特征】多年生草本,高达 2 米。肉质根及根状茎粗壮。茎中空绿色,平滑无毛,有纵纹。单叶互生;具粗壮长柄,柄上生白,色短刺毛;基生叶圆形或卵圆形,长宽均达 35 厘米,掌状 5～7 深裂,裂片矩圆形,边缘有尖裂齿,叶面生白色短刺毛;茎生叶较小(南大黄基生叶 5 浅裂;鸡爪大黄叶裂极深,裂片狭长)。秋季开淡黄白色花,大圆锥花序顶生;花被 6 裂,雄蕊 9 个。瘦果矩卵圆形,有 3 棱,沿棱生翅,翅边缘半透明。根及根状茎入药。秋末冬初采收,去粗皮,切片干燥备用。

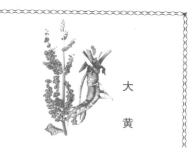

大黄

【性味功效】味苦,性寒。泻实热,破积滞,行瘀血。

【验方精选】

方七

〔配方〕大黄粉适量。

〔用法〕取上药 1 份,合陈石灰 2 份,炒至大黄成黑灰时取出研粉。将粉撒布于创面,或用麻油或桐油调涂患处。

〔主治〕烧伤。

方二

〔配方〕生大黄 30 克。

〔用法〕取上药,加水 200 毫升,煎沸。做保留灌肠,每日上午、下午各 1 次,疗程为 5～7 日。

〔主治〕肾功能衰竭。

方三

〔配方〕大黄 30 克,米醋适量。

〔用法〕将大黄研为细末,加米醋适量调成糊状,敷于两脚心(涌泉穴),每次 2 小时,可用 2～3 次。

〔主治〕肠胀气。

方四

〔配方〕生大黄粉 540 克。

〔用法〕每日 3 次,每次 3 克,胶囊装,开水送服,连服 2 个月。治疗期间停服其他药。

〔主治〕高脂血症。

方五

〔配方〕大黄 100 克。

〔用法〕取上药,加入米醋 1000 毫升,浸泡 10 日。用该药液浸泡患手,每次 20 分钟,每日 2 次,7 日为 1 个疗程。儿童浸泡时间为 10～15 分钟。

〔主治〕手癣。

方六

〔配方〕大黄适量。

〔用法〕每日 9～12 克,用沸水 250 毫升冲泡,待温后徐徐吞咽。每 2 小时泡服 1 次,连服 2～4 日,停用其他药。

〔主治〕急性化脓性扁桃体炎。

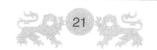
百草良方　白话精解

【来源】为蔷薇科植物野山楂的果实。

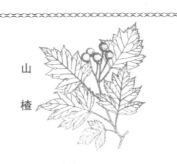

山楂

山　楂

【别名】山里红、野山楂、猴楂、山梨、酸梅子、北山楂、南山楂。

【生长环境】我国大部分地区有分布。生于山坡沙地,原野灌丛中,有栽培。

【形态特征】落叶乔木,高约 6 米。枝有刺,小枝紫褐色,老枝灰褐色。叶广卵形或三角状卵形,先端渐尖,基部楔形或宽契形,通常有 3～5 对羽状深裂片,裂片卵形至卵状披针形,边缘有稀疏不规则的重锯齿,下面沿中脉和脉腋处有毛;托叶呈不规则半圆形或卵形,边缘有粗齿。伞房花序,多花。萼筒钟状,外面被白色柔毛。花白色,雄蕊20,花柱 3～5,基部有柔毛。果实为梨果,近球形,深红色,有淡褐色斑。我国辽宁、河北、河南、山东、山西、江苏等地均有栽培。用分株、嫁接等法繁殖。果实味酸,可做果酱或生食。果干后入药,有消积化滞、健胃舒气、降血压等功效。变种山里红,果较大,华北各地栽培。

【性味功效】味酸、甘,性微温。消食化积,散瘀行滞。

【验方精选】

方一

〔配方〕北山楂 1000 克。

〔用法〕取上药,研为细末,每次用 25 克,水煮成膏状,加入生蜂蜜 25 克,搅匀。饭后半小时 1 次服完,每日 2 次,20 天为 1 个疗程,可连服 2 个疗程。

〔主治〕乳糜尿。

方二

〔配方〕山楂 30 克,陈皮 6 克,荷叶、白茅根各 20 克。

〔用法〕早上将药装入热水瓶内,沸水冲泡后当茶饮。

〔主治〕肥胖病。

方三

〔配方〕山楂 30 克,陈皮 6 克。

〔用法〕水煎分 2～3 次服。

〔主治〕食滞不化,肉积,乳食不消。

方四

〔配方〕山楂肉 50 克。

〔用法〕取上药,研为细末,加红糖或白糖少许。分 2 次温开水送服,每日 1 剂,于经前 1 日开始服,连服 2 剂为 1 个疗程。

〔主治〕痛经属气滞血瘀型。

方五

〔配方〕山楂 90 克。

〔用法〕取上药(儿童 30～45 克),水煎。口服每日 1 剂,14 日为 1 个疗程。

〔主治〕肾炎。

方六

〔配方〕山楂 30 克,红糖 20 克。

〔用法〕将山楂煎水去渣,加红糖冲服。

〔主治〕产后恶露不尽,瘀滞腹痛。

【来源】为山茶科植物，属常绿灌木和小乔木。

山茶花

【别名】玉茗花、茶花、白茶花、耐冬、红梅花、曼陀罗等。

【生长环境】山茶花原产于我国长江流域和西南各地,性喜温暖、空气湿润、半阴半阳的环境,多分布于热带及亚热带。现大部分地区均有栽培。

【形态特征】属山茶科,常绿灌木或小乔木,高可达 3～4 米。树干平滑无毛。叶卵形或椭圆形,边缘有细锯齿,革质,表面亮绿色。花单生成对生于叶腋或枝顶,花瓣近于圆形,变种重瓣花瓣可达 50～60 片,花的颜色,红、白、黄、紫均有。花期因品种不同而

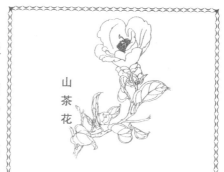

山茶花

【性味功效】味甘而微辛,性平而微寒。凉血止血,散瘀消肿。

不同,从 10 月至翌年 4 月间都有花开放。蒴果圆形,秋末成熟,但大多数重瓣花不能结果。山茶花为我国著名观赏花卉,已有一千多年的栽培历史,品种极多。除栽培观赏外,其木材细致可作雕刻;花供药用,有收敛止血之功效;种子可榨油。春分至谷雨为采收期。

【验方精选】

方一

〔配方〕红山茶花 6 克,地榆炭 12 克。

〔用法〕水煎服,每日 1 剂,连服 3～5 日。

〔主治〕痔疮出血。

方二

〔配方〕红山茶花 6 克,铁苋菜 20 克,地锦草 30 克。

〔用法〕水煎服,每日 1 剂,连服 5～7 日。

〔主治〕细菌性痢疾。

方三

〔配方〕红山茶花 50 克,白及 30 克。

〔用法〕将山茶花瓦上焙焦,并将白及用沙炒脆,共研细末,每服 9 克,红砂糖调开水送服,每日服 3 次,连服 3～5 日。

〔主治〕咯血。

方四

〔配方〕山茶花适量。

〔用法〕烘干,研细末,麻油调涂伤处,每

日 3～5 次。

〔主治〕小面积烫、火伤。

方五

〔配方〕山茶花适量。

〔用法〕焙干研末,备用。用时外洒患处。

〔主治〕鼻衄、外伤出血。

方六

〔配方〕红山茶花适量。

〔用法〕焙干,研极细末,麻油适量,调涂患处,每日 3～5 次。

〔主治〕哺乳妇女乳头皲裂。

方七

〔配方〕鲜白茶花、锦鸡儿花各 20 克,鲜玉簪花、三白草各 10 克,白及 20 克,猪膀胱 1 个。

〔用法〕共炖烂,分 3 次服。

〔主治〕白带。

23

三画

山　药

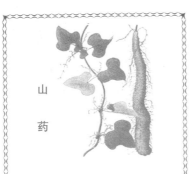

山
药

【性味功效】味甘,性平。补脾养胃、生津益肺、补肾涩精。

【别名】山菇、怀山药、淮山药、白山药、野山药。

【生长环境】我国各省区均有出产,多为栽培或野生于山野向阳处。

【形态特征】多年生草质缠绕藤本。块根肉质,略呈圆柱形,垂直生长,长40～90厘米,直径2～9厘米,外皮土黄色,生有多数须根,断面白色带黏性。茎通常带紫红色。单叶在茎下部互生,中部以上对生;叶片卵状三角形至宽卵状或戟状,变异大,基部深心形,边缘常3浅裂至3深裂。花单性,雌雄异株,成细长穗状花序;蒴果三棱状扁圆形或三棱状圆形,外面有白粉。花期6～9月,果期7～11月。种子周围有薄膜质翅。根块冬季采挖为佳,晒干备用。

【验方精选】

百草良方白话精解

方一

〔配方〕山药、白术、花生仁各250克。

〔用法〕共炒焦研末,加红糖200克,每次30克,开水送服,每日3次。

〔主治〕白带。

方二

〔配方〕生淮山药500克。

〔用法〕取上药,研成细粉,过细筛,备用。每次用5～10克,加水适量调和后加温熬成粥状。于喂奶前或饭前口服,每日3次。亦可以山药粥代替乳食,连服3日。

〔主治〕婴幼儿腹泻。

方三

〔配方〕山药、猪胰粉各等量。

〔用法〕山药单研细末,猪胰急速低温干燥,研细末,各取等量,以山药末煮糊和匀为丸,每日早晚各服10克。

〔主治〕糖尿病。

方四

〔配方〕炒怀山药500克。

〔用法〕取上药,研成细末,备用。每次6克,每日3次,温开水冲服。遗尿重者可加太子参30克,焙干研末与山药粉调匀服用。

〔主治〕小儿遗尿属脾肾气虚型。

方五

〔配方〕鲜山药30克捣碎,清半夏30克。

〔用法〕先用温水淘洗半夏数次,使无矾味,煎取清汤两杯半,去渣,加入山药调匀,再煎成粥,加白砂糖调味服之。

〔主治〕胃气上逆呕吐不止者。

方六

〔配方〕鲜山药45克,甘蔗汁30克,酸石榴汁18克,生鸡子黄4只。

〔用法〕先将山药煎汤一大碗,再加入后三味调匀,分3次温服。

〔主治〕发热性疾病后引起的虚弱或咳喘痰多。

山茱萸

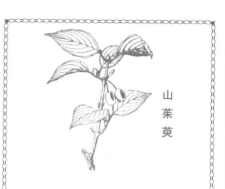

山茱萸

【别名】萸肉、山萸肉、肉枣、药枣、枣皮。

【生长环境】陕西、河南、山东、山西、安徽、浙江、四川等省有出产。此物多生于山坡灌木丛中或栽培。

【形态特征】落叶灌木或小乔木,高3~4米。树皮淡褐色,呈片状剥落。嫩枝无毛。叶对生,单叶;叶片卵形、椭圆形或长椭圆形,长5~12厘米,宽3~4.5厘米,先端尖,基部楔形或圆形,边缘全缘,叶面近无毛或疏生平贴柔毛,叶背有毛,侧脉每边6~8条,脉腋有黄褐色绒毛;叶柄长约1厘米。5~6月开花,先叶开放,花黄色,排成伞形花序生于枝顶或叶腋;花萼4裂;花瓣4片,卵形;雄蕊4枚。8~10月结果,果实椭圆形或长椭圆形,长1.2~1.5厘米,直径约7毫米,光滑无毛,成熟时红色,果皮干后皱缩像葡萄干。种子长椭圆形,两端钝圆。秋末冬初收集果实备用。

【性味功效】味酸、涩,性微温。补益肝肾、涩精固脱。

【验方精选】

方一

〔配方〕山茱萸、白术15克,生龙骨、生牡蛎各30克(先煎)。

〔用法〕水煎服。

〔主治〕汗出不止。

方二

〔配方〕山茱萸适量。

〔用法〕每次6克。嚼服,每日2次。

〔主治〕偏头痛。

方三

〔配方〕山茱萸、熟地黄各15克,当归、白芍各10克。

〔用法〕水煎服。

〔主治〕体虚,月经过多。

方四

〔配方〕山茱萸35克。

〔用法〕取上药,水煎。分2次服,每日1剂。病情好转后,剂量减少为10~15克,煎汤或代茶泡服。

〔主治〕肩周炎。

方五

〔配方〕山茱萸10克,益智仁6克,五味子5克。

〔用法〕水煎服。

〔主治〕老人尿频失禁。

方六

〔配方〕山茱萸15克,金樱子、女贞子各10克。

〔用法〕水煎服。

〔主治〕遗精、早泄。

方七

〔配方〕山茱萸150克。

〔用法〕取上药,急火煎取浓汁1大碗。第1次服1/3量,余药视病情分次频饮。

〔主治〕汗出虚脱。

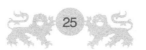

百草良方 白话精解

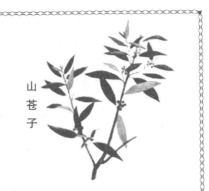

山苍子

山苍子

【别名】山鸡椒、荜澄茄、木姜子、山香椒。

【生长环境】我国南部各省均有分布。多生于向阳山坡、林丛之中。

【形态特征】落叶灌木或小乔木,高可达 10 米。全体无毛,撕破后散发强烈的姜香气,树皮光滑,灰褐色,嫩枝上有短柔毛。叶互生,叶片披针形,全缘,背面灰白色,中脉明显。春季布叶前开淡黄色小花,雌雄异株,伞形聚伞花序腋生。核果近球形、黑色,香气浓烈。果实秋季成熟时采,根四季可采,叶夏、秋采,鲜用或阴干。

【性味功效】味辛、微苦,性温。祛风散寒,理气止痛。

【验方精选】

方一

〔配方〕山苍子 6 克,制香附 10 克。

〔用法〕水煎分 2 次服。

〔主治〕虚寒型胃痛。

方二

〔配方〕鲜山苍子叶适量。

〔用法〕捣烂外敷。

〔主治〕外伤出血。

方三

〔配方〕鲜山苍子叶 30 克,鲜香附 9 克,鲜陆英嫩茎叶 20 克。

〔用法〕共捣烂,加白酒适量,调匀敷患处。

〔主治〕久行脚肿。

方四

〔配方〕山苍子根、红糖各 20 克。

〔用法〕水煎分 2 次服。

〔主治〕风寒感冒。

方五

〔配方〕山苍子油(蒸馏所得挥发油)适量。

〔用法〕涂抹患处。防避蚊虫咬,可取少许涂于暴露部位。如无油,可用鲜叶捣汁,涂抹皮肤。

〔主治〕防治蚊虫叮咬。

方六

〔配方〕山苍子根 30 克,猪大肠 1 段。

〔用法〕将山苍子根煎水去渣,入猪大肠煮烂吃。

〔主治〕预防伤暑发痧。

方七

〔配方〕山苍子 12 克。

〔用法〕水煎服,可同时取山苍子油(蒸馏所得挥发油)涂抹脐孔。

〔主治〕痧胀腹痛、腹胀。

山豆根

【别名】广豆根、苦豆根、柔枝槐。

【生长环境】此物常生于石灰岩山脚、山顶、山坡的石缝中。广西、贵州、云南等省区有出产。

【形态特征】为灌木,茎细长,有时攀援状,高1～3米。根圆柱状,表面黄褐色,味苦。老茎秃净,新枝密被短柔软毛。叶互生,单数羽状复叶,小叶5～9对,对生或近互生;小叶片椭圆形、长圆形或卵状长圆形,叶边缘全缘,叶面无毛或散生短柔毛,叶背有紧贴的灰褐色柔毛;叶柄基部的托叶极小或近于消失。5～7月开花,花黄白色,8～12月结果,果为荚果,呈串珠状,稍扭曲,果皮有短柔毛,成熟时开裂成2瓣,种子卵形,黑色。4～5月或8～9月采挖根,洗净,晒干备用。

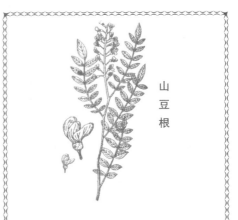

山豆根

【性味功效】味苦,性寒,有毒。清热解毒、消肿利咽。

【验方精选】

方一
〔配方〕山豆根1.5份,黄柏、黄芩各1份。
〔用法〕水煎服。
〔主治〕癌肿。

方二
〔配方〕山豆根6克。
〔用法〕水煎服。
〔主治〕痢疾、牙龈肿痛。

方三
〔配方〕鲜山豆根20克,猪大肠250克。
〔用法〕炖食。
〔主治〕痔疮。

方四
〔配方〕山豆根9克,鸡骨草30克。
〔用法〕水煎服。
〔主治〕黄疸性肝炎。

方五
〔配方〕山豆根9克,板蓝根30克。
〔用法〕水煎服。
〔主治〕流行性腮腺炎。

方六
〔配方〕山豆根、射干、桔梗各9克,南板蓝根12克,玄参15克。
〔用法〕水煎服。
〔主治〕扁桃体炎,咽喉肿痛。

方七
〔配方〕山豆根9克,一点红50克。
〔用法〕水煎服。
〔主治〕扁桃体炎,乳腺炎,阑尾炎,术后感染。

百草良方 白话精解

【来源】为莎草科植物山稗子的全草。秋季采收，洗净，晒干。

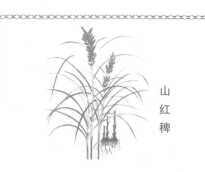

山红稗

山 红 稗

【别名】山稗子、红稗、浆果苔草、芭茅草、红果莎、乌禾、旱稗、水高粱、野鸡稗、土稗子。

【生长环境】生山坡林边或疏林中。分布西南等地。

【形态特征】多年生秃净草本。根茎横走。茎三棱形。叶线形，长30～50厘米，先端长尖，叶鞘秃净。苞片呈叶状，线形，褐色;穗状花序多数，密集形成顶生圆锥花序式;鳞片淡褐色，卵形，覆瓦状排列;雄蕊3;囊苞卵形，有短喙，红色。小坚果卵状三棱形，棕红色，包在宿存的囊苞内。花期春夏。

【性味功效】 味苦、甘、辛、涩，性凉。治鼻衄，便血，月经过多，产后出血，麻疹，水痘，百日咳，脱肛，浮肿等。

【验方精选】

方一

〔配方〕山稗子5钱。

〔用法〕煎汤点水酒服。

〔主治〕治妇人气血亏损，肾肝血虚，行经头晕、耳鸣，五心烦热，腰疼，肚腹冷疼等。

方二

〔配方〕山稗子根2两，红糖、胡椒适量。

〔用法〕红糖、胡椒为引，水煎服。

〔主治〕治崩漏，月经过多，产后出血。

方三

〔配方〕山稗子全草五至八钱。

〔用法〕水煎服。

〔主治〕治水痘，百日咳，鼻衄，消化道出血。

方四

〔配方〕山稗子果5钱。

〔用法〕水煎服。

〔主治〕治麻疹。

方五

〔配方〕山稗子果2两，猪大肠。

〔用法〕炖猪大肠服。

〔主治〕治脱肛。

马缨丹

【别名】五色梅、山大丹、大红绣球、珊瑚球、龙船花、臭金凤、如意花、昏花、七变花、如意草、土红花、臭牡丹、杀虫花、毛神花、臭冷风、天兰草、臭草、五色花、五雷箭、穿墙风、野眼菜、五彩花、红花刺、婆姐花。

【生长环境】我国广东、海南、福建、台湾、广西等有栽培,且已逸为野生。野生于村落旁或栽培于庭院。

【形态特征】直立或半藤状灌木,有强烈气味,稍被毛,高 1～2 米,若为藤状时,高常倍之;茎枝无刺或有下弯钩刺。叶对生;卵形或矩圆状卵形,长 3～9 厘米,先端短渐尖,基部阔楔形,边缘有钝齿,上面粗糙而有短刺毛,下面被小刚毛。头状花序稠密,连花冠宽 2～3.5 厘米;花序柄腋生,粗壮,常较叶为长;苞片狭长,约为花冠的 1/3～1/2;花冠粉红色、红色、黄色或橙红色,长约 1 厘米。花冠简细长,裂片 4～5;雄蕊 4,不外露;子房 2 室。核果球形,肉质,长约 5 毫米,成熟时紫黑色,有骨质的小分核 2 颗。花期:全年开花。

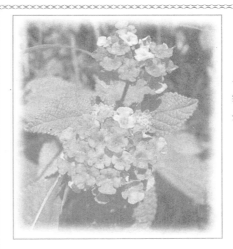

马缨丹

【性味功效】味苦,微甘辛,性寒,无毒。退热,杀虫止痒,消疮疡。

【验方精选】

方一

〔配方〕臭金凤叶适量。

〔用法〕臭金凤叶捣烂,取自然汁,用双蒸酒冲服。又将叶捣烂,加红糖、冰片少许,敷于核上,不时转换,即可清凉止痛。

〔主治〕治毒核症。

方二

〔配方〕毛神花鲜叶适量。

〔用法〕毛神花鲜叶捣碎,擦患处,然后以渣敷之。

〔主治〕治筋伤。

方三

〔配方〕马缨丹新鲜枝叶适量。

〔用法〕马缨丹新鲜枝叶煎水外洗。

〔主治〕治皮炎、湿疹瘙痒。

方四

〔配方〕马缨丹鲜叶适量。

〔用法〕马缨丹鲜叶捣烂外敷。

〔主治〕治跌打扭伤。

方五

〔配方〕五色花叶一两,山芝麻五钱。

〔用法〕水煎,日分二次服。

〔主治〕治感冒风热。

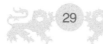

菊科植物马兰的全草或根。

马　兰

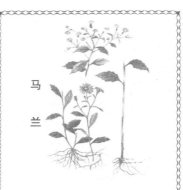

马
兰

【别名】马兰头、马兰菊、马兰根、马兰青,竹节草,红马兰,路边菊、大青叶、南板蓝根、田边菊、大蓝靛、鸡儿肠。

【生长环境】我国长江以南各省、区有分布,陕西、河南、辽宁、山东都有出产,多生于路边、田边、坡地、河边等湿地,常连片生长。

【形态特征】多年生粗壮草本,全株干后变黑色。茎节膨大,着地生根,根多,圆柱形,表面黄褐色。叶质厚,长椭圆形,长5~11厘米,宽3~4厘米,两面深绿色、边缘有锯齿,无毛或近无毛。花序顶生或腋生,有花多朵;苞片大,叶状;花冠紫蓝色。果倒披针形,有4棱。全年可采全草,鲜用或晒干备用。

【性味功效】味甘苦,性寒。清热解毒,凉血消肿。

【验方精选】

方一

〔配方〕马兰草100克,白糖少许。

〔用法〕水煎冲白糖服。

〔主治〕湿热黄疸。

方二

〔配方〕马兰草30克,白茅根、侧柏各20克。

〔用法〕水煎服。

〔主治〕吐血。

方三

〔配方〕马兰根30~60克。

〔用法〕水煎服,每日1剂。

〔主治〕乙型脑炎。

方四

〔配方〕鲜马兰根适量。

〔用法〕捣烂敷患处。每日换1次。

〔主治〕丹毒。

方五

〔配方〕马兰草(干)、白英各30克,白糖少许。

〔用法〕水煎,调白糖服。

〔主治〕黄疸肝肿,肝痛。

方六

〔配方〕马兰鲜根60克,荔枝核(盐水炒)10枚。

〔用法〕水煎服。

〔主治〕急性睾丸炎。

方七

〔配方〕马兰鲜叶、蜂蜜各50克。

〔用法〕用米泔水将马兰叶洗净,捣取自然汁,加蜂蜜调匀,加温服。

〔主治〕鼻衄。

百草良方 白话精解

三　画

马 蹄 金

【别名】小金钱草、鱼脐草（潮汕）、黄疸草、蛇脐草（饶平）、小马蹄草、钮仔草（陆丰）、黄疸草、荷包草。

【生长环境】分布于华南和浙江、山西、云南等省、区。多生长于山坡林缘、稀疏林下、田边或沟边阴湿处。

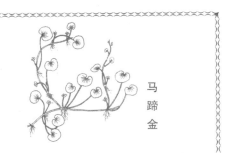

马蹄金

【性味功效】味甘、淡，性平、无毒。养血清热，利尿消肿。内服消风散寒，行气破积，散结止痛。入肠胃经。

【形态特征】多年生草本。茎细弱匍匐地面，节上着地生根，借以繁殖。全草被灰色细毛。叶互生，具长叶柄，长约寸许，叶片呈马蹄形，径约三四分，全缘，基部凹入。春日腋生钟形小花，花单生，花冠淡黄色五裂，萼钟形，密生绒毛，较花冠长。果实球形，熟呈红色。生于田野山坡沟渠路旁阴地。全草于春夏季采收为佳，鲜用或晒干备用。孕妇忌服。

【验方精选】

方一

〔配方〕鲜马蹄金 60 克，冰糖 15 克。

〔用法〕水炖服。

〔主治〕血尿。

方二

〔配方〕鲜马蹄金、大青叶 30 克，车前草 20 克。

〔用法〕水煎服，每日 1 剂。

〔主治〕黄疸型肝炎。

方三

〔配方〕马蹄金 60 克，天胡荽 30 克。

〔用法〕水煎服，每日 2 剂。

〔主治〕尿路结石。

方四

〔配方〕鲜马蹄金、红枣各 30 克。

〔用法〕水煎，喝汤食枣。

〔主治〕血虚乏力。

方五

〔配方〕鲜马蹄金 30 克，冰片 0.2 克。

〔用法〕将药捣烂，调以冰片，用薄布包裹敷眼约 10 小时，每日 1 次。

〔主治〕风火眼痛。

方六

〔配方〕鲜马蹄金 150 克，益母草 100 克，米酒 300 毫升。

〔用法〕将马蹄金切碎，放入酒内浸泡 3 天后，每日服 60 毫升，分 2～3 次服。

〔主治〕月经不调。

方七

〔配方〕马蹄金 30 克，龙胆草 10 克，车前草 15 克。

〔用法〕水煎服。

〔主治〕急性胆囊炎。

方八

〔配方〕马蹄金、路边青各 30 克，车前草 10 克。

〔用法〕水煎服。

〔主治〕肾炎。

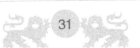

三 画

【来源】为马齿苋的干燥地上部分。

马齿苋

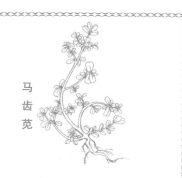

马齿苋

【性味功效】性寒,味辛酸,无毒。清热解毒,散血消肿。用于热毒血痢,痈肿疔疮,湿疹,丹毒,蛇虫咬伤,便血,痔血,崩漏下血。

【别名】马齿草、马齿菜、长命菜、马苋、酸苋、酸味菜、狮子草、猪母菜。

【生长环境】我国大部分地区都有分布。生于田野、荒地及路旁。

【形态特征】一年生肉质草木,全株光滑无毛。茎圆柱形,平卧或斜向上,向阳面常带淡褐红色或紫色。叶互生或对生,叶楔状矩圆形或倒卵形,肉质肥厚。倒卵形或匙形,先端钝圆,有时微缺,基部阔楔形,全缘,上面深绿色,下面暗红色。夏季开两性花,较小,黄色,丛生枝顶叶腋;总苞片4~5枚,三角状卵形;萼片2个,对生,卵形,基部与子房连合;花瓣5个,倒心形,先端微凹;雄蕊药黄色;雌蕊1,子房半下位,1室,花柱顶端4~6裂,形成线状柱头。6~10月蒴果圆锥形,盖裂;种子多数,肾状卵形,黑色。夏季采全草,鲜用或晒干。

【验方精选】

方一

〔配方〕干马齿苋30克或鲜品60克。

〔用法〕水煎去渣,加白糖少许喂服。

〔主治〕婴幼儿腹泻。

方二

〔配方〕鲜马齿苋120克。

〔用法〕捣烂敷患处,每日换2次。

〔主治〕带状疱疹。

方三

〔配方〕干马齿苋100克。

〔用法〕水煎2次分服,每日1剂,连服1个月。

〔主治〕糖尿病(阴虚燥热型)。

方四

〔配方〕干马齿苋60克。

〔用法〕鲜品加倍,水煎取汁。一半内服,一半外用,溻洗或湿敷患处,每日1剂。

〔主治〕痈、疖肿、肛周脓肿及甲沟炎等化脓性疾病。

方五

〔配方〕鲜马齿苋100克,萹蓄30克,苦参25克。

〔用法〕水煎分2次早晚温服。

〔主治〕滴虫性肠炎。

方六

〔配方〕干马齿苋100克。

〔用法〕取上药,水煎2次,合并滤液。早晚分服,每日1剂,连服1个月为1个疗程。

〔主治〕糖尿病属阴虚燥热者。

方七

〔配方〕鲜马齿苋60克,车前草30克。

〔用法〕水煎服。

〔主治〕急性膀胱炎。

百草良方 白话精解

三 画

马 鞭 草

【别名】顺律草、铁马鞭、白马鞭、蜻蜓草、粘身蓝被。

【生长环境】分布于长江以南各省、区,以及陕西、山西、甘肃等省。生长于山坡、路边或宅旁。

【形态特征】多年生草本,高30~80厘米,茎呈方柱形,多分枝,四面有纵沟,长0.5~1米;表面绿褐色,粗糙;质硬而脆,断面有髓或中空。叶对生,近子无柄;叶片图形像卵形,不规则的羽状分裂或具锯齿状,两面均被短硬毛。6~8月开两性花,花呈紫色或蓝色,排成穗状花序生于枝顶。萼5齿裂;花冠2唇状5裂;雄蕊4枚,2长2短,不外露。7~10月结果,呈长圆形,苞藏于苞萼内,长约2毫米。全草6~8月采为佳,鲜用或晒干备用。

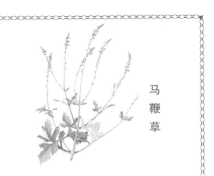

马鞭草

【性味功效】味苦,性微寒。归肝、脾经。活血散瘀,利水消肿,清热解毒。用于癥瘕积聚,经闭痛经,疟疾,喉痹,痈肿。

【验方精选】

方一

〔配方〕马鞭草鲜叶500~800克。

〔用法〕洗净,捣烂取汁。男性直接浸敷龟头、阴茎和阴囊;女性用棉花浸药汁敷阴户处,每日2~3次,每次20~30分钟。

〔主治〕阴肿。

方二

〔配方〕马鞭草15克。

〔用法〕水煎,分2次,连服3~5日。

〔主治〕白喉。

方三

〔配方〕马鞭草500克。

〔用法〕水煎煮2次,合并滤液,浓缩成800毫升煎液。成人40~50毫升,小儿20~30毫升,均每日3次,口服。

〔主治〕传染性肝炎。

方四

〔配方〕干马鞭草30~125克。

〔用法〕上药(鲜草加倍),加水熬煎取浓汁约300毫升。于疟疾发作前4小时、2小时各服1次,连服5~7日。

〔主治〕疟疾。

方五

〔配方〕马鞭草30克,生姜10克,橘叶7片。

〔用法〕水煎去渣,加米酒少量服。

〔主治〕乳腺炎初起。

方六

〔配方〕马鞭草20克,青蒿12克,苏叶15克。

〔用法〕水煎,分2次,早、晚饭前服,7~10日为1疗程。

〔主治〕丝虫病。

方七

〔配方〕马鞭草30克。

〔用法〕水煎,分2次服。

〔主治〕腹水烦渴。

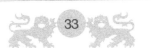

三 画

【来源】为双子叶植物药豆科植物蔓性千斤拔的根。

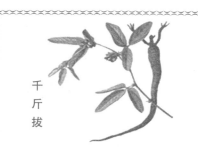

千斤拔

【性味功效】味甘、微涩,性平。祛风除湿,活血强筋。

千斤拔

【别名】蔓千斤拔、老鼠尾、土黄芪、打地钻、吊马桩、一条根。

【生长环境】分布于南方各省。多生于田头、路边、山坡、平地皆有。

【形态特征】蔓性亚灌木,高 1～2 米。生于山坡草地、丘陵灌木丛中。根圆锥形,坚硬,形如鼠尾,不易拔出。茎蔓生,有黄色绒毛。三出复叶互生,小叶卵状长圆形至卵状披针形,上面毛少,下面密生长硬毛,叶脉隆起。荚果矩圆形,浅黄色。种子球形,色黑。秋季叶腋抽出总状花序,蝶形花紫色或紫红色。秋、冬采根,切片,晒干。

【验方精选】

方一
〔配方〕鲜千斤拔 60 克,甜酒适量。
〔用法〕水煎服。上肢痛加桂枝 6 克,下肢痛加牛膝 10 克同煎。
〔主治〕腰痛,四肢关节痛。

方二
〔配方〕千斤拔 30 克,鸡骨草 10 克,广金钱草、白花蛇舌草、益母草、穿破石、独脚金各 15 克。
〔用法〕水煎服,连服 15～20 日。
〔主治〕慢性肝炎。

方三
〔配方〕千斤拔、五加皮各 150 克,威灵仙 90 克,杜仲、土牛膝各 100 克,白酒 2500 毫升。
〔用法〕将上药浸白酒中,半个月后,每次服 15～20 毫升,每日 2 次。
〔主治〕慢性腰腿痛。

方四
〔配方〕千斤拔 30 克,金樱子根、茅莓根各 15 克。

〔用法〕同猪筒骨适量煲服。
〔主治〕妇女子宫下垂。

方五
〔配方〕千斤拔、桃树叶、鹅不食草、韭菜根各适量(均取鲜品)。
〔用法〕共捣烂加酒炒热敷患处。
〔主治〕跌打扭伤,跌打损伤。

方六
〔配方〕千斤拔 50 克,女贞子 30 克,山药 15 克,石韦 9 克。
〔用法〕水煎服,每日 1 剂。
〔主治〕慢性肾炎。

方七
〔配方〕千斤拔、香附各 15 克,杜仲、益母草各 30 克。
〔用法〕水煎服。
〔主治〕妇女经痛。

方八
〔配方〕千斤拔根适量。
〔用法〕研细末,每用少许,吹入患处。
〔主治〕扁桃体炎。

 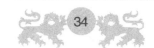

千日红

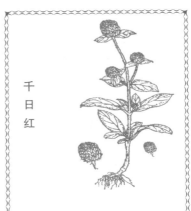

千日红

【别名】滚水花、百日红、千年红、千日粉、吕宋菊、大球花、长生花、球形鸡冠花、烫烫红。

【生长环境】我国各地均有栽培。

【形态特征】一年生草本，高约50厘米。茎粗壮，有毛，枝微有四棱，节部较膨大，略呈紫红色。全株密被纤细毛，茎直立多分枝。单叶对生，长椭圆形，全缘。头状花序顶生，淡紫色、深红色或白色，球形，基部有叶状苞片；花被5个，线状披针形，外面密花丝愈合成管状，先端5浅裂，粉红色；花柱线形，柱头2裂。胞果近球形，种子密被白色纤毛，褐色。种子扁豆形。全草可入药，7~9月采收。

【性味功效】性平，味甘。清肝，散结，止咳定喘。

【验方精选】

方一

〔配方〕千日红30克，猪肉适量。

〔用法〕煲吃。

〔主治〕妇女白带过多。

方二

〔配方〕千日红花10朵，蚱蜢干7个。

〔用法〕水炖服。

〔主治〕小儿风痫。

方三

〔配方〕千日红、龙葵果各15克，墨旱莲、篝草各30克。

〔用法〕水煎服。

〔主治〕主治肺结核咯血。

方四

〔配方〕千日红花10朵，仙鹤草15克，白及6克，冰糖20克。

〔用法〕水煎前3味去渣，加冰糖调服。

〔主治〕咯血。

方五

〔配方〕千日红10克，荠菜15克。

〔用法〕水煎服。

〔主治〕头晕。

方六

〔配方〕千日红、辣蓼、鬼针草各15克。

〔用法〕水煎服。

〔主治〕白痢。

方七

〔配方〕鲜千日红10克。

〔用法〕水煎服，或加冬瓜、糖适量，同炖服。

〔主治〕小儿肝热。

方八

〔配方〕鲜千日红6克，蝉蜕3只（去头足），菊花2克。

〔用法〕水煎服。

〔主治〕小儿夜啼。

百草良方 白话精解

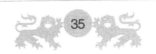

【来源】为菊科植物千里光的地上部分。

千 里 光

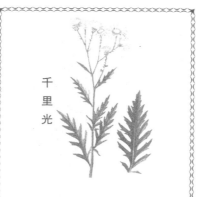

千里光

【性味功效】味苦,性寒。清热解毒,清肝明目。

【别名】九里明、黄花母、千里及、九龙光、七里光、九岭光。

【生长环境】我国陕西及华东、中南、西南各省均有分布。多生于山坡、林边、路旁、草丛中。

【形态特征】多年生草本,有攀援状木质茎,高1～5米,有微毛,后脱落。叶互生,卵状三角形或椭圆状披针形,长4～12厘米,宽2～6厘米,先端渐尖,基部楔形至截形,边缘有不规则缺刻状齿裂或微波状或近全缘,两面疏被细毛。头状花序顶生,排成伞房状;总苞筒形,总苞片1层;花黄色,舌状花雌性,管状花两性。瘦果圆柱形,有纵沟,被短毛,冠毛白色。花果期秋冬季至次年春。全草药,夏、秋采收,鲜用或晒干。

【验方精选】

方一

〔配方〕千里光40克,金银花叶20克,积雪草、蒲公英各30克。

〔用法〕水煎服,每日1剂,连服3～5日。

〔主治〕细菌性痢疾、丹毒、痈疖。

方二

〔配方〕千里光15克,马兰草(路边菊)30克,木贼、谷精草、决明子各10克。

〔用法〕水煎服。

〔主治〕急性结膜炎。

方三

〔配方〕鲜千里光、鲜筋骨草、鲜木芙蓉叶(花)各等量。

〔用法〕共洗净,捣烂,外敷患处,每日1换。也可烘干,研细末,冷开水调敷。

〔主治〕痈、疖、蜂窝组织炎、丹毒。

方四

〔配方〕鲜千里光叶适量。

〔用法〕捣烂,加冰片少许,用第二次洗米水调成糊状,敷患处。

〔主治〕烫伤。

方五

〔配方〕千里光、马兰草各15克,木贼10克。

〔用法〕水煎服。

〔主治〕目赤红肿。

方六

〔配方〕千里光、一点红各30克。

〔用法〕水煎服。

〔主治〕腮腺炎。

方七

〔配方〕千里光、一点红、马兰草各15克。

〔用法〕水煎服。

〔主治〕麦粒肿。

方八

〔配方〕千里光、鸡肝各30克。

〔用法〕共炖服。

〔主治〕鸡盲。

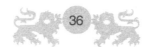

川芎

【别名】西芎、抚芎。

【生长环境】我国大部分省区有栽培。

【形态特征】多年生草本,高 30～70 厘米。根茎发达,形成不规则的结节状拳形团块,黄棕色,有浓烈香气。茎直立,圆柱形,中空,表面有纵沟纹,下部茎节膨大成盘状。2～3 回羽状复叶,互生,小叶 3～4 对,边缘成不整齐羽状全裂或深裂,裂片细小。复伞形花序,顶生。7～8 月开花,花白色,排成复伞形花序生于枝顶或枝侧。9～10 月结果,幼果椭圆形,扁平。根茎于夏季采挖,晒干备用。

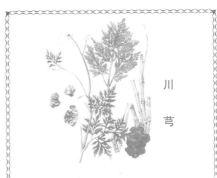

川芎

【性味功效】味辛,性温。活血行气,祛风止痛。

【验方精选】

方一

〔配方〕川芎 500 克。

〔用法〕研为细末,用温水调成糊状涂于患处,每 2 日 1 换。

〔主治〕各种痹证。

方二

〔配方〕川芎适量。

〔用法〕取上药,焙干,研成细粉(过 80～100 目筛)。另用棉布 1 块(据患部大小而定)做成药袋,热敷患处,每日 3 次。

〔主治〕骨质增生等无菌性炎症。

方三

〔配方〕川芎、防风、白芷、羌活各 10 克,细辛 3 克。

〔用法〕水煎服。

〔主治〕风寒感冒头痛。

方四

〔配方〕川芎 10 克,荆芥 6 克,防风、薄荷各 5 克,白芷 3 克。

〔用法〕水煎服。

〔主治〕感冒偏、正头痛。

方五

〔配方〕川芎适量

〔用法〕每日取本品 15 克,加水煎煮取汁,以药汁煎鸡蛋 2 个。顿服,每日 1 次,5～7 日为 1 个疗程。

〔主治〕偏头痛。

方六

〔配方〕川芎 45 克。

〔用法〕取上药,研为细末,分装在用薄布缝成的布袋内,每袋装药末 15 克左右。将药袋放在鞋内直接与痛处接触,每次用药 1 袋,每日换药 1 次,3 个药袋交替使用,换下的药袋晒干后仍可再用。

〔主治〕跟骨骨刺。

方七

〔配方〕川芎、当归、白芍、熟地黄各 10 克。

〔用法〕水煎服。

〔主治〕血虚月经不调。

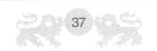

三画

百草良方白话精解

【来源】为百合科植物川贝母、暗紫贝母等的干燥鳞茎。

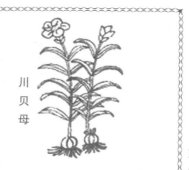

川贝母

【性味功效】味苦、甘,性微寒。清热润肺,化痰止咳。

川 贝 母

【别名】叶贝母、尖贝母、贝母。

【生长环境】宁夏、甘肃、青海、西藏、四川、云南有分布。多生于高山荫湿小灌木林或石缝中,高山草地上。

【形态特征】多年生草本,高 15 ~ 50 厘米。鳞茎粗 1 ~ 1.5 厘米,由 3 ~ 4 枚肥厚鳞瓣组成;鳞瓣肉质,类圆锥形或近球形,类白色,外层鳞瓣2枚,大小悬殊,大瓣紧抱小瓣,顶部闭合,内有类圆柱形心芽和 2 枚小鳞瓣。茎直立,常在中部以上有叶。单叶,叶片呈狭披针条形,先端渐尖,顶端多少卷曲,6 月开花,黄色或黄绿色,单朵生于茎顶;花被 6 片。7 ~ 8 月结果,果实长圆形。鳞茎于夏秋采挖,晒干药用。

【验方精选】

方一

〔配方〕川贝母 3 克。

〔用法〕取上药、冰糖 6 克,梨 1 只,将川贝母、冰糖置于去核梨中,文火炖服。

〔主治〕肺阴虚咳嗽。

方二

〔配方〕川贝母 3 克。

〔用法〕研成粉,装入鸡蛋内,用湿纸封闭,蒸熟吃。每次吃 1 个,早晚各吃 1 个。

〔主治〕百日咳、肺虚证。

方三

〔配方〕川贝母适量。

〔用法〕取上药,去心,用麸皮炒令黄,去麸皮,将贝母研为末,与适量砂糖拌匀,为丸如绿豆大。含化 1 丸。

〔主治〕孕妇咳嗽。

方四

〔配方〕川贝母适量。

〔用法〕粉碎,筛取细末。每日按每千克体重 0.1 克计量,分 3 次服。

〔主治〕消食化积,止泻止痛。

方五

〔配方〕川贝母 10 克。

〔用法〕取上药,黑、白芝麻各 20 克,炒黄研细,用香油调成糊状。涂敷。

〔主治〕乳头皲裂。

方六

〔配方〕川贝母、玄参、牡蛎、僵蚕各等分。

〔用法〕开水送服。

〔主治〕颈淋巴结核。

方七

〔配方〕川贝母 10 克,海螵蛸 15 克。

〔用法〕水煎服。

〔主治〕胃痛吐酸水。

方八

〔配方〕川贝母 10 克,夏枯草、蒲公英、忍冬藤各 15 克。

〔用法〕水煎服。

〔主治〕产妇乳汁不通,乳房胀痛及乳腺炎。

百草良方 白话精解

三 画

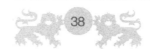

小　蓟

【别名】野红花、小刺盖、青刺蓟、刺萝卜、刺菜、刺儿菜、青青菜、小恶鸡婆。

【生长环境】我国大部分地区有分布。多生于田间、路旁、山坡等处。

【形态特征】多年生草本，高30～50厘米。根粗壮，圆柱形，有分歧。茎直立，被白绵毛。叶互生，叶片长椭圆状披针形，长7～10厘米，宽1.5～2.5厘米，先端尖，基部渐狭或圆状，边缘有锯齿及针刺，两面有疏密不等的白色蛛丝状毛。头状花淡紫色，平生于枝顶，瘦果长椭圆形，无毛。夏、秋采全草，鲜用或晒干。

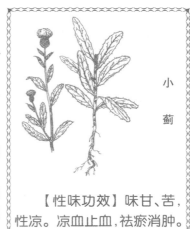

小蓟

【性味功效】味甘、苦，性凉。凉血止血，祛瘀消肿。

【验方精选】

方一

〔配方〕小蓟、滑石各15克，生地黄10克，栀子10克(炒焦)，蒲黄6克(炒)。

〔用法〕水煎服。

〔主治〕尿血。

方二

〔配方〕鲜小蓟适量。

〔用法〕蜜糖少许共捣烂敷患处。

〔主治〕乳痈。

方三

〔配方〕鲜小蓟根30克。

〔用法〕水煎，调白糖服。

〔主治〕慢性肝炎午后潮热、失眠。

方四

〔配方〕鲜小蓟根30克，海金沙藤20克。

〔用法〕水煎服，每日1剂，连服3～5日。

〔主治〕血尿、小便不利。

方五

〔配方〕小蓟花15克，月季花12克。

〔用法〕水煎去渣，加米酒适量服。

〔主治〕月经不调。

方六

〔配方〕小蓟、大蓟各10克，仙鹤草15克，栀子15克(炒焦)，侧柏叶10克。

〔用法〕水煎服。

〔主治〕吐血。

方七

〔配方〕鲜小蓟120克。

〔用法〕取上药，与精猪肉120克共煮，待肉烂，去渣。吃肉喝汤，3～5日吃1次，连用3～5次。

〔主治〕哮喘。

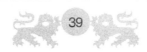

百草良方　白话精解

【来源】为木犀科植物女贞的果实。

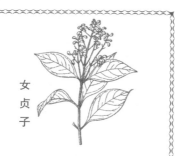

女贞子

女贞子

【别名】女贞实、冬青子、白蜡树子、鼠梓子。

【生长环境】分布于华南、华东、华中及西南各省。多生于山野疏林中或栽培于宅院中或于道路两旁作行道路。

【形态特征】常绿大灌木或小乔木，高可达10米。叶对生，革质，叶片卵形或卵状披针形，长5～14厘米，宽3.5～6厘米，先端尖，基部圆形，上面深绿色，有光泽。花小，芳香，密集成顶生的圆锥花序，长12～20厘米；花萼钟状，4浅裂；花冠白色，漏斗状，4裂，筒和花萼略等长；雄蕊2；子房上位，柱头2浅裂。核果长椭圆形，微弯曲，熟时紫蓝色，带有白粉。花期6～7月，果期8～12月。冬至节前后采成熟果实，蒸熟，晒干。叶鲜用，随用随采。

【性味功效】味甘、苦，性凉。补养肝肾，清热明目。

【验方精选】

方一

〔配方〕女贞子30克，土枸杞、桑葚、旱莲草各12克。

〔用法〕水煎分2次服，每日1剂。

〔主治〕身体虚弱，腰膝酸软。

方二

〔配方〕女贞子30克，枸杞15克，菊花6克。

〔用法〕水煎，分2次服，每日1剂。

〔主治〕阴血不足，视力减退。

方三

〔配方〕女贞子、当归各15克，墨旱莲、桑葚、制何首乌各10克。

〔用法〕水煎服。

〔主治〕虚损有热，白发。

方四

〔配方〕鲜女贞子叶15～20片。

〔用法〕取上药，洗净，放搪瓷缸内，加水适量煎汁。熏洗患处后，再用煎熟的女贞叶敷于疮口上（或用洗净的鲜叶捣烂敷患处），盖上纱布并用胶布固定，日换2～3次。

〔主治〕消肿生肌，下肢溃疡。

方五

〔配方〕鲜女贞子叶60克。

〔用法〕洗净，捣烂，加冷开水200毫升，绞汁，频频含漱（也可少许吞一点）。

〔主治〕口腔炎、牙周炎、扁桃体炎。

方六

〔配方〕女贞子、墨旱莲、桃金娘根各等份。

〔用法〕共研细粉，炼蜜为丸重9克，每日服3次，10日为1疗程。

〔主治〕慢性苯中毒。

方七

〔配方〕鲜女贞子叶100克。

〔用法〕水煎服。

〔主治〕急性小儿肺热，上呼吸道感染。

小 茴 香

【别名】茴香、西小茴、小香、谷茴香、野茴香等。

【生长环境】我国各地均有栽培,适应性强。

【形态特征】多年生草本,高 1 ~ 1.5 米。全株表面有粉霜,具强烈香气。基生叶丛生,有长柄,茎生叶互生,叶柄基部扩大呈鞘状抱茎,3 ~ 4 回羽状复叶,最终小叶片线形至丝形。花小,金黄色,顶生和侧生的复伞形花序。为双悬果,呈圆柱形,有的稍弯曲,表面黄绿色或淡黄色,两端略尖,顶端残留有黄棕色突起的柱基,基部有时有细小的果梗。分果呈长椭圆形,背面有纵棱 5 条,接合面平坦而较宽。横切面略呈五边形,背面的四边约等长。秋季果实成熟时采果实,晒干。茎叶、根多临时采集,鲜用。

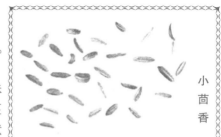

小茴香

【性味功效】味辛,性温。理气和胃,散寒止痛。

【验方精选】

方一

〔配方〕小茴香 6 克,虎刺根 10 克。

〔用法〕水煎服。

〔主治〕寒疝小腹作痛。

方二

〔配方〕小茴香 15 克,生盐少许。

〔用法〕水煎服。

〔主治〕小儿疝气。

方三

〔配方〕小茴香、苍耳子各 10 克。

〔用法〕水煎服。

〔主治〕睾丸肿。

方四

〔配方〕小茴香 10 克,橘核、茯苓、泽泻各 6 克。

〔用法〕水煎服。

〔主治〕睾丸鞘膜积液。

方五

〔配方〕小茴香、干姜、木香各 10 克,甘草 6 克。

〔用法〕水煎服。

〔主治〕胃寒痛。

方六

〔配方〕小茴香、当归、延胡索各 10 克,白芍 10 克(炒),香附 10 克(炒)。

〔用法〕水煎服。

〔主治〕痛经。

方七

〔配方〕小茴香 10 克,橘核、荔枝核各 6 克,山楂 15 克。

〔用法〕共炒焦,研细末,每服 6 克,温酒送服,每日 2 克。

〔主治〕疝痛,鞘膜积液。

方八

〔配方〕小茴香、巴戟天、杜仲各 10 克,桑寄生 15 克。

〔用法〕水煎服。

〔主治〕腰痛。

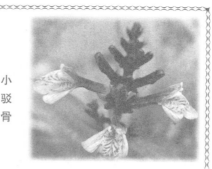

小驳骨

【性味功效】味辛、微酸，性平。活血去瘀，接骨消肿，祛湿活络。

小 驳 骨

【别名】小接骨、驳骨草、驳骨消、驳骨丹、接骨草。

【生长环境】我国绝大部分省、区有分布。多生于山林下较潮湿的地上，或栽培于屋边、园边较肥沃的土地上。

【形态特征】常绿小灌木，高达 1 米左右，节部膨大，无毛。单叶对生，全缘，披针形，先端渐尖，基部楔形，有柄，春夏间开两性花，穗状花序，顶生或生于上部叶腋内，苞片小而狭窄；萼管 5 齿裂，裂片线形；花冠白色，带淡紫色斑点，二唇形，上唇 2 裂，下唇 3 裂，中间裂片特别大；雄蕊 2 枚，生于花冠管上，蒴果棒状。全年采全草，晒干或鲜用。

【验方精选】

方一

〔配方〕小驳骨、大力王、鹰不扑各适量。

〔用法〕水煎，熏洗患处。

〔主治〕风湿骨痛。

方二

〔配方〕大驳骨、小驳骨、大榕树叶、小榕树叶、泽兰各适量。

〔用法〕晒干研末，酒调敷伤处。

〔主治〕跌打损伤。

方三

〔配方〕小驳骨、大风艾、羊耳菊、小菖蒲、楤木根各适量。

〔用法〕水煎，熏洗患处。

〔主治〕风湿性关节痛。

方四

〔配方〕小驳骨、栀子各 30 克，骨碎补、续断各 15 克，红花 10 克。

〔用法〕共捣烂，酒炒热敷患处。

〔主治〕跌打肿痛。

方五

〔配方〕鲜小驳骨、鲜榕树叶、鲜路边青叶、鲜连钱草各适量，米酒 250 毫升，活小雄鸡 1 只。

〔用法〕共捣烂，放在铁锅加米酒炒至干水，骨复位固定后敷患处，1 小时半去药。

〔主治〕骨折。

方六

〔配方〕鲜小驳骨、鲜鹅不食草、鲜刘寄奴（白苞蒿）、鲜鸡谷草（竹节草）根各适量。

〔用法〕捣烂加酒炒热敷患处。

〔主治〕扭伤。

百草良方白话精解

三 画

广东金钱草

【别名】金钱草、铜钱草、有毛假花生、落地金钱。

【生长环境】生于广东、广西、福建、湖南等地,荒地草丛中,或经冲刷过的山坡上。

【形态特征】灌木状草木,高30~80厘米。茎直立或平卧,密被黄色长柔毛。叶互生,小叶1~3,近圆形,长2.5~4.5厘米,宽2~4厘米,先端微缺,基部心形,下面密被灰白色绒毛,侧脉羽状;叶柄长1~2厘米;托叶1对,披针形,长约0.8厘米。总状花序腋生或顶生,苞片卵状三角形,每个苞片内有花2朵;花萼钟开,萼齿披针形,长为萼筒的2倍;花冠紫色,有香气。荚果被短柔毛和钩状毛,荚节3~6。花期6~9月,果期7~10月。夏、秋采收,洗净晒干备用。

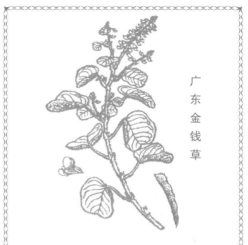

广东金钱草

【性味功效】性平,味甘淡,无毒。清热去湿,利尿通淋。

【验方精选】

方一

〔配方〕广金钱草10克,猪瘦肉或塘角鱼适量。

〔用法〕蒸服。

〔主治〕小儿疳积。

方二

〔配方〕广金钱草60克,穿破石草15克。

〔用法〕水煎服。

〔主治〕尿路结石。

方三

〔配方〕广金钱草、半边莲各120克。

〔用法〕水煎服。

〔主治〕肝硬化腹水,肾炎水肿。

方四

〔配方〕广金钱草60克,金则刺30克,玉米须15克。

〔用法〕水煎服。

〔主治〕尿道炎,膀胱炎。

方五

〔配方〕广金钱草60克,鸡眼草100克,虎杖根30克。

〔用法〕水煎冲白糖服。

〔主治〕肝炎。

方六

〔配方〕广金钱草、土茯苓、车前草各30克,金沙藤15克。

〔用法〕水煎服。

〔主治〕膏淋。

【来源】为豆科山蚂蝗属植物。

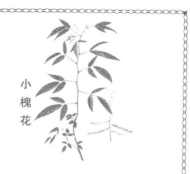

小槐花

【性味功效】味甘、微苦,性平。消食健脾,祛风解毒。

小槐花

【别名】山蚂蝗、草鞋板、畏草、清酒缸、胃痛草。

【生长环境】我国华南、华中和江浙一带及云南、贵州等省区有分布。多生于沟边、路旁等湿地处。

【形态特征】直立小灌木,高达1米左右。根木质,少分枝,表面浅棕褐色。茎圆柱形,略有棱,小枝褐灰色。三出复叶互生,顶生小叶片披针形或阔披针形,叶面近无毛,背面被疏毛,侧生小叶较小,近无柄;小托叶狭小披针形。6~9月开绿白色花,总状花序腋生或顶生;花萼钟状,2唇形,上唇2齿连合,下唇3齿披针形;花冠蝶形,旗瓣稍宽,倒卵形;翼瓣贴附于龙骨瓣,龙骨瓣有爪;雄蕊10枚,二体;花柱内曲,子房密生绢毛。荚果条形,长4.5~7.5厘米,稍弯曲,被钩状短毛,可黏附人及动物,故有拿身草、羊带归等俗名,具4~6荚节,节间紧缩,每节有1粒椭圆形种子。夏、秋季挖根或采全株,切片晒干备用。

【验方精选】

方一

〔配方〕小槐花根15克,六月雪根、野荞麦根各30克。

〔用法〕酒水各半煎服。

〔主治〕风湿腰痛。

方二

〔配方〕小槐花根、铁线草各15克。

〔用法〕水煎服,白糖为引。

〔主治〕赤白痢疾。

方三

〔配方〕小槐花根100克。

〔用法〕水、酒煎服。

〔主治〕胃癌、食管癌。

方四

〔配方〕鲜小槐花适量。

〔用法〕捣烂敷患处。

〔主治〕疮疖肿痛。

方五

〔配方〕小槐花、苦荞头、鸡屎藤、夜关门各15克。

〔用法〕炖瘦猪肉服之。

〔主治〕小儿疳积。

方六

〔配方〕小槐花,鱼鳅串各15克,紫苏、香巴茅各10克,生青6克。

〔用法〕水煎服。

〔主治〕风寒感冒。

 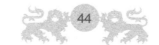

百草良方 白话精解

【来源】为樟科植物乌药的干燥块根。

乌 药

【别名】青竹香、铜钱柴、香叶子树、钱柴头、吹风散、白叶柴、盐鱼子柴、台乌、矮樟。

【生长环境】主产于长江流域及南部各省。

【形态特征】常绿灌木或小乔木,高 1~5 米;叶革质,椭圆形或卵形,先端长渐尖或短尾尖上面的光泽,下面密生灰白色柔毛,三出脉。雌雄异株;伞形花序腋生,花序梗短或无;花被片 6,黄绿色;雄花有雄蕊 9;雌花有退化雄蕊,子房上位。核果球形,黑色。花期 3~4 月,果期 9~10 月。生于向阳山坡灌木林中,山麓、旷野。冬、早春采根,切片晒干。

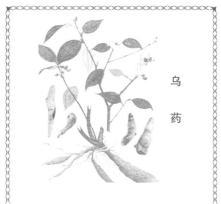

乌药

【性味功效】味辛,性温。行气止痛,温肾散寒。

【验方精选】

方一

〔配方〕乌药 6 克,小茴香 10 克,黄皮果核 15 克。

〔用法〕水煎服。

〔主治〕疝痛。

方二

〔配方〕乌药、香附各 10 克,木香 5 克。

〔用法〕水煎服。

〔主治〕气滞胃痛,胸腹胀痛。

方三

〔配方〕乌药 20 克,威灵仙茎叶 15 克。

〔用法〕水煎。分 2 次服,每日 1 剂。

〔主治〕跌打损伤。

方四

〔配方〕鲜乌药 25 克,鲜马鞭草 30 克。

〔用法〕水煎服。

〔主治〕妇女痛经。

方五

〔配方〕乌药、石榴皮各 10 克,香附 3 克。

〔用法〕水煎服。

〔主治〕消化不良。

方六

〔配方〕乌药、钩藤、海风藤各 10 克,两面针 5 克。

〔用法〕同猪骨适量煲服。

〔主治〕风湿痛。

方七

〔配方〕乌药 15 克,樟木根、辣蓼各 10 克。

〔用法〕水煎服。

〔主治〕疝气腹痛。

方八

〔配方〕乌药、五谷虫、鸡内金各 30 克,青黛 1.5 克。

〔用法〕将前三味药烘干,研细末,加青黛和匀,瓶装备用。每日清晨空腹服 3~5 克,温开水送服。

〔主治〕疳积。

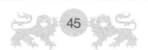

四画

百草良方 白话精解

【来源】为大戟科乌桕属植物。

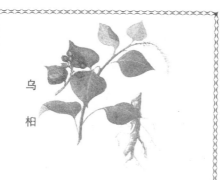

乌柏

乌　柏

【别名】木蜡树、白乌桕、乌桕。

【生长环境】生长于华东、华南和河南、陕西等地。

【形态特征】落叶乔木,高达 15 米。树冠近球形,小枝细,叶菱形、菱状卵形,先端突渐尖,基部宽楔形,全缘。叶柄细长,顶端有 2 腺体。花序顶生,花黄绿色。果扁球形,黑褐色,熟时开裂。种子黑色,外被白蜡,宿存在果轴上经冬不落。花期 5～7 月果熟期 10～11 月。皮全年可采,将皮剥下,除去栓皮,晒干。

【性味功效】味苦、性温、有毒。利水,消积,杀虫,解毒。

【验方精选】

方一

　〔配方〕鲜乌桕枝叶 150 克。

　〔用法〕水煎熏洗患处。

　〔主治〕妇女阴痒。孕妇忌用。

方二

　〔配方〕鲜乌桕枝、叶适量。

　〔用法〕煎水熏洗,每日或隔日 1 次。

　〔主治〕阴囊湿疹。

方三

　〔配方〕乌桕根皮(二层皮)10 克。

　〔用法〕水煎服。

　〔主治〕癥瘕积聚,黄肿。

方四

　〔配方〕乌桕根皮(二层皮)15 克。

　〔用法〕酒适量炖服;另取鲜乌桕叶捣烂敷患处。

　〔主治〕跌打损伤。

方五

　〔配方〕鲜乌桕嫩芽 60 克,明矾 9 克。

　〔用法〕煎水洗患处。

　〔主治〕脂溢性皮炎。

方六

　〔配方〕乌桕根 15 克,桑白皮 30 克。

　〔用法〕水煎服。

　〔主治〕水气臌胀。

方七

　〔配方〕乌桕枝叶 500 克。

　〔用法〕加水煎成 500 毫升,冲洗阴道,每日 1 次。并将乌桕叶粉装好的胶囊于睡前塞入阴道内,6 次为 1 个疗程。

　〔主治〕霉菌性阴道炎。

方八

　〔配方〕乌桕根皮(二层皮)、黑白丑各等量。

　〔用法〕共研细粉,每次服 6 克,每日 3 次,开水送服。

　〔主治〕大、小便不通。

乌　梅

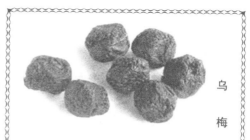

乌
梅

【别名】酸梅、梅实、熏梅、梅子、干枝梅、黄籽、合汉梅、白梅。

【生长环境】我国各地均有栽培。主产浙江、福建、湖南、贵州、四川等省。

【形态特征】落叶小乔木,高可达 10 米。小枝绿色,细长,枝端小刺状。叶互生,叶柄近顶端有 2 腺体;叶片阔卵形或卵形,先端长渐尖呈尾状,边缘有细锯齿。春季先叶开花,花瓣 5,白色或淡红色,有香气。核果球形,熟后黄色。5 月立夏前后采将熟的青梅,烘、闷使之变黑,即为乌梅。1 ~ 2 月采花蕾,晒干或烘干。

【性味功效】味酸,性温。敛肺涩肠,生津,安蛔。

【验方精选】

方一

〔配方〕乌梅数枚。

〔用法〕烧炭存性,研细末,冷开水调敷患处。

〔主治〕毛细血管瘤。

方二

〔配方〕乌梅 60 克,骨碎补 10 克,补骨脂 30 克,85% 酒精 300 毫升。

〔用法〕将药物置酒精内浸泡 15 日,过滤,取药液涂患处,每次 1 ~ 5 分钟。次数不限。

〔主治〕白癜风。

方三

〔配方〕乌梅肉适量。

〔用法〕取上药,捣烂,加少许醋调成糊状。外敷鸡眼上,以胶布固定之。

〔主治〕鸡眼。

方四

〔配方〕乌梅、山楂各 15 克。

〔用法〕先用水浸泡 1 小时,煎 3 次,每次煎 1 小时,合并 3 次煎液,加糖适量,分 3 次服。

〔主治〕小儿腹泻。

方五

〔配方〕乌梅(焙)30 克。

〔用法〕取上药,砂糖 15 克,浆水 1000 毫升共煎至 700 毫升,呷之。

〔主治〕硫黄中毒。

方六

〔配方〕干乌梅 50 克,醋 100 毫升。

〔用法〕将乌梅浸泡于醋内 24 小时,每次服 10 ~ 20 毫升,日服 3 次。

〔主治〕胆道蛔虫症。

方七

〔配方〕乌梅肉适量。

〔用法〕取上药,加适量食醋捣烂如泥,或用乌梅 2 份,凡士林 1 份,制成乌梅软膏。外搽患处,日换 1 次。

〔主治〕化脓性指头炎。

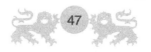

百草良方 白话精解

【来源】为鳞始蕨科植物乌韭的叶。

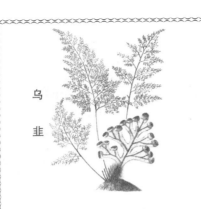

乌 韭

乌 韭

【别名】野鸡尾、雉鸡尾、孔雀尾、金花草、大金华草、蜢蚱参。

【生长环境】长江流域及南部各省均有分布。多生于阴湿山坡、林下。

【形态特征】多年生草本,高 30～100 厘米。根状茎横生,粗壮,密生赤褐色钻状鳞片。叶柄从根状茎生出,棕褐色,除基部外无毛。叶片披针形至卵圆形,3～4 回羽状分裂,小羽片长圆形或披针形,裂片楔形,先端多少呈截形;叶脉 2 叉,每裂片有 1～2 个圆形的孢子囊群,生于顶端。茎叶入药,四季可采,鲜用或晒干。

【性味功效】味苦,性寒。清热解毒,利湿消肿。

【验方精选】

方一

〔配方〕乌韭、鬼针草各 30 克。

〔用法〕水煎服。

〔主治〕腮腺炎。

方二

〔配方〕乌韭 60 克。

〔用法〕水煎冲蜜服。

〔主治〕痢疾。

方三

〔配方〕乌韭适量。

〔用法〕炒焦,研细末,植物油调除。

〔主治〕烫伤(Ⅰ度或浅Ⅱ度)。

方四

〔配方〕鲜乌韭、鲜梨头草各 60 克。

〔用法〕共捣汁服。

〔主治〕食物中毒,农药中毒。

方五

〔配方〕乌韭根 30 克,鸭蛋 2 个。

〔用法〕水煎取汁,入鸭蛋煮熟吃。

〔主治〕下肢丹毒。

方六

〔配方〕鲜乌韭 60 克,凤尾草 30 克。

〔用法〕水煎分 3 次服,每日 1 剂,连服 3～5 日。

〔主治〕细菌性痢疾、肠炎。

方七

〔配方〕鲜乌韭 60 克,茵陈、栀子根各 30 克。

〔用法〕水煎分 2 次服,每日 1 剂,连服 7 日为 1 疗程。

〔主治〕黄疸型肝炎。

方八

〔配方〕鲜乌韭、鲜月季花嫩叶各等量。

〔用法〕洗净,捣烂,外敷患处,每日换药 1 次。

〔主治〕外伤出血。

百草良方 白话精解

四 画

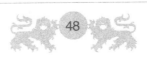

【来源】为乌贼科动物无针乌贼或金乌贼的内壳。

乌贼骨

【别名】海螵蛸、墨鱼骨、乌贼鱼骨、花拉子。

【生长环境】我国沿海均产。

【形态特征】乌贼骨为乌贼科动物无针乌贼或金贼的内壳。内壳长椭圆形而扁平，中间厚，边缘薄，长9～20厘米，宽2.5～5厘米，腹面白色，有水波样纹，表面有一层硬脆皮膜。体轻，质脆。漂尽盐味，刷洗干净，晒干，砸成小块或研末入药。以白色、洁净为佳。

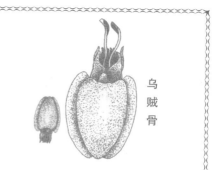

乌贼骨

【性味功效】味咸、涩，性微温。除湿、固精制酸止痛，收敛止血。

【验方精选】

方一

〔配方〕乌贼骨（焙干为粉）适量。

〔用法〕与等量白糖共研为细末，混合均匀。每次0.5克，每日3次，口服。

〔主治〕佝偻病。

方二

〔配方〕乌贼鱼肉30～50克，桃仁（去皮）10克。

〔用法〕加水炖烂，加食盐少许服，每日1次，连服3～5日。

〔主治〕经闭。

方三

〔配方〕乌贼骨粉18克。

〔用法〕取上药，水冲服，每日3克，每日1次。

〔主治〕吐酸。

方四

〔配方〕乌贼骨适量。

〔用法〕取上药，放在瓦上焙枯为止，与红糖等量拌匀。每次10克，每日2次。

〔主治〕慢性支气管炎。

方五

〔配方〕乌贼骨适量。

〔用法〕研细末备用。先将溃疡面用高锰酸钾溶液洗净后，撒上乌贼骨粉，纱布覆盖固定。2～3日换药1次，直至痊愈。

〔主治〕下肢慢性溃疡。

方六

〔配方〕乌贼骨500克。

〔用法〕取上药，焙干制为粉饼，与砂糖1000克混合。成人每次15～24克，儿童酌减，每日3次，用药1～2周见效。用药期间禁食萝卜。

〔主治〕慢性哮喘。

方七

〔配方〕乌贼骨适量。

〔用法〕取上药，洗净，刮去外膜，研为极细的粉末，过筛，然后拌入适量挥发油调味，如丁香油、沉香油、橘皮油等。每次10克，空腹时服。

〔主治〕消化性溃疡。

方八

〔配方〕乌贼骨、白及各70克。

〔用法〕先将白及用沙炒脆，共研细末，每次4～5克调服。温开水调服。每日3次，饭前半小时服，连服7～10日。

〔主治〕胃、十二指肠溃疡。

百草良方 白话精解

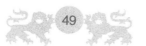

【来源】为葡萄科植物乌蔹莓的全草。

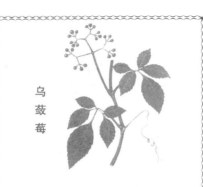

乌蔹莓

【性味功效】味苦、酸,性寒。活血散瘀,解毒消肿,凉血。

乌蔹莓

【别名】猪婆藤、大叶五爪龙、过江龙、五叶藤、五爪金龙、乌蔹草。

【生长环境】分布于我国南方诸省及山东省等地。多生于山坡灌丛中、草丛中、林边、荒野、田间、河岸、路边、宅旁。

【形态特征】多年生草质藤本。根块状、近圆形。嫩枝有柔毛,后变无毛,茎有纵棱。卷须与叶对生,上部分叉。叶互生,掌状复叶,小叶 5 片,排列成鸟趾状;小叶片椭圆状卵形,先端短尖,基部楔形,两侧的 4 片小叶较小,成对生于同一小柄上,边缘有锯齿,两面仅中脉有短柔毛。5～6 月开花,花小,黄绿色,排成聚伞花序生于叶腋。7～9 月结果,果实卵球形,直径约 7 毫米,成熟时紫黑色。夏秋采全草,鲜用或晒干。

【验方精选】

方一

〔配方〕鲜乌蔹莓 20～30 克,白茅根 30 克,银花叶 15 克。

〔用法〕水煎服。

〔主治〕尿血。

方二

〔配方〕鲜乌蔹莓适量。

〔用法〕将鲜茎叶洗净,捣烂,外敷患处。1 日换 1 次。

〔主治〕流行性腮腺炎。

方三

〔配方〕鲜乌蔹莓 30 克,鲜水仙花鳞茎、红糖各 10 克。

〔用法〕共捣烂,外敷患处。

〔主治〕横痃。

方四

〔配方〕鲜乌蔹莓根适量。

〔用法〕捣取汁 60 毫升,热酒冲服。

〔主治〕跌打损伤。

方五

〔配方〕鲜乌蔹莓叶 60 克。

〔用法〕水煎服。

〔主治〕急性乳腺炎,蜂窝组织炎,化脓性淋巴结炎。

方六

〔配方〕鲜乌蔹莓根适量。

〔用法〕捣烂,酌加白酒调匀,含敷痛处。

〔主治〕牙痛。

方七

〔配方〕鲜乌蔹莓 30 克,雄黄 5 克,食盐 2 克,大米饭 1 小团。

〔用法〕共捣烂,外敷患处。

〔主治〕蛇头疔,穿掌疽。

方八

〔配方〕鲜乌蔹莓 30 克,女贞子叶、蒲公英各 15 克。

〔用法〕水煎服。

〔主治〕咽喉肿痛。

 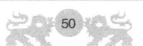

百草良方 白话精解

【来源】为天南星科植物天南星之干燥块茎。

天 南 星

【别名】山苞米、南星、蛇苞谷、一把伞南星、山棒子、虎掌南星、刀剪草。

【生长环境】我国大部分地区有分布,多生于阴湿沟边,山坡林下石缝中。

【形态特征】多年生草本,高20～35厘米。块茎扁球形,外皮黄褐色,生有须根。叶从叶芽苞内抽出,绿色,杂有褐色或赤色斑纹;小叶片呈辐射状排列,条形、披针形,先端渐尖,并延长为丝状。夏、秋季开花,肉穗花序从叶柄下部抽出。秋季结果,果序圆柱形,如玉米棒,果实红色。块茎于秋冬季采挖,晒干备用。

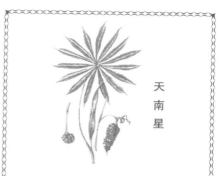

天南星

【性味功效】味苦、辛,性温,有毒。燥湿化痰,散结消肿,祛风止痉。

【验方精选】

方一

〔配方〕生鲜或干天南星约5克。

〔用法〕取上药,磨醋(10毫升)成汁。涂搽患处及周围,涂搽范围越大效果越佳,每日2～3次,直至肿胀全部消失为止。

〔主治〕解毒消肿,毒蛇咬伤。

方二

〔配方〕天南星30克。

〔用法〕取上药,捣烂,用醋调。于晚间外敷足心,男左女右。外以布条缠扎,每次敷12小时,连敷2～4次。

〔主治〕化痰利湿止涎,小儿流涎。

方三

〔配方〕鲜天南星适量。

〔用法〕捣烂敷患处。

〔主治〕用于麻醉,止血,止痛。

方四

〔配方〕生天南星适量。

〔用法〕取上药,研为细粉,加入食醋中。5日后外搽患处,每日3～4次。

〔主治〕消炎止痛,腮腺炎。

方五

〔配方〕天南星适量。

〔用法〕研细末,加煤油调成糊状。搽涂患处,每日1～2次。

〔主治〕神经性皮炎。

方六

〔配方〕鲜天南星适量。

〔用法〕加醋磨取汁。睡前涂搽患处,纱布扎之,次晨去掉,每晚1次。

〔主治〕面神经麻痹。

方七

〔配方〕鲜天南星3克,生附子3克。

〔用法〕研细末,加醋调和,敷两脚心涌泉穴。

〔主治〕高血压。

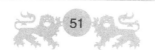

四 画

百草良方 白话精解

【来源】为双子叶植物药百合科植物天冬的干燥块根。

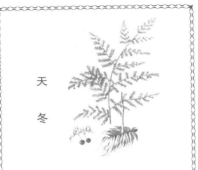

天冬

【性味功效】味甘、微苦，性寒。养阴清热，润燥生津。

天　冬

【别名】天门冬、丝冬、多仔婆、狮子草、小叶青。

【生产环境】分布于我国华中、长江流域及南方各省。多生于山坡、路旁、林边等处。

【形态特征】多年生攀援草木，长约2米。块根肉质，簇生，长椭圆形或纺锤形，淡黄色。茎细长，多分枝。叶状枝4~6枚簇生，线形，扁平而具棱，先端刺针状，叶退化成鳞片状。夏季开黄白色或白色花，1~3朵丛生，下垂。浆果球形，熟时红色。种子1粒。深秋采块根，水煮至皮裂，剥去外衣，晒干。

【验方精选】

方一

〔配方〕鲜天门冬适量

〔用法〕折断。断面置于消毒后刺破的扁平疣上，来回摩擦，每日2次，隔3~5天再进行1次。

〔主治〕扁平疣。

方二

〔配方〕天冬15克，生地黄、沙参各12克。

〔用法〕水煎服。

〔主治〕主治肺结核咳嗽。

方三

〔配方〕天门冬15克。

〔用法〕水煎服，每日1剂。

〔主治〕胸膜炎。

方四

〔配方〕天门冬60克。

〔用法〕与猪肉适量同炖。饮汤吃肉，每日1~2次。

〔主治〕产后无乳。

方五

〔配方〕天冬、麦冬、贝母各10克。

〔用法〕水煎服。

〔主治〕支气管炎，咳嗽，口干。

方六

〔配方〕鲜天门冬60克。

〔用法〕剥去外皮，隔水蒸熟，分3次服。每日1剂，连服15日为1疗程。

〔主治〕乳腺小叶增生及纤维腺瘤。

方七

〔配方〕鲜天冬(连皮)100克。

〔用法〕捣碎榨汁，加0.1%苯甲酸调匀，用适量黄酒兑服，饭前服。每日服3次，每次服1剂。

〔主治〕早期乳癌。

方八

〔配方〕天门冬15~30克(鲜品加倍)。

〔用法〕沙锅内水煎半小时，取药汁，加红糖，温服，每剂煎2次，每日1剂。

〔主治〕清热凉血。

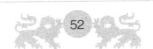

天葵草

【别名】天葵、紫背天葵、千年老鼠屎、夏无踪、蛇不见、老鼠屎等。

【生长环境】分布于长江中下游。多生于山坡、田边、沟边、石缝、山谷较阴湿处。

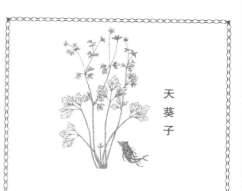

天葵子

【性味功效】味甘、苦，性寒，有小毒。清热解毒，利水通淋。

【形态特征】多年生小草本，高 15～30 厘米。根茎块状，倒卵形，灰黑色，内部肉质白色，形似"老鼠屎"。基生叶有长柄，为三出复叶，小叶广楔形，3 深裂，裂片疏生粗齿，下面带紫色；茎生叶较小，夏末茎叶枯萎。花小，单生于叶腋或茎顶，白色微带淡红，萼片 5，花瓣状；花瓣 5，匙形，基部囊状；雄蕊 8～14；心皮 3～5。骨突果 2～4。种子黑色。花期 3～4 月，立夏前果实成熟。全草入药，1～4 月采集，鲜用或晒干。

【验方精选】

方一

〔配方〕天葵子 6 克。

〔用法〕研细粉，开水吞服。

〔主治〕胃热气痛。

方二

〔配方〕天葵子、七叶一枝花、麦冬各 10 克。

〔用法〕水煎服。另取鲜天葵草适量捣烂，扩创排毒后，敷伤口周围。

〔主治〕毒蛇咬伤。

方三

〔配方〕天葵子 20 克。

〔用法〕捣烂，水酒各半冲服。

〔主治〕颈淋巴结结核。

方四

〔配方〕鲜天葵子适量。

〔用法〕捣烂敷患处。

〔主治〕乳腺炎，疔疮痈疽，蛇虫咬伤。

方五

〔配方〕天葵子 20 克，皂刺 10 克，蒲公英、猪殃殃各 30 克。

〔用法〕水煎服，每日 1 剂。

〔主治〕乳腺癌。

方六

〔配方〕天葵子 10 克，野菊花、枇杷叶各 3 克，金银花 6 克。

〔用法〕水煎服。

〔主治〕小儿上呼吸道感染。

方七

〔配方〕天葵子 30 克，猪肚 2 个。

〔用法〕共煮烂，服汤食猪肚肉。

〔主治〕肺结核。

方八

〔配方〕鲜天葵子 30 克。

〔用法〕水煎服。

〔主治〕跌打胸痛。

百草良方 白话精解

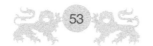

四画

【来源】为伞形科植物天胡荽的全草。

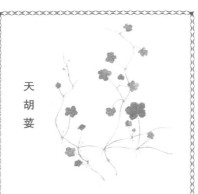

天胡荽

【性味功效】味苦、辛,性寒。清热,利尿,消肿,解毒。

天 胡 荽

【别名】鸡肠菜、满天星、破铜钱、野芹菜、落得打、地钱草。

【生长环境】生于广东、广西、云南、福建、江苏、河南、辽宁等地,路旁草地较湿润处。

【形态特征】多年生草本。茎纤弱线长,匍匐,平铺地上成片,秃净或近秃净;茎节上生根。单叶互生,圆形或近肾形,基部心形,裂片短,钝齿,上面深绿色,下面绿色;叶柄纤弱,伞形花序与叶对生,单生于节上,苞片倒披针形,伞形花序。4~5月开花,绿白色,花无柄或有柄;萼齿缺乏;花瓣卵形,呈镊合状排列。双悬果略呈心脏形,分果侧面扁平,光滑或有斑点,背棱略锐。夏、秋收集全草,晒干。

【验方精选】

方一

〔配方〕鲜天胡荽适量,加食盐少许。

〔用法〕捣烂取汁,含在患处慢慢咽服。

〔主治〕扁桃体炎。

方二

〔配方〕鲜天胡荽 60 克。

〔用法〕捣烂绞汁,调蜜糖,炖温服。

〔主治〕痢疾,热淋。

方三

〔配方〕鲜天胡荽 30 克,鲜墨旱莲 25 克。

〔用法〕捣烂,加生盐少许,用开水多次冲服。

〔主治〕小儿风热。

方四

〔配方〕天胡荽、黄芩各等量。

〔用法〕共研细粉,用冷开水(或茶油)调匀涂患处。

〔主治〕小儿湿疹,脓疱疮。

方五

〔配方〕鲜天胡荽 100 克,岗梅根 30 克。

〔用法〕水煎服。

〔主治〕急性咽喉炎,扁桃腺炎。

方六

〔配方〕天胡荽、凤尾草、木贼、车前草各 10 克,益母草、丹参各 15 克。

〔用法〕水煎服。

〔主治〕急性黄疸型肝炎。

方七

〔配方〕天胡荽、九里香叶各 15 克。

〔用法〕共研细粉,加醋 250 毫升浸泡,取药液含漱;或用鲜品捣烂塞于患处。

〔主治〕小儿牙疳,牙痛。

方八

〔配方〕鲜天胡荽 15 克,紫苏叶 3 克,陈皮 1.5 克,葱头 2 只。

〔用法〕水煎服。

〔主治〕小儿感冒气喘。

百草良方白话精解

四 画

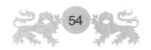

无 花 果

【别名】品仙果、奶浆果、蜜果、天生子、文仙果。

【生长环境】各地均有栽培。

【形态特征】落叶灌木或小乔木,具乳汁。多分枝,小枝粗壮,表面褐色,被稀短毛。叶互生,厚膜质,宽卵形或近球形,长10～20厘米,3～5掌状深裂,少有不裂,边缘有波状齿,上面粗糙,下面有短毛。肉持花序托有短梗,单生于叶腋;雄花生于瘿花序托内面的上半部,雄蕊3;雌花生于另一花序托内。无花果梨形,熟时黑紫色;瘦果卵形,淡棕黄色。花期4～5月,果期9～10月。无花果干燥花托可入药。

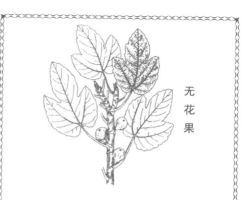

无花果

【性味功效】味甘、性平。润肺止咳,清热润肠。

【验方精选】

方一

〔配方〕无花果叶9克。

〔用法〕水煎去渣,加红糖适量调服。

〔主治〕肠炎、小儿腹泻。

方二

〔配方〕无花果7枚。

〔用法〕水煎服。

〔主治〕久泻。

方三

〔配方〕无花果根30克,瘦猪肉50克。

〔用法〕水炖烂,吃肉喝汤。

〔主治〕筋骨疼痛麻木。

方四

〔配方〕无花果15克,冰糖10克。

〔用法〕水煎分2次服,每日1剂。

〔主治〕肺热声嘶。

方五

〔配方〕无花果适量。

〔用法〕晒干,研末,每用少许,吹入喉中。

〔主治〕咽喉痛。

方六

〔配方〕无花果30克,猪大肠30厘米。

〔用法〕用水炖烂,分2～3次服。

〔主治〕痔疮出血。

方七

〔配方〕无花果根30克。

〔用法〕水煎服,每日1剂。

〔主治〕颈淋巴结核。

方八

〔配方〕无花果30克,四叶参20克,猪前蹄1只。

〔用法〕加水炖烂,去药渣,分2次服,每日1剂,连服2～3剂。

〔主治〕乳汁不足。

百草良方 白话精解

四画

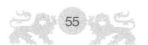

【来源】为双子叶植物药藤黄科植物元宝草的全草。

元 宝 草

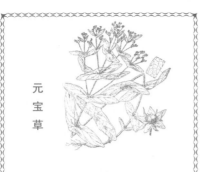

元宝草

【别名】双合合、对叶草、对日草、宝心草。

【生长环境】长江流域以南。多生于山坡、路旁。

【形态特征】多年生草本,光滑无毛。茎直立,分枝,圆柱形。叶对生,长椭圆状披针形,先端钝圆,全缘,两叶基部连为一体,而茎贯穿其中,上面绿色带紫红色,下面灰绿色。聚年花序顶生,花小,黄色;萼片5,椭圆形,不等大,有黑点。秋季结果,卵圆形,长约8毫米,具赤褐色腺点。6～7月采拔全草,晒干备用。

【性味功效】味苦、辛,性凉。调经通络,止血解毒。

【验方精选】

方一

〔配方〕鲜元宝草叶 60 克,鲜犁头草 30克,酒糟适量。

〔用法〕捣烂敷患处。

〔主治〕疮毒。

方二

〔配方〕鲜元宝草根 30 克,鲜白英根 15 克。

〔用法〕水煎服。

〔主治〕上吐下泻。

方三

〔配方〕元宝草 30 克。

〔用法〕甜酒、清水各半煎服或水煎服;另取鲜元宝草适量,捣烂敷患处。

〔主治〕乳腺炎,跌打肿痛。

方四

〔配方〕元宝草 30 克,益母草 10 克,地棯根 15 克,猪瘦肉 120 克。

〔用法〕水炖,服汤食肉,黄酒为引,每日服 1 剂,于月经前开始服,连服 5 剂。

〔主治〕月经不调。

方五

〔配方〕元宝草 15 克。

〔用法〕水、酒各半煎,红糖调服。

〔主治〕月经不调,行经腰痛。

方六

〔配方〕元宝草 10 克,墨旱莲 15 克,茅根12 克,栀子(炒炭)6 克。

〔用法〕水煎服。

〔主治〕鼻衄。

方七

〔配方〕元宝草 15 克。

〔用法〕水煎服。

〔主治〕吐血、咯血、衄血、头痛、疮疖痈肿。

方八

〔配方〕元宝草、马鞭草、海金沙全草各 30克,磨盘草根 15 克。

〔用法〕水煎服。

〔主治〕血淋。

丹　参

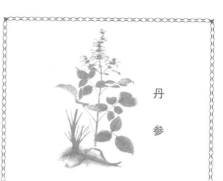

丹参

【别名】红丹参、血生根、赤丹参、血参、紫丹参、赤参、红根。

【生长环境】我国中、南部地区有分布。多生于向阳山坡、草丛、沟边、路旁较湿润处。

【形态特征】多年生直立草本，高 30～80 厘米。叶常为单数羽状复叶；小叶 3～7 叶，卵形或椭圆状卵形。轮伞花序 6 至多花，组成顶生或腋生假总状花序，密生腺毛或长柔毛；苞片披针形；花萼紫色，2唇形；花冠蓝紫色，筒内有毛环，上唇镰刀形，下唇短于上唇，3 裂，中间裂片最大。花期 4～6 月，果期 7～8 月。根春、秋挖，晒干备用。

【性味功效】味苦，性微寒。祛瘀止痛，活血通络，清心除烦。

【验方精选】

方一

〔配方〕丹参 1000 克。

〔用法〕取上药 30 克，水煎。每日 1 剂，早晚分 2 次口服，30 日为 1 个疗程。

〔主治〕神经衰弱。

方二

〔配方〕丹参、金银花、土茯苓、赤芍各 30 克，当归、川芎各 15 克。

〔用法〕水煎服。

〔主治〕血栓闭塞性脉管炎。

方三

〔配方〕丹参 15 克，延胡索、香附各 10 克。

〔用法〕水煎服。

〔主治〕经闭血瘀腹痛。

方四

〔配方〕丹参根适量。

〔用法〕取上药，晒干后切片，加水煎煮取汁 2 次，过滤。滤液合并煎成30%～50%的煎剂，临用时酌加糖浆。每次服 30～50 毫升，每日 2～3 次，连服 2～3 个月。

〔主治〕晚期血吸虫病所致肝脾肿大。

方五

〔配方〕丹参、金银花、紫花地丁各 15 克，连翘 10 克。

〔用法〕水煎服。

〔主治〕乳腺炎，淋巴结炎，丹毒。

方六

〔配方〕白花丹参适量。

〔用法〕取上药，晒干，碎为细末，加入 55 度白酒浸泡 15 日，配制成5%～10%的白花丹参酒。顿服药酒至醉为度。

〔主治〕血栓闭塞性脉管炎。

方七

〔配方〕丹参、柏子仁、夜交藤（何首乌藤）、酸枣仁各 10 克，远志 5 克。

〔用法〕水煎服。

〔主治〕心悸、不眠。

方八

〔配方〕丹参、连翘、金银花、瓜蒌、赤芍各 10 克。

〔用法〕水煎服。

〔主治〕痈肿疮毒。

【来源】为木贼科的干燥地上部分。

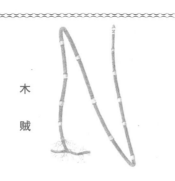

木贼

【性味功效】味甘、苦,性平。疏风散热,解肌,退翳。

木　贼

【别名】节节草、节骨草、木贼耳等。

【生长环境】我国东北、西南、西北等地。生于山坡、林下阴湿处、河岸湿地、溪边等阴湿的环境。

【形态特征】多年生草本,高60厘米以上。根茎短,黑色,匍匐,节上长出密集成轮生的黑褐色根。茎丛生,坚硬,圆筒形,有关节状节,节间中空,茎表面有纵肋棱,每棱有两列小疣状突起。退化成鳞片状,基部合生成筒状的鞘,鞘长5~10毫米,基部有1暗褐色的圈,上部淡灰色,先端有棕褐色细齿状裂片,裂片披针状锥形,先端长,锐尖,背部中央有1浅沟,裂片早落,仅在茎先端及幼茎上者不脱落。孢子囊穗生于茎顶,长圆形,先端具暗褐色的小尖头,由许多轮状排列的六角形盾状孢子叶构成,沿孢子叶的边缘生数个孢子囊,孢子囊大形。孢子多数,同型,圆球形,有2条丝状弹丝,十字形着生,卷绕在孢子上,遇水即弹开,以便繁殖。孢子囊穗6~8月间抽出。夏、秋采割地上部分晒干备用。

【验方精选】

方一

〔配方〕木贼、车前草各15克,九里明10克。

〔用法〕水煎服。

〔主治〕目赤肿痛流泪。

方二

〔配方〕木贼、桑叶、菊花、黄芩、蒲公英各10克。

〔用法〕水煎服。

〔主治〕急性结膜炎。

方三

〔配方〕木贼、苍术各10克。

〔用法〕研细粉,开水调服。

〔主治〕目昏多泪。

方四

〔配方〕木贼、车前草各30克,防风20克,丝瓜络15克。

〔用法〕水煎服。

〔主治〕小便淋沥。

方五

〔配方〕木贼草、香附各30克。

〔用法〕水煎,乘温浸泡患处,并加以揉搓,每次半小时,连续用3~7日。

〔主治〕寻常疣(鱼瘊子)、扁平疣。

方六

〔配方〕木贼12克,浮萍9克,赤小豆90克,红枣6枚。

〔用法〕先将木贼、浮萍水煎去渣,加赤小豆、红枣煮烂,分次服之。每日1剂,连服3~5天。

〔主治〕浮肿型脚气、水肿。

百草良方
白话精解

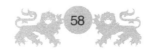

【来源】为锦葵科植物木芙蓉的花。

木 芙 蓉 花

【别名】芙蓉花、地芙蓉花、水芙蓉、霜降花。

【生长环境】我国大部地区有栽培。

【形态特征】落叶灌木或小乔木,高 2～5 米。枝被星状短柔毛。叶大,互生,阔卵形至圆卵形,掌状 3～5 裂,裂片三角形;基部心形,先端短尖或渐尖,边缘有波状钝齿;叶柄长 5～8 厘米。花腋生或簇生于枝端,早晨开花时白色或粉红色,至下午变深红色;花梗粗长,被黄褐色毛;花冠大而美丽,花瓣 5 片,外面被毛,单瓣或重瓣;蒴果球形,室背开裂为 5 瓣,被粗长毛。种子肾形,有长毛。

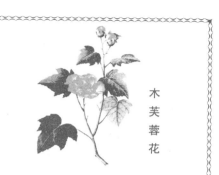

木芙蓉花

【性味功效】味辛、性平。清热,消肿,解毒。

叶、根、茎皮、花均可入药。开花时采花,有叶时采叶,四季采根,鲜用或晒干。

【验方精选】

方一

〔配方〕鲜木芙蓉花 100 克,鲜木芙蓉叶 200 克。

〔用法〕烘干研细粉,每服 6 克;另用鸡蛋(去壳)1 只,蜜糖 30 克,调匀,每日清晨沸水冲服。

〔主治〕肺痨久咳。

方二

〔配方〕鲜木芙蓉叶适量。

〔用法〕捣烂,加鸡蛋清 2 只调和,煎成饼状,敷脐部。

〔主治〕小儿高热。

方三

〔配方〕鲜木芙蓉叶适量。

〔用法〕晒干研细粉,砂糖水少许,调匀敷患处。

〔主治〕腮腺炎。

方四

〔配方〕鲜木芙蓉根皮、茶叶树根皮、苎麻根、泡桐树根皮各等量,面粉、鸡蛋白适量。

〔用法〕先将伤骨复位。取鲜药去粗。

〔主治〕跌打损伤、脱臼。

方五

〔配方〕木芙蓉花适量,麻油适量。

〔用法〕取木芙蓉花晒干,研细末,麻油调涂伤处。若起泡溃破,调鸡蛋清涂伤处。

〔主治〕烫、火伤。

方六

〔配方〕木芙蓉花 90 克,木芙蓉叶 180 克,鸡蛋 1 个,蜂蜜 30 克。

〔用法〕将芙蓉花、叶烘干,研细末,每服 6 克,开水送服,日服 2 次。另用鸡蛋 1 个,去壳,加蜜糖调匀,每日清晨米汤或沸水冲服。

〔主治〕肺结核久咳。

方七

〔配方〕木芙蓉叶 90 克,白毛夏枯草 60 克。

〔用法〕取上药晒干,研极细末,每用适量撒于子宫颈,隔日 1 次。

〔主治〕子宫颈炎。

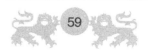

百草良方 白话精解

四 画

【来源】为锦葵科植物木槿的花。

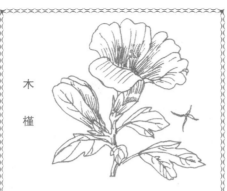

木槿

【性味功效】味甘、苦,性凉。清热,利湿,凉血润燥。

木 槿

【别名】槿皮、川槿皮、木槿花、朝开暮落花。

【生长环境】我国各地均有栽培。多生于向阳山角、路旁。

【形态特征】落叶灌木或小乔木。树皮灰褐色,无毛。茎多分枝,幼枝密被黄色星状毛及茸毛。叶互生,卵形或菱状卵形,长4～7厘米,宽2～4厘米,不裂或中部以上3裂,基部楔形,边缘有钝齿。花大,单生叶腋,直径5～6厘米,花柄长4～14毫米;小苞片6～7,线形,萼片5裂,卵状披针形,有星状毛及短柔毛;花瓣白色、红色、淡紫色等,常重瓣;雄蕊和柱头不伸出花冠。蒴果长圆形,长约2厘米,顶端有短喙,密生星状毛。种子褐色。花期7～10月,果期9～10月。春夏取茎皮,秋冬取根皮,夏秋采花,秋采成熟果实,晒干或鲜用。

【验方精选】

方一

〔配方〕木槿根皮3克,白酒120毫升,浸泡2～3日。

〔用法〕取药液搽患处,每日搽数次。

〔主治〕头癣。

方二

〔配方〕木槿花、桑白皮、地胆草、胡枝子(美丽胡枝子)花各10克。

〔用法〕水煎服。

〔主治〕支气管炎咳嗽多痰。

方三

〔配方〕鲜木槿根60克,鲜灯心草30克。

〔用法〕水煎服。

〔主治〕肾炎。

方四

〔配方〕木槿皮适量。

〔用法〕水煎洗患处。

〔主治〕皮肤疥癣。

方五

〔配方〕木槿花15克。

〔用法〕加冰糖适量,水炖服。

〔主治〕支气管炎久咳,干咳。

方六

〔配方〕鲜木槿花、鲜车前草各30克,鲜马齿苋60克。

〔用法〕水煎服。

〔主治〕痢疾,肠炎。

水　　蛭

【别名】蚂蟥、肉钻子、水麻贴、黄蜞、红蛭。

【生长环境】我国各地均有分布。生活于稻田、沟渠、浅水污秽坑塘中。

【形态特征】体长，圆筒形，两端较窄，身长2～3厘米，宽约2～3毫米。背部暗绿色，有5条黄色纵线，腹面灰绿色，体节由5环组成。眼10个，排成弧形，腭齿发达。身体各节均有排泄孔，开口于腹侧。前后有吸力很强的吸盘。夏秋捕捞，放锅内焙干，或用线穿起置阳光下晒干。

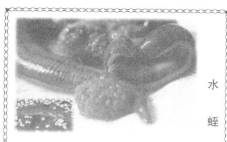

水
蛭

【性味功效】味咸、苦，性平，有小毒。破血逐瘀，通经。

【验方精选】

方一

〔配方〕活水蛭5条，生蜂蜜5毫升。

〔用法〕将水蛭去尽腹中污垢，投入蜂蜜中，6～8小时后过滤得棕色透明液，外用点眼，每日3～4次（结膜炎每日点1～2次），每次1～2滴。

〔主治〕急性结膜炎、翼状胬肉、角膜云翳、粘连角膜瘢翳、玻璃体混浊。

方二

〔配方〕水蛭30克，山药120克。

〔用法〕将水蛭暴晒干，与山药同研细末，每次9克，酒、水各半调服，每日2次。

〔主治〕闭经，少腹结块疼痛。

方三

〔配方〕活水蛭3条。

〔用法〕取上药，置于6毫升生蜂蜜中，6小时后将浸液倒入清洁瓶内备用。每日滴眼1次，每次1～2滴。

〔主治〕消炎明目，急性结膜炎。

方四

〔配方〕水蛭、硫黄各30克，冰片3克。

〔用法〕将水蛭烘干，加入硫黄、冰片，共研细末，菜油适量调成糊，外敷患处，每日换药1次，连用3次。

〔主治〕神经性皮炎，牛皮癣。

方五

〔配方〕水蛭适量。

〔用法〕取上药，除去杂质，自然风干，粉碎后过120目筛，以细粉装入胶囊内，每粒胶囊含水蛭粉0.25克，每次服4粒，每日3次。

〔主治〕高脂血症。

方六

〔配方〕水蛭适量。

〔用法〕取上药，除去杂质，自然风干，粉碎后过筛，制成细粉。每次服1克，每日3次，疗程为2周。

〔主治〕肺源性心脏病。

方七

〔配方〕水蛭270克（干品）。

〔用法〕取上药，研成细粉，装瓶备用。每次3克，每日服3次，30日为1个疗程。

〔主治〕脑出血。

百草良方（白话精解）

【来源】为木兰科植物五味子的果实。

五味子

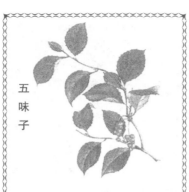

五味子

【别名】北五味子、面藤、五梅子、辽五味子、玄及。

【生长环境】生于东北、华北及湖南、四川等地,阳坡杂木林中,缠绕在其他植物上。

【形态特征】落叶木质藤本,茎皮灰褐色,皮孔明显,小枝褐色,稍具棱角。叶互生,广椭圆形或倒卵形,长5~10厘米,宽2~5厘米,先端急尖或渐尖,边缘有细齿;叶柄淡粉红色。花单性异株,生于叶腋,花梗细长柔软;花被片6~9,乳白色或粉红色,芳香;雄花雄蕊5;雌蕊群椭圆形,心皮17~40,覆瓦状排列于花托上,果熟时呈穗状聚合果。浆果球形,肉质,熟时深红色。花期5~6月,果期7~9月。霜降后果实完全成熟时采摘,拣去果枝及杂质,晒干。

【性味功效】味酸甘,性温。收敛固涩、益气生津、补肾宁心。

【验方精选】

方一
〔配方〕五味子6克,补骨脂10克,吴茱萸3克。
〔用法〕水煎服。
〔主治〕脾肾阳虚,五更泄泻。

方二
〔配方〕五味子6克,制半夏、茯苓各10克,细辛2.5克,干姜3克。
〔用法〕水煎服。
〔主治〕肺寒,痰饮咳嗽。

方三
〔配方〕五味子6克,珍珠母30克,石菖蒲5克。
〔用法〕水煎服。
〔主治〕神经衰弱失眠,或疲倦乏力,睡眠不好。

方四
〔配方〕五味子6克,牡蛎15克,金樱子、桑螵蛸各10克。

〔用法〕水煎服。
〔主治〕盗汗、遗精。

方五
〔配方〕五味子、五倍子各3克。
〔用法〕炒熟煎水服。
〔主治〕百日咳。

方六
〔配方〕五味子、麦冬各10克,牡蛎15克。
〔用法〕水煎服。
〔主治〕体虚多汗。

方七
〔配方〕五味子6克,山药、地黄、山茱萸各15克,茯苓10克。
〔用法〕水煎服。
〔主治〕虚咳气喘。

百草良方
白话详解

五加皮

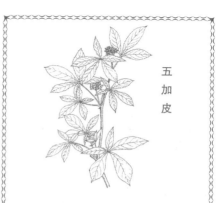

五加皮

【别名】五人掌、土五加皮、五爪龙、五加、南五加皮、白刺。

【生长环境】我国中南、西南、沿海各省、区有生长。多生长于山坡或路旁的灌木丛中。

【形态特征】落叶灌木。枝无刺或于叶柄基部单生扁平的刺。掌状复叶互生,叶柄细长,光滑或有小刺;小叶 5 片,倒卵形至披针形,中间一片较大,边缘有钝锯齿,两面无毛或叶背散小刺毛。夏季开小白色花,腋生或顶生伞形花序。浆果状核果近球形,黑色。种子 2,扁平,细小。花期 7 月,果期 9 ～ 10 月。全年采其根。

【性味功效】味甘,性平,无毒。益气固表,通乳。

【验方精选】

方一

〔配方〕五加皮 200 克,牛膝 100 克,当归 120 克,白酒 2500 毫升。

〔用法〕将药浸泡于酒中,半个月后,每次服 15 ～ 20 毫升,每日服 2 次。

〔主治〕鹤膝风。

方二

〔配方〕五加皮 100 克,猪蹄 1 只。

〔用法〕黄酒 500 毫升同煮至熟烂,服食。

〔主治〕风湿痹痛。

方三

〔配方〕五加皮 100 克,松节 50 克,稀莶草 60 克,白酒 2500 毫升。

〔用法〕同浸泡 7 日后,每次饮用 30 ～ 50 毫升。

〔主治〕风湿性关节炎。

方四

〔配方〕五加皮 30 克,络石藤 15 克,牛膝 10 克,猪脚 1 只。

〔用法〕用上药炖猪脚,吃猪脚,喝汤。

〔主治〕风湿性膝、踝关节痛。

方五

〔配方〕五加皮 12 克,黄芪 30 克。

〔用法〕水煎服。

〔主治〕气虚浮肿。

方六

〔配方〕五加皮 30 克,土牛膝 10 克。

〔用法〕水煎,分 2 次服,每日 1 剂。

〔主治〕脚气疼痛。

方七

〔配方〕五加皮 60 克,猪尾 1 条。

〔用法〕水煎服。

〔主治〕风湿腰痛。

方八

〔配方〕五加皮、辣椒根、钩藤根、拔契、鱼腥草根各 15 克,乌药 10 克。

〔用法〕水煎服。

〔主治〕胃寒痛。

百草良方 白话精解

【来源】为车前科植物车前或平车前的干燥全草。

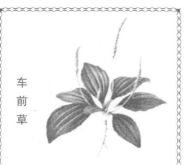

车前草

车 前 草

【别名】车前、牛甜菜、车轮菜、鸭脚板、尿不通、车辖辂菜等。

【生长环境】我国南北各省均有分布。多生于田边、草地、路旁。

【形态特征】多年生草本,高10~20厘米。生于田野、路旁、荒坪中。叶簇生地上,卵形或椭圆形,先端尖或钝。基部狭窄成长柄,全缘或有不规则波状浅齿,通常有5~7条弧形脉。花梗从叶丛中抽出,花极小,白色,成细长花穗。果实成熟时环状裂开。种子细小,黑褐色。全草和种子入药:夏、秋采全草,鲜用或晒干,秋采种子,晒干(种子不可用水洗)。

【性味功效】味甘、性寒。清热解毒,凉血。

【验方精选】

方一

〔配方〕车前子25克,绿豆100克。

〔用法〕水煎,分2次服,每日1剂。

〔主治〕夏季腹泻,泻而不爽。

方二

〔配方〕车前草根10克。

〔用法〕洗净,捣烂,糯米淘米水适量对服。

〔主治〕白带。

方三

〔配方〕车前子60克。

〔用法〕水煎服。

〔主治〕急性充血性青光眼。

方四

〔配方〕车前草15克,灯心草10克。

〔用法〕水煎服。

〔主治〕口腔糜烂。

方五

〔配方〕鲜车前草适量。

〔用法〕捣烂敷患处。

〔主治〕外伤出血。

方六

〔配方〕车前草30克。

〔用法〕水煎,分2次服,每次加白酒5毫升同服,连服3~5日。

〔主治〕流行性腮腺炎。

方七

〔配方〕鲜车前草适量。

〔用法〕洗净,捣烂,外敷患处,每日换药1次,有止痛作用。

〔主治〕鸡眼。

方八

〔配方〕车前子12克(或车前草30克),桑白皮12克,桔梗10克,牛蒡子10克,甘草6克。

〔用法〕水煎服。

〔主治〕肺热咳嗽痰多,咯痰不爽。

百草良方 白话精解

四 画

牛 筋 草

【别名】千千踏、穇子草、鸭脚草、野鸡爪。

【生长环境】我国各地。生于旷野荒芜的地方。

【形态特征】一年生草本。须根细而密。秆丛生,直立或基部膝曲。叶片扁平或卷折,无毛或表面具疣状柔毛;叶鞘压扁,具脊,无毛或疏生疣毛,口部有时具柔毛;叶舌长约1毫米。穗状花序;小穗有花3~6朵;颖披针形,脊上具狭翼;种子矩圆形,近三角形,有明显的波状皱纹。八、九月采收全草,洗净,晒干,切断。

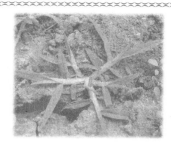

牛筋草

【性味功效】味甘淡,性凉。清热生津,利尿,消炎。

【验方精选】

方一

〔配方〕鲜牛筋草60克。

〔用法〕水煎服。

〔主治〕淋浊,伤暑发热,牙痛,鼻衄。

方二

〔配方〕鲜牛筋草100克,鬼针草60克。

〔用法〕水煎服。

〔主治〕热痢。

方三

〔配方〕鲜牛筋草120克。

〔用法〕水煎去渣,加食盐少许,频频服之,12小时内服完。

〔主治〕高热神昏,抽筋。

方四

〔配方〕牛筋草30克,丝瓜络20克,骨碎补15克。

〔用法〕酒、水各半炖服。

〔主治〕腰部闪挫疼痛。

方五

〔配方〕鲜牛筋草根、茎120克,荔枝核10只。

〔用法〕水煎服。

〔主治〕睾丸炎。

方六

〔配方〕牛筋草30克,青皮10克。

〔用法〕水煎,甜酒调服。

〔主治〕乳痈。

方七

〔配方〕鲜牛筋草60克,白茅根30克,茵陈20克。

〔用法〕水煎,分2次服,每日1剂。

〔主治〕湿热黄疸。

方八

〔配方〕牛筋草(连根)60克,乌骨雌鸡1只。

〔用法〕将鸡去毛及内脏,再将药纳鸡腹内,加水蒸烂,去药渣,分次食之。

〔主治〕劳伤脱力。

百草良方 白话精解

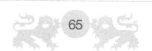

四 画

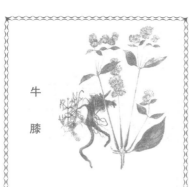

牛膝

牛 膝

【别名】怀牛膝、鸡胶骨。

【生长环境】分布于山东、山西、河南、江苏、江西、湖南、四川、云南、贵州等地。野生于山野路边或栽培。

【形态特征】多年生草本，根细长，外皮土黄色。茎直立。四棱形，具条纹，疏被柔毛，节略膨大，节上对生分枝。叶对生，叶柄长约 5～20 毫米；叶片椭圆形或椭圆状披针形，先端长尖，基部楔形或广楔形，全缘，两面被柔毛。穗状花序腋生兼顶生；花皆下折贴近花梗；花被绿色，直立，披针形，有光泽，边缘膜质；子房长圆形，花柱线状，柱头头状。胞果长圆形，光滑。种子 1 枚，黄褐色。花期 7～9 月。果期 9～10 月。冬季挖根晒干备用。

【性味功效】味苦、甘，性微凉，散瘀血，消痈肿。

【验方精选】

方一

〔配方〕牛膝 30 克，当归、黄芩各 20 克。

〔用法〕水煎服。

〔主治〕小便不通，阴茎疼痛，妇女血结，腹坚痛。

方二

〔配方〕鲜土牛膝适量。

〔用法〕取上药，水煎服或代茶饮服。剂量视病情及患儿年龄大小而定：3～4 岁每日 50 克，5～6 岁每日 80 克。

〔主治〕流行性腮腺炎。

方三

〔配方〕牛膝、野蔷薇根皮各 15 克。

〔用法〕水煎，频频含咽。

〔主治〕口腔糜烂。

方四

〔配方〕鲜土牛膝 30～60 克。

〔用法〕取上药（剂量视病情轻重及年龄大小而定），加水煎煮 2 次，每次 40 分钟。分 2 次内服，服药 12 小时后，发热仍不退者

按前法再服，直至热退。

〔主治〕急性扁桃体炎。

方五

〔配方〕鲜土牛膝根 500 克。

〔用法〕取上药，捣烂，加入适量开水，绞取汁 500 克，隔水蒸 30 分钟。1～2 岁每次服 15 毫升；3～5 岁每次服 20～25 毫升，每隔 4～6 小时服 1 次。

〔主治〕小儿肺炎。

方六

〔配方〕牛膝 60 克，黄麻根 30 克。

〔用法〕水煎服。

〔主治〕小肠气痛。

方七

〔配方〕鲜牛膝、月季花根各 60 克，小蓟根 30 克。

〔用法〕水煎冲红糖服。

〔主治〕月经不调，痛经。

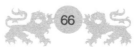

牛蒡子

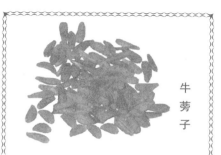

牛蒡子

【别名】牛蒡、大力子、鼠粘子、恶实、蝙蝠刺。

【生长环境】我国各地均有栽培。

【形态特征】二年生草本,高 1～1.5 米。主根肥大肉质。根生叶丛生,阔心脏卵形,长 40～50 厘米;茎上部的叶逐步变小,叶片表面有纵沟,反面密生灰白色短绒毛,边缘稍带波状或齿牙状。头状花紫色,生枝梢,苞片披针形或线形,先端延长而成钩状针刺,头裂,向四方开散,成为钩刺的圆球。瘦果长圆形,稍弯曲,略呈三棱形,灰褐色。果实入药,秋季采收,晒干。

【性味功效】味辛、苦,性寒。疏风散热,解毒透疹,利咽消肿。

【验方精选】

方一

〔配方〕牛蒡子 6 克,蝉衣 2 克,芫荽、金银花各 5 克。

〔用法〕水煎分 2 次服。

〔主治〕麻疹出疹不透。

方二

〔配方〕鲜牛蒡子根 100 克。

〔用法〕水煎,分 3 次服。

〔主治〕急性咽炎。

方三

〔配方〕牛蒡子、菊花、苍耳子各 9 克。

〔用法〕水煎服。

〔主治〕偏头痛,伴眼睛痛。

方四

〔配方〕牛蒡子 12 克,桑叶、连钱草各 15 克。

〔用法〕水煎服。

〔主治〕风热咳嗽。

方五

〔配方〕牛蒡子、荆芥各 10 克,连翘、蒲公英各 12 克,薄荷、甘草各 3 克。

〔用法〕水煎服。

〔主治〕颜面丹毒,流行性腮腺炎(痄腮)。

方六

〔配方〕牛蒡子。

〔用法〕研细粉,每次 5 克,每日服 3～4次,开水送服。

〔主治〕感冒。

方七

〔配方〕牛蒡子、杏仁、前胡、紫菀、防风各10 克,甘草 6 克。

〔用法〕水煎服。

〔主治〕感冒咳嗽。

方八

〔配方〕牛蒡子、茯苓各 10 克,荆芥穗 6 克。

〔用法〕水煎服。

〔主治〕百日咳。

百草良方 白话精解

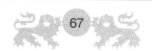

【来源】为冬青科植物毛冬青的根。

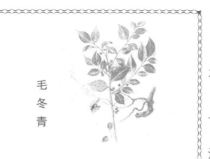

毛冬青

毛冬青

【别名】毛披树、六月霜、细叶冬青、茶叶冬青、水火药、喉毒药。

【生长环境】分布于我国南方各省区。多生于丘陵、灌木丛中。

【形态特征】常绿灌木，高 2～3 米。根粗壮，淡黄色。小枝近四棱形，密被粗毛，稍呈"之"字形曲折。单叶互生，柄短，叶片膜质或纸质，椭圆形或卵状长椭圆形，长 3～5 厘米，宽 1.5～2 厘米，先端渐尖，全缘或具稀疏小尖齿，上面绿色，下面淡绿色，中脉被短柔毛。夏初开淡紫或白色花。雌雄异株；花序簇生，花瓣 5～6 片。核果浆果状，球形，熟时红色。根、叶入药，秋、冬采根，切片晒干。叶鲜用。

【性味功效】味苦、甘，性平。活血通脉，消肿止痛，清热解毒。

【验方精选】

方一

〔配方〕毛冬青 90 克。

〔用法〕水煎 2 次，分 3 次服。

〔主治〕冠心病、心绞痛、急性心肌梗死。

方二

〔配方〕鲜毛冬青叶、鲜木芙蓉花各适量。

〔用法〕共捣烂敷患处。

〔主治〕痈疮初起。

方三

〔配方〕毛冬青根 15 克。

〔用法〕水煎，冲白糖适量，待冷徐徐咽下。

〔主治〕喉痛，肺热喘咳，扁桃腺炎。

方四

〔配方〕毛冬青 100 克。

〔用法〕水煎 2 次，分 3 次服，连服 10～15 日。

〔主治〕脑血栓形成。

方五

〔配方〕毛冬青 90 克，猪脚 1 只。

〔用法〕共炖 2 小时，去药渣，分次于 1 日内服完。脚趾溃烂时用毛冬青 90 克，煎水浸泡患处。

〔主治〕血栓闭塞性脉管炎。

方六

〔配方〕毛冬青根适量。

〔用法〕水煎，待冷，冲白糖适量服，并取此药液涂患处，每日涂 3～6 次。

〔主治〕跌打肿痛，疔疮肿毒。

方七

〔配方〕鲜毛冬青叶适量。

〔用法〕捣烂或晒干研细粉敷患处。

〔主治〕刀伤出血。

方八

〔配方〕毛冬青根 30 克，鸭脚木根 30 克，大叶紫珠根 30 克，芦根 60 克。

〔用法〕水煎服。

〔主治〕痧麻热症。

月季花

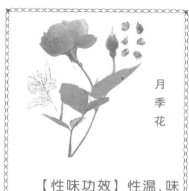

月季花

【别名】四季花、月月红、月贵花、月季红。

【生长环境】我国各地普遍栽培。

【形态特征】常绿或半常绿灌木，高1～2米。茎、枝有钩状皮刺或近无刺。小叶3～5片，少数7片，宽卵形或卵状椭圆形，长2～4厘米，宽1～3厘米，先端急尖或渐尖，基部宽楔形至近圆形，边缘有锐锯齿，两面无毛；叶柄、叶轴散生皮刺和短腺毛；托叶大部和叶柄合生，边缘有腺毛；花瓣5或重瓣，红色或粉红色，很少白色；雄蕊多数，着生于花托边缘的花盘上，黄红色，内有多数瘦果，萼宿存。花期5～9月。夏、秋采集半开放的花，用微火烘干。

【性味功效】性温，味甘。活血调经，消肿解毒。

【验方精选】

方一

〔配方〕月季花、醋炒香附各9克，牛膝10克，丹参30克。

〔用法〕水煎，分3次服，每日1剂。

〔主治〕月经后期，量少，经行艰涩。

方二

〔配方〕鲜月季花15克，冰糖20克。

〔用法〕水炖服。

〔主治〕肺虚咳嗽咯血。

方三

〔配方〕月季花13朵，槐花10克。

〔用法〕开水泡服。

〔主治〕高血压。

方四

〔配方〕鲜月季花根20克，鲫鱼1～2条。

〔用法〕水炖服。或用月季花5克，沸水冲泡服。

〔主治〕淋巴结结核。

方五

〔配方〕鲜月季花根、鸡冠花各30克，益母草15克，制香附10克。

〔用法〕加水炖鸡蛋，吃蛋喝汤。

〔主治〕痛经。

方六

〔配方〕鲜月季花20克。

〔用法〕沸水冲泡，分次服之。每日1次，连服3～5次。

〔主治〕月经不调。

方七

〔配方〕月季花30克。

〔用法〕烘干，研细末，每服3克，热米酒适量冲服。如系新伤，可用嫩月季花叶，捣烂外敷伤处。

〔主治〕跌打损伤，筋骨疼痛。

方八

〔配方〕鲜月季花30克。

〔用法〕取上药，洗净后加冰糖(或蜂蜜)，沸水冲泡，加盖。待水温稍降即频频饮服，可续冲3遍。上下午各1剂，每日总冲水量为800～1000毫升。或以鲜橙花10克加入月季花中泡饮，其效亦佳。

〔主治〕隐性冠心病。

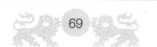
百草良方 白话精解

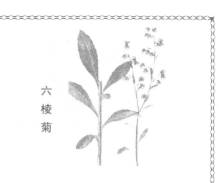

六棱菊

六棱菊

【别名】六耳棱、三棱艾、四方艾。

【生长环境】我国东部、南部均有分布，多生于旷野、草地、山坡、路旁。

【形态特征】多年生草本，高30～70厘米。茎直立，有明显的棱翅，翅边全缘，茎上部多分枝，密生淡黄色柔毛。叶互生，单叶，无叶柄；叶片长圆形或匙状长圆形，先端钝或尖，基部渐狭，叶缘有锯齿，两面均有密生贴伏腺毛或头状腺毛。夏末至次年春初开花，呈红色或紫红色，组成头状花序生于枝端。10月至次年2月结果，瘦果有柔毛，冠毛白色。果实于秋季成熟时采，晒干备用。

【性味功效】味苦、辛，性微湿。祛风利湿，活血解毒，清肿止痛。

【验方精选】

方一

〔配方〕六棱菊15克，猪瘦肉适量。

〔用法〕共蒸服。

〔主治〕白浊。

方二

〔配方〕六棱菊12克，野菊花10克，山芝麻15克，古羊藤6克。

〔用法〕水煎服。

〔主治〕感冒发热。

方三

〔配方〕六棱菊30克，蓝花柴胡15克，甘草3克。

〔用法〕水煎服。

〔主治〕乳房纤维瘤。

方四

〔配方〕六棱菊25克，生姜10克。

〔用法〕水煎，冲红糖适量服。

〔主治〕预防感冒、流行性感冒。

方五

〔配方〕六棱菊适量。

〔用法〕水煎洗患处；另用六棱菊叶研细粉，撒患处。

〔主治〕皮肤湿疹，疮疖，痈疮溃烂。

方六

〔配方〕六棱菊、五眼果树皮（南酸枣树皮）各适量。

〔用法〕水煎成浓膏，涂患处，连续使用。

〔主治〕烧、烫伤。

方七

〔配方〕六棱菊、葫芦茶、金银花藤各30克。

〔用法〕麻疹流行时，水煎服。

〔主治〕预防麻疹。

方八

〔配方〕六棱菊10克，辣蓼根、桃金娘叶、车前草各15克。

〔用法〕水煎服。

〔主治〕小儿腹泻。

【来源】为凤尾蕨科植物凤尾草的全草或根。

凤 尾 草

【别名】三叉草、凤凰尾、井口边草、山鸡尾、石长生、凤尾蕨。

【生长环境】分布于我国南部、中部、西南部各省、区。生于溪边、园边、井旁等阴湿处。

【形态特征】多年生草本,高 30～50 厘米。根块茎短而硬,密被浓褐色柔毛。叶簇生于根状茎上,茎部无节,叶柄灰绿色或褐色,2 回羽状复叶,羽片 3～5 对,对生;生孢子的叶全缘,不生孢子的叶有锯齿,孢子囊群线形,连续排列于叶背边缘,孢子囊群盖膜质,由反卷的叶缘所成。全年采全草,洗净晒干备用或鲜用。

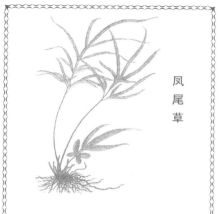
凤尾草

【性味功效】味甘、苦,性寒。清热利湿,凉血止痢。

【验方精选】

方一
〔配方〕凤尾草、连钱草、酢浆草各 30 克。
〔用法〕水煎服。
〔主治〕黄疸型肝炎。

方二
〔配方〕凤尾草 60 克,地桃花根 30 克。
〔用法〕水煎,用蜜糖冲服,日服 3 次。
〔主治〕痢疾。

方三
〔配方〕凤尾草 30 克,海金沙、车前草、薏苡仁根各 15 克。
〔用法〕水煎服。
〔主治〕赤白带。

方四
〔配方〕凤尾草、金银花各 30 克。
〔用法〕水煎冲蜜糖服。
〔主治〕便血。

方五
〔配方〕凤尾草、夏枯草各 30 克,鸡蛋 2 个。

〔用法〕上药与蛋共煮,吃蛋喝汤。每日 1 剂,连服半个月至 1 个月。
〔主治〕淋巴结核。

方六
〔配方〕凤尾草 60 克。
〔用法〕水煎服。
〔主治〕小便短赤涩痛、尿血。

方七
〔配方〕鲜凤尾草 15 克,蝉蜕 7 个。
〔用法〕水煎服。
〔主治〕小儿肝火烦热。

方八
〔配方〕凤尾草、金砂厥各适量。
〔用法〕捣烂,敷患处。
〔主治〕乳痈。

百草良方 白话精解

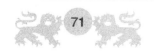

【来源】为大戟科植物巴豆的果实。

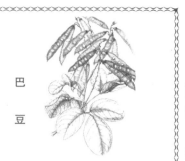

巴豆

巴　豆

【别名】刚子、芒子、红子仁、巴菽、巴果、銮虫。

【生长环境】四川、湖南、湖北、云南、贵州、广西、广东、福建、浙江、江苏。生于山谷、溪边、旷野或栽培。

【形态特征】常绿乔木，高6～10米。幼枝绿色，被稀疏星状柔毛或几无毛；二年生枝灰绿色，有不明显黄色细纵裂纹。叶互生；叶柄长2～6厘米；叶片卵形或长圆状卵形，先端渐尖，基部圆形或阔楔形，近叶柄处有2腺本，叶缘有疏浅锯齿，两面均有稀疏星状毛，主脉3出；托叶早落。3～6月开花，

【性味功效】性热，味辛，有毒。泻寒积，通关窍，逐痰，行水，杀虫。

花单性，雌雄同株；总状花序顶生，上部着生雄花，下部着生雌花；花梗细而短，有星状毛。6～7月结果，蒴果长圆形至倒卵形，有3钝角。种子长卵形，3枚，淡黄褐色。花期3～5月。果期6～7月。8～9月果实成熟时采收，晒干后，除去果壳，收集种子，晒干。

【验方精选】

方一

〔配方〕巴豆仁适量。

〔用法〕取上药，切碎，置胶囊内。每次服100毫克，小儿酌减，每4～5小时用药1次，至畅泻为度，每24小时不超过400毫克。

〔主治〕胆绞痛、胆道蛔虫症。

方二

〔配方〕巴豆适量。

〔用法〕将食醋适量倒入大碗内，取上药去壳留仁磨浆，以稠为度。患处先用100%食盐水或冷开水清洗，擦干，用棉签蘸药浆涂擦，每周1次。

〔主治〕神经性皮炎。

方三

〔配方〕巴豆适量。

〔用法〕取上药1粒，去壳捣烂；川椒6克，研末过筛。上药以饭为丸，如油菜子大，晾干，每1蛀孔用棉裹1丸置入，每日2次。

〔主治〕龋齿疼痛。

方四

〔配方〕巴豆适量。

〔用法〕取上药，去油，用鲜姜汁调成糊状，做成枣核大栓剂，中间留一小孔，外裹一层薄药棉。用时根据病情轻重，塞入一侧或双侧后鼻腔内，每日1次，每次置放1～2小时，7次为1个疗程。

〔主治〕支气管哮喘及哮喘性支气管炎。

方五

〔配方〕巴豆4～8粒。

〔用法〕取上药，去壳取仁，投入50度白酒250毫升中煮沸后，将白酒盛于小口瓶内。乘热将健侧劳宫穴（握拳时中指尖与掌心接触处）放在瓶口上熏，约20分钟，每日1次，10次为1个疗程。

〔主治〕面神经麻痹。

百草良方 白话精解

升 麻

【别名】绿升麻、鸡骨升麻。

【生长环境】我国大部分地区有分布。多生于山坡草丛、林边、山路旁、灌木丛中。

【形态特征】多年生草本,高1~2米。根茎为不规则块状,多分枝,呈结节状,有洞状茎痕,表面黑褐色,直径2~4厘米,须根多而细。茎直立,有疏柔毛。叶互生,基生叶和下部茎生叶为2~3回羽状复叶;小叶片长卵形或披针形,最下1对小叶常裂成3小叶,边缘有粗锯

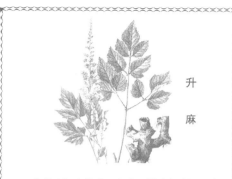

升麻

【性味功效】味辛、微甘,性微寒。发表透疹、清热解毒、升举阳气。

齿,叶面绿色,叶背灰绿色,两面均有短柔毛。花小,黄白色,排成圆锥花序长达45厘米,生于枝顶;果实密生短柔毛,长圆形略扁,长0.8~1.4厘米。花期7~9月,果期8~10月。根茎秋季挖出,晒干备用。

【验方精选】

方一

〔配方〕升麻6克,生石膏15克,白芷、葛根各3克。

〔用法〕水煎服。

〔主治〕前额部痛,寒热面赤。

方二

〔配方〕升麻3克,黄芪20克,知母10克,柴胡、桔梗各5克。

〔用法〕水煎服。

〔主治〕子宫下垂,胃下垂,久泻脱肛。

方三

〔配方〕升麻10克,当归、黄连、生地黄各6克,牡丹皮5克。

〔用法〕水煎服。

〔主治〕胃火牙痛,前额头痛,扁桃体炎。

方四

〔配方〕升麻10克,荷叶1张,苍术6克。

〔用法〕水煎服。

〔主治〕头重痛有时如雷鸣,或夏秋头重痛、腹泻、苔腻。

方五

〔配方〕升麻5克,生石膏15克,生地黄、玄参各10克。

〔用法〕水煎服。

〔主治〕胃火牙痛,咽喉肿痛,口舌生疮。

方六

〔配方〕升麻5克,牛蒡子10克,葛根、甘草各3克。

〔用法〕水煎服。

〔主治〕麻疹初起,疹出不快。

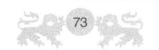

【来源】为仙茅科仙茅属植物仙茅的根状茎。

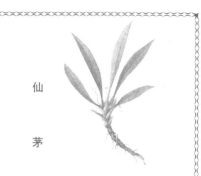
仙茅

仙 茅

【别名】独脚丝茅、小仙茅、山棕、独脚丝茅、地棕、千年棕、仙茅参、番龙草。

【生长环境】分布于中南、华东、西南等地。多生于山坡、草丛或灌木丛中。

【形态特征】多年生草本。高10～40厘米。根茎长,可达30厘米,圆柱形,肉质,外皮褐色;根粗壮,肉质。叶基生,狭披针形,长10～25厘米,基部下延成柄,向下扩大成鞘状,有散生长毛。花茎极短,藏于叶鞘内,花被下部细长管状,上部6裂,黄白色。蒴果椭圆形,种子球形。早春或秋季采根

【性味功效】味辛、甘,性温,有小毒。补肾壮阳,散寒除痹。

茎去须根,晒干或烘干。

【验方精选】

方一

〔配方〕仙茅、巴戟天各10克。金樱子30克,墨旱莲15克。

〔用法〕水煎服。

〔主治〕肾虚腰痛。

方二

〔配方〕仙茅30克。

〔用法〕研末,每次3克,酒调服。

〔主治〕腰痛、下肢冷痹。

方三

〔配方〕仙茅6克,金樱子30克,桑螵蛸、枸杞各15克。

〔用法〕水煎服,每日1剂。

〔主治〕老人小便不禁。

方四

〔配方〕仙茅6克,淫羊藿、枸杞各15克,菟丝子30克。

〔用法〕水煎服,每日1剂。每日1次,连服10日。

〔主治〕阳痿。

方五

〔配方〕仙茅10克,猪肺250克。

〔用法〕将猪肺切碎,与仙茅同蒸服。

〔主治〕产后虚咳。

方六

〔配方〕仙茅10克,莲子心6克。

〔用法〕水煎服,每日1剂。

〔主治〕滑精、白浊。

方七

〔配方〕仙茅10克,苡米30克,木瓜、桂枝、当归各15克。

〔用法〕上药共煎汁,冲鸡蛋吃。

〔主治〕风湿性关节炎,患处冷敷。

方八

〔配方〕仙茅10克,鸡蛋2个。

〔用法〕共煮服。

〔主治〕风冷牙痛。

百草良方 白话精解

五 画

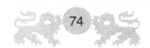

【来源】为蔷薇科植物龙牙草的干燥地上部分。

仙鹤草

【别名】龙芽草、脱力草、子母草、路边黄、毛鸡根。

【生长环境】我国大部分地区有分布。多生于田野、路旁等地。

【形态特征】多年生草本,高40～120厘米。全株有白色长毛。茎出自根端,圆形。叶互生,奇数羽状复叶,小叶大小不等,顶生小叶和1～3对侧生小叶较大,长约6厘米,边缘有锯齿,在大型小叶之间有数对小型小叶;叶柄基部有2片卵形,叶状托叶,抱茎。夏季,枝梢叶腋开黄色小花,总状花序。瘦果小,包在有钩刺的宿存花萼内。全草入药,四季可采,晒干。

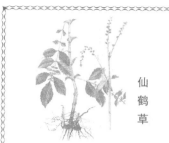

仙鹤草

【性味功效】味苦、涩,性平。收敛止血,解毒,止痢,杀虫。

【验方精选】

方一

〔配方〕仙鹤草根30克(干品)。

〔用法〕取上药,水煎15分钟。取汁漱口内服,每日2次。以上为1天量,5日为1疗程。急性发作者1个疗程内即能好转,慢性患者2～3个疗程即愈。如小儿和不愿口服药物者,可将本品研为细末,吹入口腔内,特别是炎症部位,每日4～5次,3日为1个疗程。

〔主治〕口腔炎、口腔溃疡。

方二

〔配方〕仙鹤草、白茅根各30克。

〔用法〕水煎服。

〔主治〕血小板减少性紫癜。

方三

〔配方〕仙鹤草根30克,红枣20枚,糯米60克。

〔用法〕将仙鹤草煎水去渣,加入红枣、糯米,煮粥吃。

〔主治〕脱力劳伤(体倦,面色萎黄)。

方四

〔配方〕鲜仙鹤草、白糖各30克。

〔用法〕将仙鹤草切碎,捣烂,加入白糖开水,不断搅拌,绞汁顿服,每日2～3次,连服数日。

〔主治〕支气管扩张所致咯血。

方五

〔配方〕仙鹤草40克,地锦草30克。

〔用法〕水煎去渣,赤痢加白糖,白痢加红糖,分3次服,每日1剂。

〔主治〕痢疾、腹泻。

方六

〔配方〕仙鹤草鲜品250克(干品50～100克)。

〔用法〕取上药,加水适量,用沙锅煎煮(勿用金属器皿)。取其煎煮液用毛巾或软布条浸药液烫洗患处,每次20分钟,每日早晚各1次,每剂药可用2～3日,但每次烫洗必须重新煮沸,烫洗应保持患处干燥,勿接触碱性水液。

〔主治〕湿疹。

百草良方 白话精解

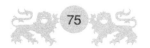

【来源】为仙人掌科仙人掌属植物仙人掌。

仙人掌

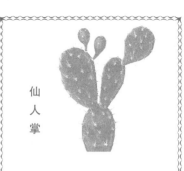

仙人掌

【性味功效】味苦涩,性凉。清热解毒,消炎镇痛。

【别名】霸王树、火焰、老虎古、山巴掌。

【生长环境】我国东南部各省、区有栽种,海南省及雷州半岛的沙滩上也有野生。

【形态特征】多年生肉质植物,有时丛生呈大灌木状,高0.5~2.5米;茎下部近木质化,圆柱形,上部肉质,扁平,具节;节间倒卵形至椭圆形,长15~20厘米,幼时鲜绿色,老时灰绿色,表面有光泽,散生点状小瘤体;瘤体上密被灰黄色长端毛并生有长1~3厘米的针刺和无数长6毫米、具倒钩的刺。叶很小,青色或紫色,生有瘤体的针刺下面,早落。花夏季开放,黄色,单生或数朵聚生,直径2~8厘米,有多数雄蕊。浆果肉质,倒卵形或梨形,紫红色,果肉可食。全年采茎,洗净去刺切片晒干备用或鲜用。

【验方精选】

方一

〔配方〕鲜仙人掌60克。

〔用法〕去刺,猪鼻肉适量,煲服。

〔主治〕牙齿出血。

方二

〔配方〕鲜仙人掌适量。

〔用法〕捣烂敷患处;或将干仙人掌适量,焙干研粉,调茶油成糊状涂患处。

〔主治〕乳腺炎。

方三

〔配方〕仙人掌适量。

〔用法〕去毛刺,切片晒干,研细末,每次1克,空腹开水送服,每日2次。胃酸过多者加乌贼骨粉3克。

〔主治〕急、慢性胃炎及胃、十二指肠溃疡。

方四

〔配方〕仙人掌、鱼腥草、一箭球、百部各10克。

〔用法〕水煎服。

〔主治〕慢性支气管炎,支气管哮喘。

方五

〔配方〕鲜仙人掌60克。

〔用法〕捣烂取汁,冷开水送服。

〔主治〕痢疾。

方六

〔配方〕仙人掌凝结块(夏、秋取汁风干即可)3克。

〔用法〕水煎,分数次喂服。

〔主治〕小儿惊风。

方七

〔配方〕鲜仙人掌60克。

〔用法〕去皮去刺,切片,水煎服。

〔主治〕肺热咳嗽。

方八

〔配方〕鲜仙人掌60克。

〔用法〕水煎,分2次服。

〔主治〕咳嗽、痰黄者。

百草良方
白话精解

【来源】为豆科植物甘草的根及根茎。

甘 草

【别名】美草、甜草、甜根子、棒草、灵通。

【生长环境】东北、华北、西北等地。生于向阳干燥的草原、砂质土地。

【形态特征】多年生草本,高约30～70厘米。全株被白色短毛或腺毛。茎直立,稍带木质,小枝有棱角。羽状复叶互生,小叶7～17,卵形或宽卵形。总状花序腋生,花密集;花萼钟形,5裂;花冠蝶形,紫红色或蓝紫色。荚果褐色,弯曲成镰刀状。花期6～7月,果期7～9月。甘草的根及根状茎入药。

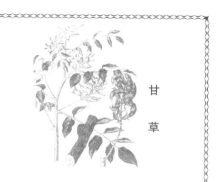

甘草

【性味功效】性平,味甘。和中缓急,润肺,解毒,调和诸药。

【验方精选】

方一

〔配方〕甘草6克,姜制半夏、茯苓各10克,陈皮5克。

〔用法〕水煎服。

〔主治〕咳嗽多痰,胸满呕吐,目眩心跳。

方二

〔配方〕甘草适量。

〔用法〕焙干研为细末,口服,每次5克,每日4次。

〔主治〕尿崩症。

方三

〔配方〕生甘草30克。

〔用法〕取上药,加水煎煮2次。分2次服,每日1剂。

〔主治〕过敏性紫癜。

方四

〔配方〕甘草适量。

〔用法〕取上药,研为极细末,加麻油调成软膏,用100℃30分钟流动蒸汽灭菌后贮存备用。用时将软膏外敷患处。

〔主治〕烧伤。

方五

〔配方〕生甘草15克。

〔用法〕取上药,水煎代茶频饮,每日1剂。

〔主治〕链霉素中毒。

方六

〔配方〕甘草、桔梗、牛蒡子各10克,金银花15克。

〔用法〕水煎服。

〔主治〕咽喉肿痛,或有寒热咳嗽。

方七

〔配方〕炙甘草适量。

〔用法〕取上药,研为极细末,加麻油调匀。外敷患处,每日换药1次。

〔主治〕臁疮。

方八

〔配方〕炙甘草、党参、白术、茯苓、陈皮各10克。

〔用法〕水煎服。

〔主治〕脾虚食少或腹泻。

五 画

百草良方 白话精解

【来源】为石蒜科植物石蒜的鳞茎。

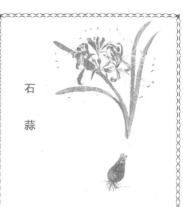

石蒜

石　　蒜

【别名】石百合、山独蒜、野蒜、龙爪花、蒜头草。

【生长环境】我国多数省、区有分布。多生长于低谷、丘陵的山坡、林缘以及路旁较潮湿处。

【形态特征】多年生草本。鳞茎肥大，球形，鳞皮膜质，黑褐色，内为乳白色。叶丛生，带形先端钝，上面深绿色，下面粉绿色，全缘。9～10月开花，花茎先于叶抽出，中央空心；伞形花序，有花4～6朵；苞片披针形，膜质；花被6裂，鲜红色或有白色边。2轮排列，狭倒披针形。雄蕊6枚，比花被片长约2倍；子房下位，3室；花柱细长，柱头头状。10～11月结果，蒴果背裂。种子多数。晒干备用或鲜用。

【性味功效】味苦、辛，性温，有毒。催吐祛痰、解毒消肿。

【验方精选】

方一

〔配方〕鲜石蒜3枚，蓖麻仁10粒。

〔用法〕共捣烂如泥，敷足心"涌泉穴"，每日1次。

〔主治〕肾炎水肿、腹水。

方二

〔配方〕鲜石蒜鳞茎2～4个，红糖20克。

〔用法〕将鲜石蒜洗净，与红糖共捣烂，外敷患处；每日换药1次。

〔主治〕足底挫伤瘀血或脓肿。

方三

〔配方〕石蒜12克，猪瘦肉60克。

〔用法〕切碎，加水蒸烂，吃肉不吃蒜。

〔主治〕腹中痞块。

方四

〔配方〕鲜石蒜鳞茎1.5～3克。

〔用法〕将石蒜煎水去渣，口服催吐。

〔主治〕食物中毒，痰涎壅塞。

方五

〔配方〕鲜石蒜鳞茎60克，鸡蛋清1个。

〔用法〕将石蒜捣烂，加入鸡蛋清拌匀，分成两半，敷双涌泉穴。

〔主治〕风寒感冒。

方六

〔配方〕鲜石蒜(醋浸或童便浸)、青风藤各30克，威灵仙藤叶(童便浸)60克。

〔用法〕水煎，分2次服。

〔主治〕癫痫。

方七

〔配方〕鲜石蒜鳞茎1个。

〔用法〕将鲜石蒜捣烂，敷双涌泉穴(脚底心)；白天行走时少敷一点，晚间休息时可多敷一些。

〔主治〕久行脚肿、脚痛。

方八

〔配方〕鲜石蒜茎适量，甜酒糟少许。

〔用法〕将鲜药洗净，加甜酒糟捣烂，外敷患处。

〔主治〕痈疽疮疖。

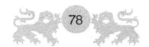

【来源】为石榴科植物石榴的果实(有甜石榴和酸石榴之分)。

石　榴

【别名】石榴壳、酸榴皮、酸石榴皮。

【生长环境】我国大部分地区均有栽培。

【形态特征】落叶灌木或乔木,高2~4米。落叶灌木或小乔木。高可达7米。枝端棘刺状,小枝有角棱,平滑无毛。叶倒卵形至长圆形,表面有光泽。花有短柄,萼筒紫色,花瓣皱缩状,多为猩红色,也有黄色或白色,5~7月开花。果近于球形,黄色或红色,顶端有宿存之萼,果熟期8~9月。种子多数,倒卵形,带棱角。石榴的果皮、花可入药,秋季采摘晒干。

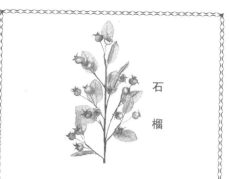
石榴

【性味功效】味酸涩,性温,有小毒。涩肠,止血,驱虫。

【验方精选】

方一

〔配方〕石榴皮适量。

〔用法〕取上药,煎水。漱口,不能咽下。

〔主治〕牙龈出血不止。

方二

〔配方〕石榴皮50克,黄柏15克。

〔用法〕将上药加水煎2次,合并煎液,浓缩成150毫升。滴入耳内数滴,5分钟后,用消毒棉签拭干,再滴再拭,反复3~5次,每日进行2次。

〔主治〕化脓性中耳炎。

方三

〔配方〕石榴皮60克。

〔用法〕取上药,加水200毫升,煎成100毫升。每日3次,每次20毫升,饭后服。

〔主治〕阿米巴痢疾。

方四

〔配方〕石榴皮、槟榔各12克。

〔用法〕烘干共研细末,每日2次,每次6克,开水送服,连服2天。

〔主治〕蛔虫、绦虫。

方五

〔配方〕干石榴皮30克。

〔用法〕取上药,加水200~300毫升,煎至30~50毫升,1次服,每天1剂。或将煎剂浓缩烘干,制成0.5克的片剂,每次4片,每日4次。连服7~10天为1个疗程。

〔主治〕急性细菌性痢疾。

方六

〔配方〕鲜石榴皮30克。

〔用法〕捣烂,敷肚皮,胶布固定,每日换1次。

〔主治〕小儿消化不良。

方七

〔配方〕石榴花30克。

〔用法〕水煎服;并将石榴花烘干,研细末,每用0.3克,次入鼻孔。

〔主治〕鼻衄。

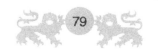

五　画

【来源】为双子叶植物药兰科植物石仙桃的假鳞茎或全草。

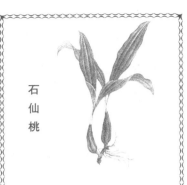

石仙桃

石 仙 桃

【别名】石上莲、大吊兰、石橄榄、石莫肉。

【生长环境】广东、云南等地。生于林下岩石上或附生于树上。

【形态特征】多年生草本。根茎肥厚,匍匐而短。假鳞茎卵形或圆形。叶 2 片,长圆形或椭圆形,先端渐尖,平行脉多条。花茎高 10 ~ 15 厘米,有叶 1 ~ 2 枚,基部有鞘状鳞叶;4 ~ 5 月开花,总状花序生于花茎顶端,弯下,有花 8 ~ 20 朵,绿白色;苞片卵状披针形,不落,边缘里卷;萼片长圆形,急尖,背面龙骨状;花瓣线形急花,稍短;唇瓣长圆形,3 裂,侧裂片小,宽长圆形,急尖;蕊柱顶

【性味功效】味甘,性凉。养阴,清肺,消瘀。

端翅状,花药顶生。果期 6 ~ 8 月。石桃的假鳞茎或全草入药。秋季采收,鲜用,或以开水烫过晒干用。

【验方精选】

方一

〔配方〕石仙桃 30 克,一箭球、枇杷各 15 克。

〔用法〕水煎服。

〔主治〕支气管炎。

方二

〔配方〕鲜石仙桃、鲜杠板归各 30 克,鲜一枝黄花 15 克。

〔用法〕水煎服。

〔主治〕急性扁桃体炎。

方三

〔配方〕石仙桃 15 克,白芷 10 克,鸡蛋 1 只。

〔用法〕水煎服。

〔主治〕脑震荡后遗症。

方四

〔配方〕鲜石仙桃 100 克,鲜石斛 60 克。

〔用法〕水煎冲白糖服。

〔主治〕百日咳,肺炎。

方五

〔配方〕石仙桃、夜效藤(何首乌藤)各 30 克。

〔用法〕水煎服。

〔主治〕神经衰弱。

方六

〔配方〕鲜石仙桃适量。

〔用法〕捣烂敷患处。

〔主治〕痈疮。

方七

〔配方〕鲜石仙桃 60 克。

〔用法〕水煎服。

〔主治〕热淋,火郁胃痛,胃火牙痛,虚火喉痛。

石 菖 蒲

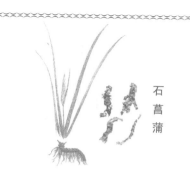

石菖蒲

【别名】香菖蒲、药菖蒲、水剑草、山菖蒲、菖蒲叶。

【生长环境】分布于长江流域及南部各省。多生于峪溪沟旁,亦有栽培。

【形态特征】多年生丛生草本。根茎横卧,直径 0.5～0.8 厘米,弯曲、分枝、密生环节。叶基生,长 10～30 厘米,宽 0.5～0.7 厘米,剑形条状,基部对折,中脉不明显。肉穗状花序圆柱形,叶状苞(佛焰苞)长 5～15 厘米。花小,黄绿色。浆果倒卵形。冬、春采根状茎,晒干。叶多鲜用,随用随采。根、叶均有香气。

【性味功效】味辛,性温。开窍辟秽,化湿健胃,安神益智。

【验方精选】

方一

〔配方〕石菖蒲 15 克。

〔用法〕水煎服。

〔主治〕风湿、类风湿性关节炎。

方二

〔配方〕石菖蒲根 6～15 克。

〔用法〕取上药,每日 1 剂,水煎顿服,连服数日。

〔主治〕神经性耳聋。

方三

〔配方〕鲜石菖蒲适量,地龙 7 条,竹沥 40 毫升。

〔用法〕将鲜石菖蒲洗净,捣烂绞汁 20 毫升;再将地龙洗净,加白糖适量化水,与竹沥共调匀,分数次灌服。每日 1 剂。

〔主治〕小儿急惊风,喉间痰涎壅盛者。

方四

〔配方〕石菖蒲 9 克。

〔用法〕水煎分 3 次服,每日 1 剂,30 日为 1 疗程,可连续服用。

〔主治〕癫痫。

方五

〔配方〕石菖蒲适量。

〔用法〕取上药,研末口服。

〔主治〕食牛肉中毒。

方六

〔配方〕石菖蒲 150～200 克。

〔用法〕取上药,洗净,加水适量,煎煮。外洗患处,每日 2 次。

〔主治〕疥疮。

方七

〔配方〕石菖蒲适量。

〔用法〕取上药,捣成汁液。饮服。

〔主治〕食巴豆中毒。

方八

〔配方〕鲜石菖蒲 10～15 克。

〔用法〕磨冷开水服。

〔主治〕中暑腹痛。

百草良方
白话精解

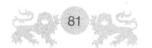

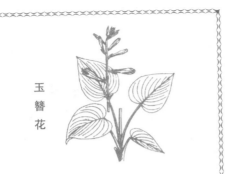

玉簪花

玉簪花

【别名】白鹤花、白萼、白玉簪、小芭蕉。

【生长环境】我国各地均有栽培。

【形态特征】多年生草本。具粗根茎。叶根生,成丛;叶片卵形至心脏卵形,先端急尖,绿色,有光泽,主脉明显;叶柄长达 20～30 厘米。花茎从叶丛中抽出。顶端常有叶状的苞片 1 枚;花白色,夜间开花,芳香,向上生长;花柄基部常用膜质卵形苞片;花被漏斗状,上部 6 裂,花筒很长,喉部扩大;雄蕊 6 个,雌蕊 1 个,

【性味功效】味甘、辛,性寒,有小毒。清热解毒,拔脓生肌,消肿止痛。

子房无柄,花柱线形,柱头小。蒴果窄长,长 4～5 厘米。种子黑色,光泽,边缘有翼。花期 7～8 月。果期 8～9 月。全草均供药用,随用随采。

【验方精选】

方一

〔配方〕鲜玉簪叶适量。

〔用法〕将鲜叶用针刺几个小孔,用开水或沸米汤将叶烫软,敷贴患处。

〔主治〕顽固性溃疡。

方二

〔配方〕玉簪花蕾 100 克,麻油 400 毫升。

〔用法〕将玉簪花蕾浸泡于麻油中备用。用时先清洁创面,蘸药外涂患处。

〔主治〕烫伤。

方三

〔配方〕玉簪花根 10 克。

〔用法〕捣汁冲酒服。药渣加新鲜叶适量,捣烂敷患处(要暴露乳头,使乳汁排泄通畅)。

〔主治〕乳腺炎。

方四

〔配方〕玉簪花鲜根 30 克,冰糖 10 克。

〔用法〕将玉簪花鲜根切碎,加水适量,煎40 分钟,去渣,加入冰糖,分 2 次服。

〔主治〕肺热咳嗽,痰中带血。

方五

〔配方〕白花玉簪花、鸡冠花各 9 克,木槿花 6 克,胭脂花根 15 克。

〔用法〕水煎服。每日 1 剂,连服 3 日。

〔主治〕白带过多。

方六

〔配方〕玉簪花 3 克,大青叶 15 克,岗梅根 20 克。

〔用法〕水煎,缓缓含咽。

〔主治〕急性咽炎。

方七

〔配方〕玉簪花鲜叶 15 克。

〔用法〕水煎去渣含吞。

〔主治〕诸骨鲠喉。

玉 竹

【别名】山包玉、尾参、萎香、连竹。

【生长环境】我国大部分地区有分布。生于山林或石隙间的阴湿处。

【形态特征】多年生草本,地下根茎横走,黄白色,密生多数细小的须根。茎单一,光滑无毛,具棱。叶片略带革质,椭圆形或狭椭圆形,上面绿色,下面淡粉白色,叶脉隆起。4～5月开花,花被筒状,白色,先端6裂,裂片卵圆形或广卵形,带淡绿色;雄蕊,着生于花被筒的中央,花药狭长圆形,黄色;子房上位,具细长花柱,柱头头状。8～9月结果,浆果球形,成熟后紫黑色。根茎可入药。于秋季采挖为佳,晒软后反复揉搓,晾晒至无硬心,再晒干备用;或蒸透后,揉至半透明,晒干备用。

玉竹

【性味功效】性平,味甘。养阴,润燥,除烦,止渴。

【验方精选】

方一

〔配方〕玉竹适量。

〔用法〕每天取上药15克,水煎2次。早晚分服。

〔主治〕充血性心力衰竭。

方二

〔配方〕玉竹、黄芪、防风各10克,土党参15克。

〔用法〕水煎服。

〔主治〕多汗。

方三

〔配方〕玉竹15克,党参、白术各10克。

〔用法〕水煎服。

〔主治〕身体虚弱,病后体虚。

方四

〔配方〕玉竹15克,麦冬、北沙参、桑叶、天花粉各10克。

〔用法〕水煎服。

〔主治〕阴虚肺热,干咳无痰,咽干舌燥。

方五

〔配方〕玉竹适量。

〔用法〕每日取上药500克,加水13碗,小火煎至3碗。分多次1日服完。

〔主治〕滋阴降压,高血压病阴虚型。

方六

〔配方〕玉竹、白薇各10克,葱头5个,桔梗、薄荷各3克。

〔用法〕水煎服。

〔主治〕阴虚感冒,发热,咳嗽,口干咽痛。

方七

〔配方〕玉竹15克。

〔用法〕蒸猪肉适量食。

〔主治〕虚火牙痛。

方八

〔配方〕玉竹15克。

〔用法〕水煎服。

〔主治〕主治小便频数。

百草良方 白话精解

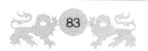

五 画

【来源】为禾本科一年生草本植物玉蜀黍的花柱及柱头(苞须)。

玉 米 须

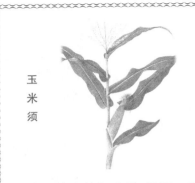

玉米须

【别名】苞米须、玉蜀黍、六谷须、珍珠米须。

【生长环境】我国各地均有栽培。

【形态特征】一年生草本,高1~3米。秆粗壮,直立,节间有髓,基部各节生有气根。叶片长大,剑形或披针形。雄性圆锥花序顶生,雌花序腋生,为多数鞘状苞片所包,雌小穗孪生,成8~18行排列于粗壮的穗轴上,雌蕊具丝状花柱,长约30厘米,鲜时黄绿色至红褐色。颖果略呈球形。秋季玉米收获时采取,晒干。

【性味功效】味甘,性平。利尿消肿,平肝利胆。

【验方精选】

方一

〔配方〕玉米须30~60克。

〔用法〕取上药,水煎。口服,每日1剂。

〔主治〕急性溶血性贫血并发血红蛋白尿。

方二

〔配方〕玉米须30克,白茅根40克。

〔用法〕水煎服。每日1剂。

〔主治〕水肿,糖尿病。

方三

〔配方〕玉米须30克,通草、黄柏各10克。

〔用法〕水煎服。

〔主治〕脚气,小便不利。

方四

〔配方〕玉米须120克。

〔用法〕烧炭(存性)研细粉,每日分2次黄酒冲服。

〔主治〕大便下血。

方五

〔配方〕鲜玉米须100克。

〔用法〕取上药,切成段,晒干,装入烟斗内,用火点燃吸烟。每次1~2烟斗,每日5~7次,至症状消失为止。若在玉米须中加适量当归尾粉末则更好。

〔主治〕慢性鼻旁窦炎。

方六

〔配方〕玉米须30克,芦根40克,马蹄金20克,茵陈15克。

〔用法〕水煎服,每日1剂。

〔主治〕胆石症(地胆管及胆总管泥沙样结石,胆道较小的结石。)

方七

〔配方〕干燥玉米须50克。

〔用法〕取上药,加温水600毫升,用文火煎煮20~30分钟,得300~400毫升滤液。每天1次或分次服完。

〔主治〕慢性肾炎。

方八

〔配方〕玉米须,香蕉皮各30克,西瓜翠衣20克。

〔用法〕水煎服,每日1剂。

〔主治〕原发性高血压病。

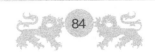

【来源】为茜草科玉叶金花属植物玉叶金花,以藤与根入药。

玉叶金花

【别名】野白纸扇、凉茶藤、吹凉风。

【生长环境】我国中部至西南部各省、区有分布。生长于山坡、林缘或灌木丛中。

【形态特征】藤状小灌木,高1~3米;小枝被柔毛。单叶对生,纸质,全缘,阔椭圆形或卵状,长5~9厘米,宽2~3.5厘米,顶端渐尖,基部短尖,背面被柔毛,边缘无齿;托叶2深裂,长约5毫米,裂片线形。花夏季开放,黄色,无柄,于茎、枝顶上排成伞房花序;萼管状,其中4片线形,长3~4厘米,1片扩大为长圆形或卵圆形,叶状,白色;花冠漏斗形,管长约2厘米。果球形,秋后成熟,顶部有灰白色的环纹。全年采全草,切碎晒干备用或鲜用。

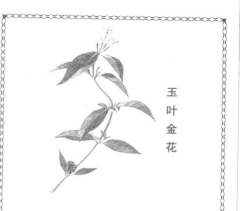

玉叶金花

【性味功效】味苦、甘,性凉,无毒。清暑利湿,凉血解毒。

【验方精选】

方一

〔配方〕玉叶金花根、白背叶根各60克。

〔用法〕煲猪瘦肉适量食。

〔主治〕妇女白带。

方二

〔配方〕鲜玉叶金花60克,大叶桉叶20克。

〔用法〕水煎服。

〔主治〕暑湿腹泻,伤暑发热。

方三

〔配方〕玉叶金花12克,鲜金银花藤15克,甘草3克。

〔用法〕水煎服,每日服1次,连服5日。

〔主治〕可预防麻疹。

方四

〔配方〕玉叶金花30克,山芝麻15克。

〔用法〕水煎服。

〔主治〕可预防流感。

方五

〔配方〕玉叶金花10克,金银花藤、野菊花各30克,钩藤15克,鱼腥草6克。

〔用法〕水煎服,每日服1次,连服5日。

〔主治〕可预防百日咳。

方六

〔配方〕玉叶金花、路边青、金银花藤、紫苏各10克,生姜6克。

〔用法〕水煎服。

〔主治〕伤风感冒。

方七

〔配方〕玉叶金花、车前草各30克,鲜金银花藤60克。

〔用法〕水煎服。

〔主治〕湿热小便不利。

方八

〔配方〕玉叶金花根60克,雄鸡肉150克。

〔用法〕共炖,服汤食肉。

〔主治〕主治腰骨酸痛,不能屈伸。

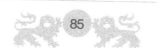

【来源】为菊科植物艾的叶。

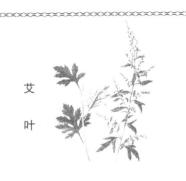

艾叶

【性味功效】味辛、苦，性温，有小毒。温经止血，散寒止痛。

艾　　叶

【别名】灸草叶、香艾叶、甜艾叶。

【生长环境】我国大部分地区有分布。

【形态特征】多年生草本，高 0.5～1.2 米。茎直立，被白色细软毛，上部分枝。叶互生，中下部叶片广阔，3～5 深裂或羽状深裂，裂片椭圆形或椭圆状披针形，边缘有不规则的锯齿，上面散生白色腺点，疏生毡毛，下面密生白色毡毛。头状花序钟形，长 3～4 毫米，直径 2～2.5 毫米，几无柄；总苞片 4～5 层，密被白色绵毛，边缘膜质，外层披针形；雌花长约 1 毫米；两性花结实，长约 2 毫米，紫褐色。瘦果椭圆形，无毛。花期 7～10 月。一般用艾叶入药，茎名艾梗，亦供药用。

【验方精选】

方一

〔配方〕艾叶 500 克（或鲜品 1000 克）。

〔用法〕取上药，洗净切碎，放入 4000 毫升水中浸泡 4～6 小时，煎煮，过滤得 3000 毫升，加入适量防腐剂。日服 3 次，每次 30～60 毫升。

〔主治〕慢性支气管炎。

方二

〔配方〕艾叶 10 克，生姜、陈皮各 6 克。

〔用法〕水煎浓汁温服。

〔主治〕久痢，久泻。

方三

〔配方〕艾叶、当归、地黄、白芍各 10 克，川芎 3 克。

〔用法〕水煎服。

〔主治〕月经过多，妊娠下血，产后出血腹痛。

方四

〔配方〕艾叶 30 克，地肤子 15 克，白鲜皮 5 克，花椒 10 克。

〔用法〕水煎，熏洗患部。

〔主治〕皮肤瘙痒。

方五

〔配方〕艾叶适量。

〔用法〕搓烂作成艾条，点燃熏痛处。

〔主治〕风湿关节炎。

方六

〔配方〕艾叶、地榆、槐花、侧柏叶各 10 克。

〔用法〕水煎服。

〔主治〕吐血，衄血，便血，痔疮出血。

方七

〔配方〕鲜野艾（或艾叶）251～300 克。

〔用法〕取上药，洗净后切碎，加水 1500～2000 毫升，煎煮后过滤去渣取汁。乘热置脚盆内熏洗两足，每次以 10～15 分钟为宜。水冷可再加热重复熏洗，一般每日 3～5 次。

〔主治〕泄泻。

【来源】为龙胆科植物龙胆的根及根茎。

龙　胆

【别名】草龙胆、四叶胆、水龙胆、地胆草、胆草。

【生长环境】我国大部分地区均有分布。生于林缘及山坡草丛、灌木丛中。

【形态特征】多年生草本,高30~60厘米。根茎短,簇生多数细长的根,根长可达25厘米,淡棕黄色。茎直立,粗壮,通常不分枝,粗糙,节间常较叶为短。叶对生,无柄,基部叶甚小,鳞片状;中部及上部叶卵形、卵状披针形或狭披针形,先端渐尖或急尖,基部连合抱于节上,叶缘及叶脉粗糙,主脉3条基出。花无梗,数朵成束簇生于茎顶及上部叶腋。蒴果长圆形,有短柄,成熟时2瓣裂。种子细小,线形而扁,褐色,四周有翅。花期9~10月。果期10月。龙胆的根及根茎可入药。春、秋均可采收,秋采较好,晒干。

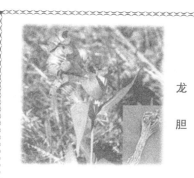

龙胆

【性味功效】性寒,味苦涩。泻肝胆实火,除下焦湿热。

【验方精选】

方一

〔配方〕龙胆15克。

〔用法〕加水250毫升煎取液,加氯化钠洗眼,每日3~4次。

〔主治〕急性结膜炎。

方二

〔配方〕龙胆15克,大青叶10克。

〔用法〕水煎服。

〔主治〕肝火头痛。

方三

〔配方〕龙胆、鸡内金各15克。

〔用法〕共研细粉,麻油调搽患处。

〔主治〕阴囊湿疹。

方四

〔配方〕龙胆、黄芩、栀子、车前子各10克,柴胡5克。

〔用法〕水煎服。

〔主治〕肝火上升眼红肿痛,胁肋刺痛,阴部湿痒肿痛。

方五

〔配方〕龙胆、栀子、苦参各10克。

〔用法〕水煎服。

〔主治〕黄疸尿赤。

方六

〔配方〕龙胆、黄柏、苦参、龙骨各等量。

〔用法〕共研细粉,装入"0"号胶囊,于晚上浴后塞入阴道深处,每日1次,7日为1疗程。

〔主治〕子宫颈炎、阴道霉菌病。

方七

〔配方〕龙胆15克,细辛2克。

〔用法〕水煎服。

〔主治〕牙痛。

方八

〔配方〕龙胆2克,黄连1.5克,钩藤、僵蚕各10克。

〔用法〕水煎服。

〔主治〕小儿高热惊风。

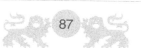

五　画

【来源】为茄科植物龙葵的地上部分。

龙　　葵

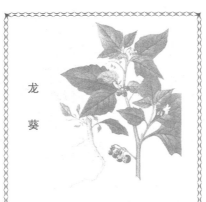

龙葵

【性味功效】味酸,性微寒。清热解毒,平肝,利小便。

【别名】天落灯、野辣椒、白花菜、古钮子、衣扣草、苦葵。

【生长环境】主要分布于我国南部各省、区。多生长于林旁、屋边、园地、沟边等较潮湿的土壤上。

【形态特征】一年生分枝、直立草本,高达1米左右;茎细弱,近无毛。叶薄、互生,卵形至长圆形,边全缘或有不规则的粗齿,两面无毛。花小,常年开白色花,有花4～10朵排成具柄的伞形花序,着生于茎上一侧;花序柄纤细,长2～3厘米。果球形,肉质,直径约15毫米,熟时黑色,具多数细小的种子。全年采枝、叶。以夏、秋为佳。晒干备用或鲜用。

【验方精选】

方一
〔配方〕鲜龙葵适量。
〔用法〕捣烂绞汁,每次服20毫升,每日3次,小儿减半。
〔主治〕咽喉肿痛。

方二
〔配方〕龙葵子10克。
〔用法〕水煎,含漱后吐出。
〔主治〕急性扁桃体炎。

方三
〔配方〕龙葵、白英、连钱草各30克,蛇莓、半枝莲各15克。
〔用法〕水煎服。
〔主治〕肝癌。

方四
〔配方〕龙葵、芫荽各15克,木通6克。
〔用法〕水煎服。
〔主治〕急性肾炎。

方五
〔配方〕鲜龙葵120克,鲜犁头草30克。
〔用法〕捣烂,外敷患处。
〔主治〕疱疔(皮肤突发红色斑点,迅速扩大成疱,瘙痒、灼痛、红肿)。

方六
〔配方〕鲜龙葵60克,鲜木芙蓉嫩叶30克,鲜紫花地丁15克。
〔用法〕共洗净捣烂,敷患处。
〔主治〕痈疖疔疮。

方七
〔配方〕龙葵茎叶100克,紫花地丁30克。
〔用法〕水煎熏洗患处。
〔主治〕天疱疮。

方八
〔配方〕鲜龙葵适量。
〔用法〕洗净捣烂,榨取自然汁,每次5～10毫升,频频含服。
〔主治〕白喉。

百草良方 白话精解

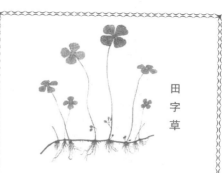

【来源】为苹科苹属植物苹。

田 字 草

【别名】十字草、四叶草、四叶菜、苹、破铜钱、水对菜。

【生长环境】我国各省区均有出产。此物多生于水稻田中、浅水沟或沼泽地。

【形态特征】水生草本,根状茎细长横生在泥土中。叶浮于水面或伸出水面,叶柄长 5~20 厘米,小叶 4 片,倒三角形,成田字形(十字形)对生,光滑无毛,叶脉成叉状分枝。6~9月结果,果实(孢子果)长圆状肾形,通常 2~3 个簇生于叶柄基部,初时有密生柔毛,后来变无毛。全草于夏、秋采收为佳,洗净,鲜用或晒干备用。

田字草

【性味功效】味甘,性寒,有清热解毒、利水消肿、安神的功能。

【验方精选】

方一

〔配方〕田字草 60 克。

〔用法〕水煎服;另取鲜田字草适量,砂糖少许,捣烂敷患处。

〔主治〕痈肿疔毒。

方二

〔配方〕鲜田字草适量。

〔用法〕加蜜糖少许捣烂敷患处;另取田字草 30 克,水煎服。

〔主治〕乳腺炎。

方三

〔配方〕鲜田字草 60 克,马蹄金 30 克。

〔用法〕水煎冲白糖服。

〔主治〕急性黄疸型肝炎。

方四

〔配方〕鲜田字草 100 克。

〔用法〕水煎服。

〔主治〕神经衰弱,心烦不眠。

方五

〔配方〕鲜田字草 60 克(油炒),豆腐 1 块(油煎)。

〔用法〕加食盐和米酒少许,炆干,顿服。

〔主治〕肝硬化腹水。

方六

〔配方〕田字草、天胡荽各 15 克。

〔用法〕共捣烂冲开水服或水煎服。

〔主治〕哮喘。

方七

〔配方〕田字草 30 克。

〔用法〕用第二次米泔水煎服。

〔主治〕热淋。

方八

〔配方〕鲜田字草 60 克。

〔用法〕水煎服。

〔主治〕感冒发热。

百草良方
白话精解

五 画

白　果

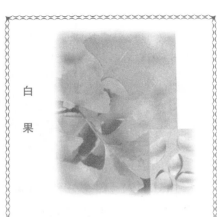

白果

【性味功效】性寒，味甘。敛肺气，定喘嗽，缩小便。

【别名】灵眼、佛指柑、佛指甲。

【生长环境】我国大部分地区有生长。

【形态特征】多年生草本，高20～100厘米。杆直立，节上有细柔毛。叶线形或线状披针形；根出叶几与植株等长；茎生叶较短，叶鞘褐色，无毛，或上部及边缘和鞘口具纤毛，具短叶舌。圆锥花序紧缩呈穗状；小穗披针形，对生于花序枝轴上；花两性，每小穗具1花，基部被白色丝状柔毛。颖果暗褐色，成熟果序被白色长柔毛。花期5～6月，果期6～7月。

【验方精选】

方一

〔配方〕白果叶10克，瓜蒌、葛根各15克。

〔用法〕水煎服，每日1剂。

〔主治〕冠心病心绞痛。

方二

〔配方〕白果4粒（去皮、心）。

〔用法〕取上药，将鸡蛋1只小头打1洞，将白果仁填入，以纸糊洞，煮熟内服。

〔主治〕带下黄白相兼。

方三

〔配方〕白果5～10只。

〔用法〕将白果连壳打碎，水煎服。

〔主治〕咳嗽气喘。

方四

〔配方〕白果5枚，豆浆1碗。

〔用法〕将白果去壳、心，取肉，捣烂，调入热豆浆中，加白糖适量温服，每日2～3次。

〔主治〕肺气虚咯血。

方五

〔配方〕白果叶干品100克或鲜品150克。

〔用法〕取上药，加水2000毫升，煎煮20分钟（鲜品煮时稍短）。待水温降至35℃以下时，浸泡搓洗秋季腹泻患儿双足20分钟，每日2次，一般1～3日治愈。

〔主治〕婴幼儿秋季腹泻（病毒性腹泻）。

方六

〔配方〕白果3粒。

〔用法〕米酒煮熟食之，每日1次，连服5日。

〔主治〕梦遗。

方七

〔配方〕白果适量。

〔用法〕取上药，用慢火炒暴，去壳碾末过筛备用。用白开水或桑螵蛸煎汁送服，3岁每次3克，每日2次；4岁每次4克，每日2次；5～9岁每次5克，每日2次；10岁以上每次5.5克，每日2次。

〔主治〕小儿遗尿。

方八

〔配方〕白果适量。

〔用法〕取上药，焙黄研细。黄酒冲服，每日3次，每次3克。

〔主治〕带下。

百草良方　白话精解

五　画

白 茅 根

【别名】茅根、茹根、百花茅根、甜草根、丝毛草根、寒草根。

【生长环境】我国各地均有分部,生于路旁、山坡、草地上。

【形态特征】多年生草本。秆丛生,直立,高30～90厘米,具2～3节。叶多丛集基部;叶鞘无毛,老时基部或破碎呈纤维状;叶舌干膜质,钝头;叶片

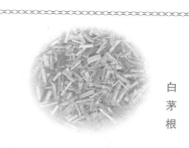

白茅根

【性味功效】味甘,性寒,止血。清热,利尿。

线形或线状披针形,先端渐尖,基部渐狭,根生叶长,茎生叶较短。圆锥花序柱状,分枝短缩密集;小穗披针形成长圆形,基部密生长丝状柔毛;第一外,具长短不等的小穗柄;两颖相等,除背面下部略呈草质外,余均膜质。边缘具纤毛,背面疏生丝状柔毛,稃卵状长圆形,先端钝,内稃缺如;第二外稃披针形,先端尖,两侧略呈细齿状;内稃长,先端截平,具尖钝大小不同的数齿;雄蕊2枚,花药黄色,长约3毫米;柱头2枚,深紫色。颖果。花期夏、秋季。春、秋采挖根,晒干备用。

【验方精选】

方一
〔配方〕鲜白茅根300克。
〔用法〕水煎。分2次服,每日1剂。
〔主治〕黄疸性肝硬化腹水。

方二
〔配方〕鲜白茅根60克,藕节炭、栀子炭、仙鹤草各15克,侧柏叶炭20克。
〔用法〕水煎服。
〔主治〕肺结核咳血。

方三
〔配方〕白茅根100克。
〔用法〕水煎2次,早晚空心服,15日为1疗程。
〔主治〕血尿。

方四
〔配方〕鲜白茅根250克,荠菜30克,马鞭草20克。
〔用法〕水煎服,每日1剂,连服3～5日。

〔主治〕乳糜尿。

方五
〔配方〕白茅根60克。
〔用法〕水煎2次。分2次服,每日1剂。
〔主治〕病毒性肝炎。

方六
〔配方〕白茅根干品250品。
〔用法〕加水800毫升,煎至300毫升,分早晚2次口服。
〔主治〕肾小球肾炎。

方七
〔配方〕鲜白茅根50克。
〔用法〕水煎当茶饮。
〔主治〕麻疹疹透后身热不退。

百草良方 白话精解

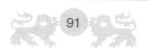

【来源】为伞形科植物杭白芷的根。

白　芷

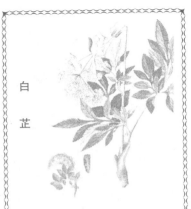

白
芷

【性味功效】味辛,性温。散风除湿,通窍止痛,消肿排脓。

【别名】兴安白芷、走马芷、芬香、泽芬、香白芷。

【生长环境】山西、河南、河北、湖南、湖北、四川以及东北、华北有产。多生于林下、河岸、溪旁、山谷草地等处。

【形态特征】多年生高大草本,高1~2米。多年生草本。茎具细纵棱,中空,近花序处密生柔毛。叶互生,下部叶2~3回羽状分裂,终裂片卵形至长卵形,顶端尖锐,基部下延,边缘密生尖锐的重锯齿。7~8月开花,花白色,排成复伞形花序生于枝顶或侧生。8~9月结果,果实长圆形或卵圆形,近海绵质,侧棱翅状。根可入药,夏、秋间采挖,晒干备用。

【验方精选】

方一
〔配方〕生白芷适量。
〔用法〕取上药,研为细末。用黄酒调敷于患处,每日换药1次。
〔主治〕膝关节积水。

方二
〔配方〕白芷3克,冰片1克。
〔用法〕共研细粉,吹入鼻腔内。
〔主治〕虫牙痛。

方三
〔配方〕新鲜白芷全草60~70克。
〔用法〕取上药,越鲜越好,最好随采随用。水煎服,每日1剂,15日为1个疗程。
〔主治〕肝硬化腹水。

方四
〔配方〕白芷10克,黄芩10克(酒炒)。
〔用法〕水煎服。
〔主治〕感冒风寒,眉棱骨痛。

方五
〔配方〕白芷适量。

〔用法〕取上药,洗净晒干,研为细末,炼蜜丸如弹子大。每次嚼服1丸,以清茶或荆芥汤化下,每日2次。
〔主治〕头风关痛、眩晕。

方六
〔配方〕白芷、忍冬藤(金银花藤)、紫草、白前、冰片各适量。
〔用法〕共研细粉,香油调敷患处。
〔主治〕烧伤。

方七
〔配方〕白芷、白及、硫黄、枯矾、炉甘石各15克,月石(硼砂)10克。
〔用法〕共研细粉,桐油调匀涂患处,涂药前用干葛煎水洗。
〔主治〕下肢溃疡。

方八
〔配方〕白芷30克。
〔用法〕取上药,水煎。分2次服,每日1剂。
〔主治〕腰麻后头痛。

百草良方
白话精解

五　画

白 背 叶

【别名】白膜叶、白帽顶、白面风、白叶野桐、木梗天青地白。

【生长环境】我国南方各省有分布。生于灌木草丛、山坡中。

【形态特征】灌木或小乔木,高 2～3 米。小枝、叶柄、花序及叶背面均有灰白色星状茸毛。叶互生,叶片阔卵形,全缘或不规则 3 裂,有稀疏钝齿。夏、秋开灰白色花,雄穗状花序顶生,雌穗状花序顶生或侧生。蒴果近球形,密生羽毛状软刺。叶多鲜用,或夏、秋采集,晒干。根全年可采。

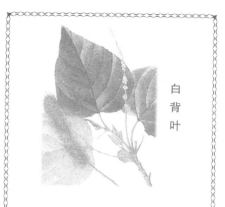

白背叶

【性味功效】味苦、涩,性凉。清热解毒,止血止痛。

【验方精选】

方一

〔配方〕鲜白背叶 30 克。

〔用法〕水煎服。

〔主治〕肺结核咯血,溃疡病出血。

方二

〔配方〕白背叶、松树二层皮、杉木寄生各等量。

〔用法〕水煎洗患处。

〔主治〕痈疮溃疡。

方三

〔配方〕白背叶根 60 克,甜酒、白糖适量。

〔用法〕水煎,去渣,加甜酒、白糖,分 2 次服。

〔主治〕扭挫伤。

方四

〔配方〕鲜白背叶适量。

〔用法〕水煎洗患处。

〔主治〕皮肤湿疹。

方五

〔配方〕白背叶 30 克。

〔用法〕蒸水,用消毒棉签蘸药水拭抹患处,每日 3 次,连用 2～3 日。

〔主治〕鹅口疮。

方六

〔配方〕鲜白背叶根 30 克。

〔用法〕蜜糖浸透绞汁,频频含咽。

〔主治〕扁桃体炎。

方七

〔配方〕白背叶根 15 克,白鸡冠花、乌贼骨各 9 克。

〔用法〕水煎去渣,分 2 次对水酒服,每日 1 剂。

〔主治〕白带过多。

方八

〔配方〕白背叶根 60 克,猪瘦肉适量。

〔用法〕水煎服。

〔主治〕瘰疬。

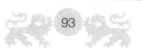

五 画

【来源】为茄科植物白英的全草。

白　英

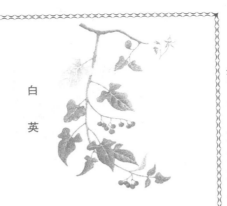

白英

【性味功效】味甘、辛、苦,性微寒。清热解毒,祛风利湿。

【别名】白毛藤、蜀羊泉、排风藤、苦茄、毛葫芦。

【生长环境】我国大部分地区有分布。

【形态特征】多年生草本。茎攀援,基部木质化,全体密生白色软毛。叶互生,柄长1～3厘米,基部有一对耳状裂片,上部的叶常不分裂。全缘,长3～8厘米,宽2～4厘米,基部心形,先端渐尖,嫩叶两面均被短柔毛。聚伞花序与叶对生;花紫色或白色,五深裂。浆果球形,初时绿色,后变红色以至黑色,内藏多数种子。夏、秋采全草,洗净,切段,晒干。

【验方精选】

方一
〔配方〕鲜白英100克。
〔用法〕水煎服,连服3～7日。
〔主治〕阴道炎、子宫颈糜烂。

方二
〔配方〕白英、毛冬青各30克。
〔用法〕水煎服。
〔主治〕咽喉肿痛,痈肿疮毒,淋巴结结核。

方三
〔配方〕白英、茵陈、鲜白茅根各30克。
〔用法〕水煎服,速服5～7日。
〔主治〕湿热黄疸。

方四
〔配方〕鲜白英100克,茵陈60克,黄柏、栀子各10克。
〔用法〕水煎调冰糖适量服。
〔主治〕胆囊炎,黄疸型肝炎。

方五
〔配方〕白英、野菊花、金银花藤、鸭跖草各10克。
〔用法〕水煎服。
〔主治〕感冒,流行性感冒。

方六
〔配方〕白英30克,灵仙9克,油松节15克。
〔用法〕水煎服。
〔主治〕风湿性关节炎。

方七
〔配方〕白英、贯众各10克,甘草6克。
〔用法〕水煎服。
〔主治〕预防感冒。

方八
〔配方〕鲜白英60克。
〔用法〕水煎服,日服1剂,连服10～20日。
〔主治〕血吸虫病引起的黄疸,湿热黄疸。

百草良方 白话注解

五画

【来源】为毛茛科植物芍药的根。

白　芍

【别名】白芍药、杭芍、川芍、毫芍。

【生长环境】分布在我国大部分地区。多生于山坡、草丛、林下。

【形态特征】多年生草本，高 40 ~ 80 厘米。根肥大，圆柱形，表面黑褐色或棕黄色，茎直立，光滑无毛。叶互生，下部茎生叶，小叶片狭卵形、椭圆形或披针形，顶端尖，基部楔形，叶面无毛。5 ~ 6 月开花，花朵大而美丽，白色，有时有深紫色或红色斑块，数朵生于枝顶或枝端，花瓣倒卵形。8 月结果，果实由 3 ~ 5 个小分果组成，无毛、先端钩状向外弯。根可入药，夏、秋季采，锅内煮至无硬心后除去外皮，或先除外皮再煮，晒干备用。

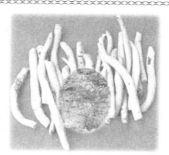

白芍

【性味功效】味苦、酸，性微寒。平肝止痛，养血调经等。

【验方精选】

方一

〔配方〕白芍适量，与甘草按 2：1 的剂量混合。

〔用法〕共研细末。每次 30 克细末加水 120 毫升，煮沸 3 ~ 5 分钟。澄清后温服，每日 1 ~ 2 次。一般药后 30 ~ 100 分钟即显效。

〔主治〕支气管哮喘。

方二

〔配方〕白芍、当归、熟地黄、香附各 10 克，川芎 3 克。

〔用法〕水煎服。

〔主治〕月经不调，痛经。

方三

〔配方〕白芍、黄芩各 10 克，甘草 5 克。

〔用法〕水煎服。

〔主治〕痢疾腹痛。

方四

〔配方〕白芍、荠菜各 15 克，罗布麻根 6 克。

〔用法〕水煎服。

〔主治〕肝旺头痛，眼花头晕，高血压。

方五

〔配方〕白芍 15 克，甘草 5 克。

〔用法〕水煎服。

〔主治〕腓肠肌痉挛疼痛（小腿筋），腹肌痉挛疼痛。

方六

〔配方〕白芍、防风、白术各 10 克，陈皮 6 克。

〔用法〕水煎服。

〔主治〕慢性肠炎，腹痛、腹泻。

方七

〔配方〕生白芍 24 ~ 40 克。

〔用法〕取上药，加生甘草 10 ~ 15 克，水煎。口服，每日 1 剂。

〔主治〕习惯性便秘。

百草良方

白话精解

五　画

【来源】为双子叶植物药姜科植物姜的鲜根茎。

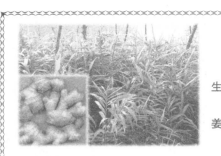

生姜

【性味特征】性温,味辛。发表,散寒,止呕,开痰。

生　姜

【别名】鲜姜、老姜。

【生长环境】我国大部分地区有栽培。

【形态特征】多年生草本,高 50 ~ 100 厘米。根茎肉质,扁圆横走,分枝,具芳香和辛辣气味。叶互生,2 列,无柄,有长鞘,抱茎;叶片线状披针形,先端渐尖,基部狭,光滑无毛。叶膜质。花茎自根茎抽出,穗状花序椭圆形,稠密,苞片卵圆形,先端具硬尖,绿白色,背面边缘黄色,花萼管状,长约 1 厘米,具 3 短齿;花冠绿黄色;管长约 2 厘米,裂片 3,披针形,略等长,唇瓣长圆状倒卵形,较花冠裂片短,稍为紫色,有黄白色斑点;雄蕊微紫色,与唇瓣等长;子房无毛,3 室,花柱单生,为花药所抱持。蒴果 3 瓣裂。种子黑色。花期 7 ~ 8 月(栽培的很少开花)。果期 12 月至翌年 1 月。根块可入药。夏季采挖,除去茎叶及须根,洗净泥土。

【验方精选】

方一

〔配方〕鲜生姜 120 克。

〔用法〕磨碎,开水淬汁,用姜汁调蜂蜜 120 毫升。1 次顿服,或在半小时内频频服完,小儿酌减,每日 1 ~ 2 次。

〔主治〕蛔虫性肠梗阻。

方二

〔配方〕炮姜 9 克,陈棕炭、乌梅炭各 10 克。

〔用法〕共研细末,每次 10 克,每日 3 次,连服 3 ~ 5 日。

〔主治〕功能性子宫出血(属虚寒证者)。

方三

〔配方〕鲜生姜 45 克。

〔用法〕取上药,加红糖 30 克,共捣为糊状。每日 3 次分服,7 日为 1 个疗程。

〔主治〕急性细菌性痢疾。

方四

〔配方〕生姜 6 克,鲜竹茹 30 克,莲子心 3 克。

〔用法〕水煎服。

〔主治〕胃热呕吐。

方五

〔配方〕鲜生姜适量。

〔用法〕取上药 1 块如鸡蛋黄大,去皮,切碎,放鸡蛋 1 个搅拌均匀,再放入油中煎成黄色。趁热吃,每日晨起 1 次,7 日为 1 个疗程。

〔主治〕咳喘。

方六

〔配方〕生姜适量。

〔用法〕取上药,洗净,切成薄片。用姜片擦患处至发热,再取 1 片姜蘸细盐少许,涂擦患处 5 次,擦至患处皮肤略呈淡红色,然后抹上一层细盐。每日 3 次,擦后禁用水洗,用药 1 周即可。

〔主治〕花斑癣。

百草良方 白话精解

五　画

冬　瓜

【别名】白瓜、白冬瓜、东瓜、枕瓜。

【生长环境】我国各地均有栽培。

【形态特征】一年生攀援草本。茎长大粗壮,密被黄褐色刺毛,卷须分枝。单叶互生;具长柄;叶片阔卵形或近于肾形,具 5~7 棱角或呈浅裂状,先端尖,基部心形,边缘具锯齿,两面均被粗毛,叶脉网状。花单性,雌雄同株,单生于叶腋;花萼管状,5裂,裂片三角状卵形,花冠黄色,瓣外展,长 3~5 厘

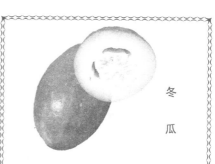

冬瓜

【性味功效】味甘,性凉。利尿消肿。

米,雄蕊5,联生成 3 枚,花药 2 室,雌花柄短,子房下位,长椭圆形,柱头 3 裂,略扭曲。瓠果肉质,椭圆形或长方状椭圆形,有时近圆形,果皮淡绿色,表面具一层白色蜡质的粉末,果内白色肥厚;果梗圆柱形,具纵槽。种子多数,白色或黄白色,花期 5~6 月。果期 6~8月。夏末、秋初,果实成熟时采摘。冬瓜皮、子、瓤均可入药。

【验方精选】

方一

〔配方〕冬瓜皮20 克(要经霜者),蜂蜜少许。

〔用法〕水煎服。

〔主治〕咳嗽。

方二

〔配方〕干冬瓜子、麦门冬、黄连各50 克。

〔用法〕水煎饮之。

〔主治〕消渴不止,小便多。

方三

〔配方〕陈冬瓜子。

〔用法〕炒为末,空腹时服15 克。

〔主治〕男子白浊,女子白带。

方四

〔配方〕冬瓜子、麦门冬、黄连各6 克。

〔用法〕水煎服。

〔主治〕消渴不止,小便多。

方五

〔配方〕冬瓜皮30 克,鲫鱼数尾(250 克左右)。

〔用法〕共炖烂,加佐料,食鱼喝汤。

〔主治〕缺乳。

方六

〔配方〕冬瓜1000 克,鸭 1 只。

〔用法〕将冬瓜(连皮)切片,鸭子去毛及内脏,用沙锅共炖烂,1 日内分次吃完(不可放盐)。

〔主治〕急性肾炎,全身浮肿。

方七

〔配方〕冬瓜皮、西瓜皮、白茅根各 20 克,玉蜀黍蕊(玉米须)10 克,赤小豆 120 克。

〔用法〕水煎,每日分 3 次服。

〔主治〕肾炎,小便不利,全身浮肿。

方八

〔配方〕冬瓜子、芦根、薏苡仁各 30 克,金银花、桔梗各 9 克。

〔用法〕水煎服。

〔主治〕肺脓疡。

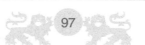

百草良方 白话精解

【来源】为锦葵科植物冬葵的种子。

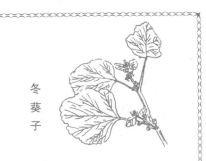

冬葵子

【性味功效】味甘,性寒。利尿下乳,润肠通便。

冬 葵 子

【别名】葵子、葵菜子、滑滑菜、冬寒菜、冬苋菜、奇菜。

【生长环境】我国各地均有栽培。

【形态特征】一年生或多年生草本,高 0.5~1米。全株被柔毛。叶互生,圆肾形或近圆形,5~7掌状浅裂,边缘有锯齿。花簇生于叶腋,花梗短,花萼钟状,5裂,花瓣5片,淡红色。春采种子,晒干。根、叶随用随采。

【验方精选】

方一
〔配方〕冬葵子 10 克,浮小麦 30 克。
〔用法〕水煎服。
〔主治〕盗汗。

方二
〔配方〕冬葵子 15 克,冬瓜皮 30 克。
〔用法〕水煎服。
〔主治〕水肿。

方三
〔配方〕冬葵子 30 克,红牛膝 25 克。
〔用法〕水煎分 2 次服。
〔主治〕胎盘滞留。

方四
〔配方〕冬葵子 100 克,鸡蛋 1~2 枚。
〔用法〕加水共煮熟,加食盐少许,吃蛋喝汤。
〔主治〕风热咳嗽。

方五
〔配方〕冬葵菜 60 克。
〔用法〕水煎服。
〔主治〕难产(子宫收缩无力)。

方六
〔配方〕冬葵子 10 克,土牛膝 9 克,积雪草、玉米须各 30 克。
〔用法〕水煎,分 2 次服,每日 1 剂。
〔主治〕泌尿系结石。

方七
〔配方〕冬葵根 60 克,猪瘦肉 90 克。
〔用法〕加水共炖烂,加食盐少许,分 2次服。
〔主治〕乳汁不足。

方八
〔配方〕冬葵菜 30 克,车前草、海金沙藤各 25 克。
〔用法〕水煎服,每日 1 剂,连服 5~7 日。
〔主治〕尿路感染。

百草良方

白话精解

五 画

瓜子金

【别名】小远志、散血丹、辰砂草、黄瓜仁草、瓜子草、金锁匙、竹叶地丁。

【生长环境】我国大部分地区有分布。多生于向阳坡地、田间地头等处。

【形态特征】多年生常绿草本，高15～30厘米。根细长，弯曲，有横皱和结节，黄白色。茎由基部丛生，下部木质化。叶互生，革质，卵状至卵状披针形，先端渐尖，基部狭楔形，全缘，嫩叶常带紫色。春末，枝梢叶腋开紫白色小花，总状花序。蒴果扁圆形，顶凹入，有阔翅。夏、秋采全草，鲜用或晒干。

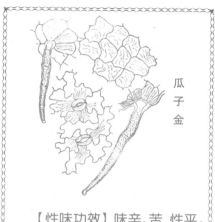

瓜子金

【性味功效】味辛、苦，性平。止咳化痰，活血止血，安神。

【验方精选】

方一
〔配方〕瓜子金30克，枇杷叶6克，猪瘦肉120克。
〔用法〕水炖，服汤食肉。
〔主治〕支气管炎。

方二
〔配方〕瓜子金15克。
〔用法〕水煎，蜜糖调服。
〔主治〕百日咳。

方三
〔配方〕瓜子金根适量。
〔用法〕塞入患牙。
〔主治〕牙痛。

方四
〔配方〕瓜子金50克。
〔用法〕水煎，晚上睡前服。
〔主治〕失眠。

方五
〔配方〕鲜瓜子金、猪瘦肉各120克。
〔用法〕共煮，吃肉喝汤。

〔主治〕咳嗽气喘。

方六
〔配方〕瓜子金、白花蛇舌草各15克，车前草10克。
〔用法〕水煎服，每日1剂。
〔主治〕急性扁桃体炎。

方七
〔配方〕鲜瓜子金60克，白糖30克。
〔用法〕将鲜药洗净，切碎，捣烂绞汁，加白糖，开水冲服。
〔主治〕月经不调。

方八
〔配方〕鲜瓜子金30克。
〔用法〕酒煎，于疟疾发作前2小时服。
〔主治〕疟疾。

百草良方 白话精解

五画

【来源】为葫芦科植物栝楼的果实。

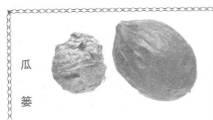

瓜蒌

【性味功效】味甘、微苦,性寒。清热化痰,宽胸散结等。

瓜 蒌

【别名】药瓜、栝楼、鸭蛋瓜、瓜蒌仁、瓜蒌壳、瓜蒌皮。

【生长环境】分布于我国西南、中南、华南各省、自治区。

【形态特征】多年生草质藤本,长可达 10 米。块根粗长柱状,肥厚,外皮灰黄色,断面白色,肉质,富含淀粉。茎有浅纵沟。卷须生于叶腋。叶互生,叶片近圆形,掌状深 5～7 裂,边缘有疏齿或缺刻。花白色,雄花数朵生花梗顶端,花瓣细裂成丝状;雌花单生于叶腋。瓠果卵形,成熟时黄褐色,内有肉质瓜瓤。种子瓜子形,卵状,棕色。秋采成熟果实,置通风处阴干。深秋挖根,刮去粗皮,切段晒干或烘干,即为"天花粉"。

【验方精选】

方一

〔配方〕陈瓜蒌 100 克。

〔用法〕煎汤。待温坐浴 20 分钟。

〔主治〕利下便。

方二

〔配方〕瓜蒌 30 克,石斛 9 克。

〔用法〕水煎服,每日 1 剂。

〔主治〕经闭。

方三

〔配方〕瓜蒌 15 克,蒲公英 60 克,青皮 9 克。

〔用法〕水煎服,每日 1 剂。

〔主治〕急性胰腺炎。

方四

〔配方〕青瓜蒌 1 个。

〔用法〕取上药,焙干研细末。每次 6 克,每日服 3 次。

〔主治〕急性肝炎。

方五

〔配方〕鲜瓜蒌 1～2 个。

〔用法〕捣烂敷患处(暴露乳头使乳汁排泄通畅)。

〔主治〕乳腺炎。

方六

〔配方〕天花粉、绿豆各 50 克。

〔用法〕共研细末,冷开水调成糊,外涂患处,每日 3～5 次。

〔主治〕流行性腮腺炎。

方七

〔配方〕瓜蒌适量。

〔用法〕取上药,焙干研细末。每次 10 克,每日 3 次冲服。

〔主治〕冠心病,心绞痛。

方八

〔配方〕瓜蒌皮 1 个(焙焦为末)。

〔用法〕取上药,将梨 1 只挖洞,装入瓜蒌末,用面包住烧熟。1 日 3 次分食,2 岁以下小儿 2 日吃 1 只。

〔主治〕麻疹,咳嗽。

百草良方 白话精解

五 画

玄　参

【别名】重台、正马、玄台、逐马、野脂麻、元参。

【生长环境】浙江、安徽、湖南、陕西等地栽培或生于山坡林下。

【形态物征】多年生草本,根圆柱形,下部常分叉,外皮灰黄褐色。茎直立,四棱形,有腺状柔毛。叶对生;叶片卵形,先端渐夹,基部圆形,边缘具钝锯齿,聚伞花序,呈圆锥状;花梗长 1 ~ 3 厘米,花序和花梗都有明显的腺毛;萼片 5 裂,卵圆形;花冠暗紫色,管部斜壶状,有 5 裂片,雄蕊 4 枚;花盘明显;子房上位,2 室,花柱细长。蒴果卵圆形,先端短尖,深绿,萼宿存。花期7 ~ 8 月。果期8 ~ 9 月。秋、冬挖根,晒干备用。

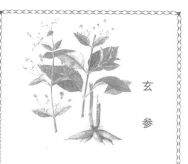

玄参

【性味功效】味苦微咸,性凉。滋阴,降火,解毒。

【验方精选】

方一

〔配方〕玄参60 克。

〔用法〕取上药,加水煎取浓汁 500 毫升。每日 1 ~ 2 次。

〔主治〕风热感冒。

方二

〔配方〕玄参 15 克,麦冬、桑葚各 12 克。

〔用法〕水煎服。

〔主治〕阴虚口燥,便秘。

方三

〔配方〕玄参、生地黄各 15 克,生石膏 15 克(先煎),牛膝、麦冬各 10 克。

〔用法〕水煎服。

〔主治〕齿龈炎。

方四

〔配方〕玄参适量。

〔用法〕根据病人年龄大小取上药,5 ~ 10 岁用 21 克,水煎取汁 80 ~ 100 毫升;11 ~ 16 岁用 33 克,水煎取汁 150 ~ 180 毫升;17 岁以上用 51 克,水煎取汁200 ~ 250 毫升。分4 ~ 5 次口服,以温服为宜,每日 1 剂。

〔主治〕乳糜尿。

方五

〔配方〕玄参、生地黄各 15 克,麦冬 5 克。

〔用法〕水煎服。

〔主治〕热病伤津,咽干,便秘。

方六

〔配方〕鲜玄参 30 克,天葵子 15 克。

〔用法〕水煎服。

〔主治〕淋巴结结核(瘰疬)。

方七

〔配方〕玄参 12 克,茵陈、板蓝根各 15 克,泽泻、青皮各 10 克。

〔用法〕水煎服。

〔主治〕急性黄疸型肝炎。

方八

〔配方〕玄参 10 克,桔梗 5 克,甘草 3 克。

〔用法〕水煎服。

〔主治〕慢性咽炎。

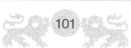

五　画

【来源】为天南星科半夏属植物半夏的干燥块茎。

半　夏

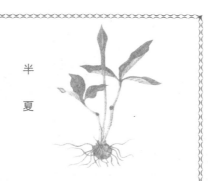

半
夏

【性味功效】味辛,性温,有毒。燥湿化痰,降逆止呕、消痞散结。

【别名】三叶半夏、珠半夏、三步跳。

【生长环境】我国大部分省、区有产。此物生于山坡湿地、林边、田野、溪谷草丛中、林下或栽培。

【形态特征】多年生草本,高 15～20 厘米。块茎球形或扁球形,叶出自块茎顶端;叶柄下部内侧生一白色珠芽。5～7 月开花,肉穗花序顶生,花序顶端的附属体延长伸出绿色或带淡紫色佛焰苞外,呈鼠尾状,雄花生于肉穗花序上部,雌花生于下部,二者之间有一段不育部分。8～9 月结果,果实卵状椭圆形,熟时红色。夏、秋采块茎,放入筐内放于河水中撞去外皮,洗净晒干,即为生半夏。将生夏浸泡 1～2 日,沥干,用生姜汁拌匀,加明矾粉拌匀,放缸内腌 3～4 日后,加水再腌 3～4 日,然后洗净,切片晒干,即为制半夏。

【验方精选】

方一

〔配方〕制半夏、紫苏梗、党参各 10 克,生姜 5 克。

〔用法〕水煎服。

〔主治〕妊娠呕吐,胃寒呕吐。

方二

〔配方〕制半夏、茯苓、陈皮各 10 克,甘草 6 克。

〔用法〕水煎服。

〔主治〕慢性气管炎,咳嗽痰多。

方三

〔配方〕生半夏 30 克。

〔用法〕取上药,研为极细末,用陈醋适量调糊。敷患处,包扎固定,每日换药 1 次。

〔主治〕闪挫伤筋及跌打损伤表皮未破者。

方四

〔配方〕鲜半夏适量。

〔用法〕取上药,剥去外皮,用醋 3～4 滴,置碗内磨取汁。涂患处,每日 3 次。完后两手洗净,以免入口中毒。

〔主治〕顽癣。

方五

〔配方〕生半夏适量。

〔用法〕取上药,洗净晒干,研成细末,然后置沙锅内,加适量水煮沸,使成糊状即可。先用无菌生理盐水清洁创面,然后将糊剂涂于无菌纱布上,敷盖患处包扎,每日换药 1 次,2～3 次即可痊愈。

〔主治〕淋巴结核(瘰疬)已溃。

方六

〔配方〕鲜半夏适量。

〔用法〕取上药,洗净去外皮,削成适当大小的块。塞入患侧或对侧鼻孔内(疗效相似),1～2 小时后取去。每日或间隔 7～8 小时塞 1 次,连续 3 次无效,则改用他法治疗。

〔主治〕急性乳腺炎。

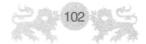

半边莲

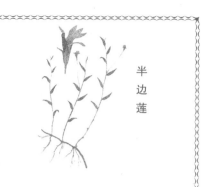

半边莲

【别名】急解索、细米草、蛇利草。

【生长环境】我国长江流域各省及南部各省、区有分布。野生于坡边、田边湿润地。

【形态特征】多年生小本草,高 10～30 厘米。全株光滑无毛,有乳汁。茎细弱,直立或匍匐,基部横卧地上,节上生根。叶互生,条形或条状披针形,先端尖,基部渐狭,全缘或有微锯齿;叶柄短近于无柄。5～8 月开花,花单生于叶腋,花柄细长;萼筒倒三角状圆锥形,萼齿 5 个,披针形;花冠淡红色或紫红色,花冠只有半边,一侧深裂,裂片 5 枚,白色、淡红色或淡紫色,无毛或内部有半边,8～10 月结蒴果,蒴果 2 瓣裂。全年采全草,晒干备用或鲜用。

【性味功效】味微辛,性凉,有毒。清热解毒,利水。

【验方精选】

方一

〔配方〕半边莲 30 克。

〔用法〕煎汤,煮猪肺 1 只,吃汤和肺。

〔主治〕百日咳。

方二

〔配方〕鲜半边莲、鲜犁头草各适量。

〔用法〕加生盐少许,共捣烂敷患处。

〔主治〕疔疮。

方三

〔配方〕半边莲 30 克。

〔用法〕水煎当茶喝,连服 30 日。

〔主治〕口腔癌,肝硬化。

方四

〔配方〕半边莲、田基黄各 90 克。

〔用法〕共捣烂,取汁冲酒服,药渣敷伤口四周。

〔主治〕毒蛇咬伤。

方五

〔配方〕半边莲 15～30 克(鲜品 60 克)。

〔用法〕水煎服。

〔主治〕腹水、浮肿。

方六

〔配方〕半边莲 60 克。

〔用法〕捣汁、取汁冲开水服。

〔主治〕野菌中毒。

方七

〔配方〕半边莲、旱莲草、红花地桃花、羊咪青各适量。

〔用法〕共捣烂,敷患处。

〔主治〕疮疡肿痛。

方八

〔配方〕鲜半边莲 30 克,鲜田边菊 30 克。

〔用法〕将鲜草洗净,捣烂,绞汁内服。

〔主治〕急性胃肠炎,腹痛。

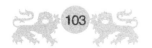

百草良方 白话精解

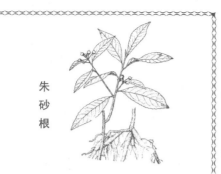

朱砂根

【性味功效】味微苦、辛,性平。祛风去湿,活血散瘀,消炎止痛。

朱 砂 根

【别名】小罗伞、珍珠伞、八瓜伞龙、小郎伞。

【生长环境】我国大部分省、区有分布。此物多生于山坡林下、溪边阴湿处、村旁灌木丛中。

【形态特征】为灌木,高约 1.5 米。干燥根;多分枝,呈细圆柱状,略弯曲,长短不一,径 4~10 毫米。表面暗紫色或暗棕色,有纵向皱纹及须根痕。质坚硬,断面木部与皮部易分离,皮部发达,约占断面 1/2,淡紫色,木部淡黄色。根入药,秋冬采挖为佳,晒干备用。

【验方精选】

方一

〔配方〕鲜朱砂根、鲜竹叶花椒(或花椒)根皮、鲜透骨消各适量。

〔用法〕共捣烂,酒炒热敷患处。

〔主治〕跌打损伤,风湿性关节炎。

方二

〔配方〕朱砂根 15 克。

〔用法〕水煎服或加白糖、黄酒冲服。

〔主治〕妇女痛经,白带异常。

方三

〔配方〕鲜朱砂根 100 克,鲜榕树叶 250 克。

〔用法〕共捣烂,加童尿或酒炒热敷患处。

〔主治〕跌打扭伤。

方四

〔配方〕朱砂根 15 克,猪肺适量。

〔用法〕炖服,先吃汤,后去药吃肺。

〔主治〕肺病及劳伤吐血。

方五

〔配方〕朱砂根 30 克。

〔用法〕水煎服;另取鲜朱砂根叶适量捣烂敷患处。

〔主治〕风湿骨痛。

方六

〔配方〕朱砂根 30 克。

〔用法〕水煎,口含频频吞咽。

〔主治〕咽喉炎。

方七

〔配方〕朱砂根 15 克。

〔用法〕水煎服;另取朱砂根用水加醋磨,滴含患处。

〔主治〕扁桃体炎(单、双蛾)。

方八

〔配方〕朱砂根、杜仲各 10 克,大血藤 15 克,穿破石 12 克,细辛 1.5 克。

〔用法〕水煎服。

〔主治〕腰背痛。

百草良方 白话精解

六 画

吉 祥 草

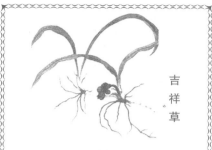

吉
祥
草

【别名】竹根七、竹叶青、蛇尾七、三步两道桥。

【生长环境】我国中部、南部及西南部各省、区有分布。多生长于阴湿处或林下。

【形态特征】多年生常绿草本。根状茎匍匐于地下或地上,带绿色,亦间有白色,节明显,节上生根。叶簇生于匍匐茎的顶端或节部,长椭圆状披针形或条状披针形,全缘,先端尖或长尖,有叶鞘。7～9月开花,花着生于花茎上,排列成疏生的穗状花序;花无柄,两性,着生于苞腋,每苞有花1朵,花被漏斗形,有芳香;雄蕊6枚,着生于花被的喉部,与花被裂片对生,伸出花被外。子房上位,3室;柱头头状。8～10月结果,浆果圆形,红色。种子白色。全草入药可采,拔起全草,去泥晒干备用。

【性味功效】味苦,性平。润肺止咳、固肾、接骨。

【验方精选】

方一

〔配方〕吉祥草15克,麦冬、芦根各9克,桑叶6克。

〔用法〕水煎服。

〔主治〕阴虚哮喘。

方二

〔配方〕吉祥草30克,金樱子15克。

〔用法〕水煎服。

〔主治〕遗精。

方三

〔配方〕吉祥草30克,百部、白果各9克。

〔用法〕水煎服。

〔主治〕哮喘。

方四

〔配方〕吉祥草根20克,猪肝50克。

〔用法〕水煎,吃肝喝汤。

〔主治〕目翳。

方五

〔配方〕吉祥草根10克,猪肝50克。

〔用法〕加水蒸服。

〔主治〕疳积。

方六

〔配方〕鲜吉祥草、鲜凤仙花苗、菊叶三七、凌霄花根各等份。

〔用法〕洗净,捣烂,加酒适量,炒热敷伤处。

〔主治〕跌打损伤,扭挫伤。

方七

〔配方〕鲜吉祥草30克,冰片少许。

〔用法〕将鲜吉祥草捣烂,绞汁,加冰片少许,灌服2～3匙。

〔主治〕急惊风。

方八

〔配方〕吉祥草30克,大蓟根20克,枇杷叶5片(去毛)。

〔用法〕水煎服,每日1剂,连服7～10日。

〔主治〕肺结核。

百草良方 白话精解

【来源】为菊科一年生草本植物红花的筒状花。

红　花

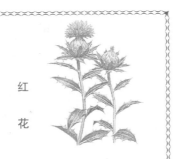

红
花

【性味功效】性温，味辛。活血通经，去瘀止痛。

【别名】刺红花、草红花、红蓝花。

【生长环境】我国各地均有栽培。

【形态特征】一年生草本，高40～90厘米，全体光滑无毛。茎直立，基部木质化，上部多分枝。叶互生，质硬，近于无柄而抱茎；卵形或卵状披针形，基部渐狭，先端尖锐，边缘具刺齿；上部叶逐渐变小，成苞片状，围绕头状花序。花序大，顶生，总苞片多列，外面1～3列呈叶状，披针形，边缘有针刺；内列呈卵形，边缘无刺而呈白色膜质；花托扁平；管状花多数，通常两性，橘红色。果期8～9月。瘦果椭圆形或倒卵形，基部稍歪斜，白色，红花的花可入药。孕妇慎用。5～6月当花瓣由黄变红时采摘，晒干、阴干或烘干。

【验方精选】

方一

〔配方〕红花15克。

〔用法〕取上药，药量根据患儿年龄大小而定，水煎。每日1剂，早晚温服，连服10剂为1个疗程。

〔主治〕儿童扁平疣。

方二

〔配方〕红花、香附各10克。

〔用法〕水煎服。

〔主治〕产后腹痛、上下攻窜、部位不定，并伴有纳呆、便秘者。

方三

〔配方〕红花、桃仁、当归、白芍各10克，熟地黄12克。

〔用法〕水煎服。

〔主治〕痛经，经闭。

方四

〔配方〕红花10克。

〔用法〕取上药，放入米酒500毫升内，小火煎至250毫升，去红花。将药液分2次温服。

〔主治〕关节痛。

方五

〔配方〕红花、益母草各15克，山楂10克。

〔用法〕加红糖适量，水煎服。

〔主治〕产后恶血不止，腹痛。

方六

〔配方〕红花、川芎、当归、桃仁各10克。

〔用法〕水煎服。

〔主治〕腹中包块。

方七

〔配方〕藏红花2克。

〔用法〕取上药，加入猪瘦肉50～100克中，再加白糖适量蒸熟。食肉，隔天1次。

〔主治〕红斑。

方八

〔配方〕红花、赤芍、川芎、降香各15克，丹参30克。

〔用法〕共研细末，分3次冲服，每日1剂，连服15～30日。

〔主治〕冠心病，心绞痛。

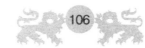

决明子

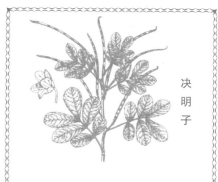

决明子

【别名】狗尿豆、假绿豆、羊角豆、野青豆、猪屎蓝豆、夜关门、千里光、草决明。

【生长环境】我国大部分地区有分布。生于山坡、河边或栽培。

【形态特征】一年生半灌木状草本,高1~2米。羽状复叶互生;小叶3对,倒卵形或长圆状倒卵形,长1.5~6.5厘米,宽0.8~3厘米,先端钝,基部圆形,偏斜,幼时两面疏被长柔毛;托叶锥形,早落。花成对腋生;萼片5,分离;花瓣5,黄色,有爪;能育雄蕊7,下面3枚较发达;子房有柄,被白色。荚果线形。种子多数,菱形,淡褐色,有光泽,花期7~9月,果期9~11月。决明的叶、成熟种子可入药,秋季采收,晒干备用。

【性味功效】味甘、苦、咸,性微寒。清热明目,润肠通便。

【验方精选】

方一

〔配方〕决明子10~15克。

〔用法〕水煎10分钟,加蜂蜜20~30克调和,每晚1剂。

〔主治〕习惯性便秘。

方二

〔配方〕决明子20克。

〔用法〕用开水500毫升泡后代茶饮用。

〔主治〕高血脂症。

方三

〔配方〕决明子、千里光、路边菊各10克。

〔用法〕水煎服。

〔主治〕风火眼痛。

方四

〔配方〕生决明子300克。

〔用法〕每次取25~50克,开水冲泡,饮用。

〔主治〕男性乳房发育症。

方五

〔配方〕决明子30克。

〔用法〕取上药,加水1 000毫升,煎至400毫升。分2次服,每日1剂,小儿酌减。

〔主治〕睑腺炎。

方六

〔配方〕决明子25~100克。

〔用法〕水煎服,每日1剂。

〔主治〕急性乳腺炎。

方七

〔配方〕决明子适量。

〔用法〕取上药,研为细末,每25克加水500毫升,煎成糊状,冷却后放灭菌瓶内备用。用时冲洗患处,涂抹或含漱。

〔主治〕口腔溃疡。

方八

〔配方〕决明子、香附、姜黄各10克。

〔用法〕水煎服。

〔主治〕胃痛。

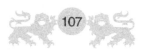

百草良方 白话精解

【来源】为双子叶植物药菊科植物奇蒿的全草。

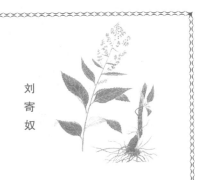

刘寄奴

刘 寄 奴

【别名】鸭脚菜、鸭脚艾、白花蒿、四季菜。

【生长环境】我国大部分省、区有分布。多生于林边、田边、路旁、草丛中。

【形态特征】多年生草本,高40~90厘米,揉碎有香气。茎直立,嫩时有稀疏柔毛,后脱落无毛。叶互生,基生叶叶片羽状分裂,裂片卵形、长卵形或椭圆形,边缘有锯齿,两面均无毛;茎生叶,叶片通常掌状3深裂,侧裂1~3对。8~9月开花,花白色,组成头状花序长圆形,直径约3毫米,无梗,基部无小苞片,排成圆锥花序式生于枝顶,或在分枝上排成复穗状花序;总苞片半膜质或膜质,背面无

【性味功效】味微苦、辛,性温。活血散瘀,祛风止咳,利湿解毒,通经止痛。

毛;管状。8~10月结果,果实倒卵形,细小,顶端无冠毛。地上部分夏季开花时采割,鲜用或晒干备用。

【验方精选】

方一

〔配方〕刘寄奴、菊三七各等量。

〔用法〕研细粉,敷患处。

〔主治〕外伤出血。

方二

〔配方〕刘寄奴15克,白背叶根30克。

〔用法〕水煎服。

〔主治〕白带。

方三

〔配方〕鲜刘寄奴、鲜韭菜各60克。

〔用法〕水煎服。

〔主治〕跌打内伤。

方四

〔配方〕刘寄奴、地耳草各15克。

〔用法〕水煎服。

〔主治〕慢性肝炎。

方五

〔配方〕刘寄奴30克。

〔用法〕水煎服。

〔主治〕月经不调,经闭,跌打瘀肿,胃肠气胀。

方六

〔配方〕刘寄奴、当归各15克,延胡索10克。

〔用法〕水煎服。

〔主治〕闭经,产后瘀血腹痛。

方七

〔配方〕鲜刘寄奴适量,水浸泡过15分钟的糯米少量。

〔用法〕共捣烂敷患处。

〔主治〕小儿丹毒。

方八

〔配方〕刘寄奴15克,茵陈10克。

〔用法〕水煎服。

〔主治〕黄疸。

百草良方 白话精解

【来源】为茄科植物灯笼草的全株或果实。

灯 笼 草

【别名】泡泡草、鬼灯笼、爆卜草、响铃子、水灯笼草、打额泡。

【生长环境】我国各地有分布。多生于田间、路旁。

【形态特征】一年生草本，高 30 ～ 90 厘米。茎直立或披散，上有细棱，具短毛。单叶互生，或 2 片聚生；卵圆形至矩圆形，先端短尖，基部略呈心形或斜偏，边缘浅波状或有疏锯齿，上面绿色，下面浅绿色，两面脉上均被短茸毛，下面较密；叶柄被短茸毛。6 ～ 7 月开花，花单生于叶腋；花梗具短茸毛；花萼绿色，钟状；花冠黄色，短筒状，9 ～ 10 月结果，浆果圆形，直径约 1 厘米，黄色；宿萼在结果时膨胀成灯笼状，包围在浆果外面，但与果分离。全草可入药，夏、秋采，晒干备用。

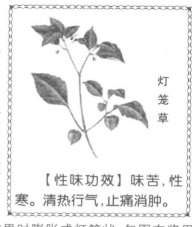

灯笼草

【性味功效】味苦，性寒。清热行气，止痛消肿。

【验方精选】

方一

〔配方〕鲜灯笼草 100 克，大青叶 30 克，冰糖适量。

〔用法〕水煎，分 3 次服。

〔主治〕流行性腮腺炎。

方二

〔配方〕灯笼草 30 克，荔枝核（盐火炒）10 枚。

〔用法〕水煎服。

〔主治〕睾丸炎。

方三

〔配方〕鲜灯笼草适量。

〔用法〕取鲜草适量，煎水外洗患处。另取灯笼泡果适量，捣烂外敷患处；亦可取灯笼草晒干，研细末，麻油调涂患处。

〔主治〕天疱疮。

方四

〔配方〕灯笼泡果适量。

〔用法〕取灯笼泡果晒干，研细末，每服 3 克，开水送服。

〔主治〕热咳咽痛。

方五

〔配方〕鲜灯笼草 50 克。

〔用法〕水煎分 2 次服，每日 1 剂，连服 3 日。

〔主治〕细菌性痢疾。

方六

〔配方〕鲜灯笼草 10 克，凤尾草 30 克，鲜土牛膝根 15 克。

〔用法〕水煎服，每日 1 ～ 2 剂。

〔主治〕白喉。

方七

〔配方〕鲜灯笼泡果适量。

〔用法〕洗净捣烂，外敷患指。

〔主治〕手指发炎。

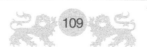

六 画

百草良方 白话精解

【来源】为豆科植物合欢的干燥树皮。

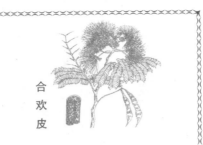

合欢皮

合 欢 皮

【别名】夜合皮、合欢木皮、合昏皮。

【生长环境】华南、西南、华东、东北及华北等地。生于山坡、野外或栽培于庭园。

【形态特征】落叶乔木,高达10多米。树干灰黑色;小枝无毛,有棱角。2回双数羽状复叶,互生;羽片6～15对;小叶10～30对,无柄;小叶片镰状长方形,先端短尖,基部截形,不对称,全缘,有缘毛,下面中间闭合;托叶线状披针形。6～8月开花,头状花序生于枝端,总花梗被柔毛;花淡红色;花萼筒状,先端5齿裂,外被柔毛;花冠漏斗状,外被柔毛,先端5裂,裂片三角状卵形。8～10月结果,荚果扁平,黄褐色,嫩时有柔毛,后渐脱落,通常不开裂。种子椭圆形而扁,褐色。夏、秋间采,剥下树皮,晒干,备用。

【性味功效】性平,味甘。解郁,和血,宁心,消痈肿。

【验方精选】

方一

〔配方〕合欢皮手掌大1块。

〔用法〕取上药,水煎。每日1剂。服药期间忌食辛、辣、煎、炒刺激性食物。

〔主治〕止痛。硅沉着病。

方二

〔配方〕合欢皮适量,麻油少许。

〔用法〕烘干,研细末,麻油调涂伤处。

〔主治〕蜘蛛咬伤。

方三

〔配方〕合欢皮20克,甘松9克。

〔用法〕水煎分2次服,每日1剂。

〔主治〕小儿多动症。

方四

〔配方〕合欢花10克,鸡肝1具或猪肝50克。

〔用法〕水蒸服。

〔主治〕风火所致两目作痒。

方五

〔配方〕合欢皮15克,犁头草20克,野菊花12克。

〔用法〕水煎服,每日1剂,连服3～5日。

〔主治〕痈肿。

方六

〔配方〕合欢皮15克,鱼腥草12克(后下),苡米20克,桃仁6克。

〔用法〕水煎分2次服,每日1剂,连服5～7日。

〔主治〕肺痈。

方七

〔配方〕合欢皮30克,土牛膝12克。

〔用法〕水煎服。

〔主治〕跌打损伤。

方八

〔配方〕合欢皮、鲜景天、三七各15克,夜交藤30克。

〔用法〕水煎分2次服,每日1剂,连服3～5日。

〔主治〕心烦不寐。

百草良方 白话精解

六 画

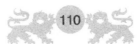

地 锦 草

【别名】铺地锦、奶汁草、乳汁草、奶疳草、铺地红。

【生长环境】除海南省外,我国各省区均有出产,长江以北地区较常见。多生于砂质荒地、田间、路旁、海滩、沙丘、河滩两侧、山坡、村庄附近。

【形态特征】一年生小草本,铺地生长,茎叶折断有白色乳状液汁,故又名乳汁草。茎红色或淡红色,无毛,直径 2~4 毫米。叶对生,单叶;叶片长圆形,先端钝圆,基部偏斜。边缘常于中部以上有细锯齿,两面均有疏柔毛,叶背有时淡红色,秋天后变红色;叶柄极短;托叶易脱落。6~9月开花,花小,淡紫红色,组成杯状聚伞花序单个生于叶腋;总苞边缘4裂,内有数朵雄花和1朵雌花;5~10月结果,果小,圆球形,直径约2毫米,有柔毛。全草以夏、秋两季采收为佳,洗净,除去杂质,鲜用或晒干备用。

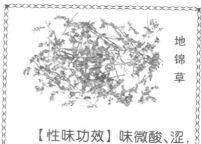

地锦草

【性味功效】味微酸、涩,性平。清热解毒,凉血止血等。

【验方精选】

方一

〔配方〕鲜地锦草适量。

〔用法〕酒糟少许共捣烂敷患处。

〔主治〕乳痈。

方二

〔配方〕鲜地锦草适量。

〔用法〕水煎去渣,漱口用。

〔主治〕齿龈出血。

方三

〔配方〕鲜地锦草60克。

〔用法〕水煎服。

〔主治〕感冒咳嗽。

方四

〔配方〕地锦草15克,白及6克。

〔用法〕水煎服。

〔主治〕咯血。

方五

〔配方〕鲜地锦草适量。

〔用法〕捣烂加醋搅匀,取汁涂患处。

〔主治〕带状疱疹。

方六

〔配方〕鲜地锦草30克(干品15克),水煎,酌加糖调服。

〔用法〕水煎服。

〔主治〕湿热黄疸。

方七

〔配方〕地锦草15克,叶下珠、铁扫帚、鸡眼草各10克。

〔用法〕水煎服。

〔主治〕小儿腹泻。

方八

〔配方〕鲜地锦草适量。

〔用法〕加食盐或冷饭少许,共捣烂敷患处。

〔主治〕疔疮肿。

百草良方 白话精解

【来源】为双子叶植物药蔷薇科植物地榆的根及根茎。

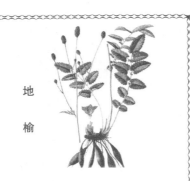

地榆

地　　榆

【别名】山枣子、黄瓜香、玉扎、红地榆、紫地榆、枣儿红。

【生长环境】我国大部分地区有分布。生于田边、土坎、草丛中。

【形态特征】多年生草本，高60～200厘米。根纺锤形或细长圆锥形，暗棕色或红棕色。茎直立，上部分枝，时带紫色。单数羽状复叶，基生叶比茎生叶大，有长柄；茎生叶互生，几乎无柄；小叶6～20片，椭圆形至长圆形。夏季茎顶开暗紫红色小花，密集成顶生的圆柱状穗状花序。瘦果椭圆形，棕

【性味功效】味苦、酸，性微寒。凉血止血，清热解毒等。

色。秋、冬、早春采根，除去茎基及须根、根梢，切片晒干。

【验方精选】

方一

〔配方〕地榆、鸭跖草各60克，大蓟30克，车前草15克。

〔用法〕水煎服。

〔主治〕白带。

方二

〔配方〕地榆30克，白花蛇舌草15克。

〔用法〕水煎分2～3次服，每日1剂，连续服。

〔主治〕肠伤寒。

方三

〔配方〕地榆75克。

〔用法〕取上药，水煎浓缩至200毫升。每次服10毫升，每日3次。

〔主治〕胃、十二指肠溃疡出血。

方四

〔配方〕生地榆40克，紫草20克。

〔用法〕共研细末，加麻油130克，调匀，外涂患处，并撒布滑石粉。

〔主治〕亚急性湿疹、慢性湿疹。

方五

〔配方〕地榆50克，杏仁30克，甘草25克。

〔用法〕水煎服。另取地榆研细粉调浓敷患处。

〔主治〕狂犬咬伤。

方六

〔配方〕地榆炭100克，食醋500毫升。

〔用法〕共煎至300毫升，1日分2～3次服完。每日1剂。

〔主治〕膀胱肿瘤。

方七

〔配方〕地榆20克(炒)，荔枝干7个。

〔用法〕水煎服。

〔主治〕月经过多。

方八

〔配方〕地榆30克。

〔用法〕米酒引，水煎服。

〔主治〕乳痈。

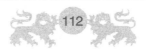

百草良方

白话详解

地 柏 枝

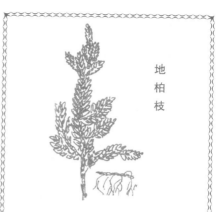

地柏枝

【别名】江南卷柏、石金花、孔雀毛、岩柏枝、百叶草、地柏等。

【生长环境】湖北、陕西及长江以南大部分地区。生于山涧、林荫等阴湿处石上。

【形态特征】多年生草本。茎直立,下部茎不分枝,其上叶疏生,贴伏,钻状卵圆形,具短芒;上部枝着生的叶较密,羽状分枝,全形呈卵状三角形,叶小,排列成4行,两行侧叶的叶片两侧不对称,急尖,叶平滑,上半部的中半卵圆形,基部圆,边缘白色;下半部的叶半矩圆状披针形,边缘有疏齿,基部心脏形;两行中叶的叶片卵圆状椭圆形,渐尖,有芒,中脉明

【性味功效】味甘、辛,性平。止血,清热,利湿。

显,边缘白色。孢子囊穗单生于枝顶,4棱;孢子叶圆形至卵状钻形,渐尖,龙骨状,微有毛,上着生孢子囊,内含孢子。地柏的全草可入药,全年均可采收。

【验方精选】

方一

〔配方〕地柏枝适量,麻油适量。

〔用法〕研细末,麻油调涂。

〔主治〕汤火烫伤(轻度者)。

方二

〔配方〕地柏枝15克。

〔用法〕水煎服。

〔主治〕小儿惊风。

方三

〔配方〕地柏枝50克,茵陈、丹参各30克,栀子10克,败酱25克。

〔用法〕水煎服,每日1剂,连服5~7日。

〔主治〕黄疸型肝炎。

方四

〔配方〕地柏枝30克,侧柏炭、棕炭、茜草炭各10克,白茅根30克。

〔用法〕水煎服,每日1剂,连服3~5日。

〔主治〕胃、十二指肠出血,鼻出血、咯血。

方五

〔配方〕地柏枝适量。

〔用法〕烘干,研细末,干洒伤口,加压止血。

〔主治〕外伤出血。

方六

〔配方〕地柏枝120克,鲜麦芽60克,白酒少许。

〔用法〕水煎,去渣,加白酒少许,分2次,早、晚饭前服;第二剂加大黄60克,水煎加白酒服;第三剂不加大黄;第四剂加大黄(每隔1日加大黄)。连服5剂。服药期间忌酸、辣、芥菜、萝卜、油腻、煎炸食物。

〔主治〕单腹胀便闭。

方七

〔配方〕地柏枝20克,鹅不食草3克,辛夷、苍耳子各6克。

〔用法〕水煎服,每日1剂,连服5~7日。

〔主治〕鼻旁窦炎。

百草良方 白话精解

【来源】为茄科植物枸杞或宁夏枸杞的干燥根皮。

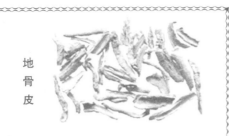

地 骨 皮

【别名】枸杞根、枸杞根皮、杞根。

【生长环境】我国均有栽培。多生于山坡、荒地、丘陵地、盐碱地、路旁、村边、宅旁,各地普遍栽培作蔬菜食用。

【形态特征】地骨皮的原植物为落叶灌木,高约1米。枝细长,常弯曲下垂,有刺。叶互生或簇生于短枝上,卵状菱形至卵状披针形,顶端尖,基部狭,全缘,两面均无毛。花1~4朵簇生于叶腋;花萼钟形,3~5裂;花冠漏头状,淡紫色,5裂,有缘毛;雄蕊5,花丝基部密生白色柔毛;子房2室。浆果卵形或长椭圆状卵形,长5~15毫米,红色。种子肾形,棕黄色。花期6~9月,果期7~10月。皮可入药。另外,枸杞菜、枸杞叶(叶的中药名)、杞子、土杞子、枸杞子(果实的药名)均可入药。春初或秋后采挖根,洗净剥下根皮,晒干备用。叶、果肉亦可入药。

【性味功效】味甘,性寒。凉血除蒸,清肺降火。

【验方精选】

方一

〔配方〕鲜地骨皮60克。

〔用法〕酌加冰糖,水煎服。

〔主治〕虚劳潮热。

方二

〔配方〕鲜枸杞根、猪大肠各120克。

〔用法〕水煮,服汤食肉。

〔主治〕便血。

方三

〔配方〕鲜枸杞根120克,甘草10克。

〔用法〕水煎当茶饮。

〔主治〕鼻渊(副鼻窦炎,慢性鼻炎)。

方四

〔配方〕枸杞根、鱼腥草、功劳木各15克。

〔用法〕水煎服。

〔主治〕肺结核,潮热。

方五

〔配方〕地骨皮50克。

〔用法〕取上药,研为粗末。用沸水冲泡,当茶饮用,每日1剂。

〔主治〕鼻出血。

方六

〔配方〕地骨皮60克。

〔用法〕取上药,加水3碗,煎取1碗,加少量白糖或加猪肉煎煮。隔天1剂,5剂为1个疗程,必要时可加服1~2个疗程。

〔主治〕原发性高血压。

方七

〔配方〕地骨皮30克。

〔用法〕取上药,加水500毫升,煎至50毫升,过滤。以棉球醮药液填入已清洁的窝洞内。

〔主治〕牙髓炎。

方八

〔配方〕鲜地骨皮适量。

〔用法〕取上药,洗净捣烂。外敷患处,每天换药1次。一般经2~3次换药后,坏死组织就能全部去掉,然后再按外科常规换药。

〔主治〕创面感染。

百草良方 白话精解

【来源】为蚯蚓科动物参环毛蚓或缟蚯蚓的干燥虫体。

地　龙

【别名】蚯蚓、广地龙、曲蟮。

【生长环境】我国大部分地区有分布。生于田园草地潮湿的土壤中。

【形态特征】全身分泌黏液,圆柱形,宽6～12毫米,由100多个环节组成。自第2节起,每节有刚毛,成环状排列。头部退化。口在体前端。雌雄同体。雌性生殖孔1个,在第14节腹面正中;雄性生殖孔1对,在第18节腹面两侧。体背灰紫色,腹部淡黄棕色。此物多生活在潮湿疏松的泥土中,行动迟缓怕光,白天居穴中,夜间出来活动。春、秋季,用鲜辣蓼全草捣烂,加入茶麸水和清水拌匀,倒在蚯蚓多穴居处。待爬出捕捉,剖腹,洗净晒干备用。

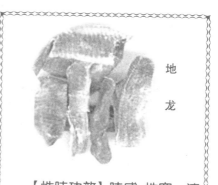

地龙

【性味功效】味咸,性寒。清热镇痉,舒盘活络,平喘,利尿。

【验方精选】

方一

〔配方〕地龙、防己、五加皮各10克。

〔用法〕水煎服。

〔主治〕风湿关节痛。

方二

〔配方〕地龙10克。

〔用法〕水煎服。

〔主治〕热结尿闭。

方三

〔配方〕鲜地龙6条。

〔用法〕洗净,加白糖60～80克,放瓷碗中盖好,半日后即化为水,用水涂患处。

〔主治〕轻度烧烫伤,乳痈初起。

方四

〔配方〕鲜白颈地龙10条,白糖30克。

〔用法〕将地龙洗净,置宽口瓶内,加白糖腌渍,取药液涂患处,3小时涂药1次。

〔主治〕流行性腮腺炎,输液后静脉炎。

方五

〔配方〕地龙、当归、赤芍各10克,黄芪30克,川芎5克,红花3克。

〔用法〕水煎服。

〔主治〕高血压,半身不遂。

方六

〔配方〕地龙10条。

〔用法〕剖开洗净,和韭菜汁捣烂,热酒冲服,每日1次,连服6日。

〔主治〕早泄。

方七

〔配方〕地龙干30克,白花蛇30克(去骨),蜈蚣3条。

〔用法〕烘干,共研细末,每次15克,开水送服,每日1次。

〔主治〕类风湿性关节炎。

方八

〔配方〕地龙6克,金银花、钩藤各15克,连翘10克,全蝎3克。

〔用法〕水煎服。

〔主治〕高热抽搐。

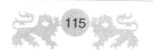

百草良方 白话精解

向 日 葵

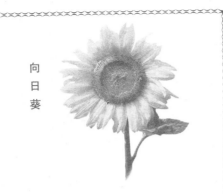

向
日
葵

【别名】葵花、迎阳花、朝阳花、向阳花、转日莲、望日莲、一丈菊。

【生长环境】我国各地均有栽培。宜生长在向阳肥沃之地。

【形态特征】一年生草本,茎直立,粗壮,高可达3米,中心髓部发达,外具粗毛和斑点。叶互生,边缘有锯齿,全株具茸毛。花头状花序,单生茎顶,舌状花,金黄色,中央筒状花黄色或茶褐色,具向旋光性,观赏用品种植株较矮,有单瓣、重瓣、单花及多花等花型,花期主要在夏至秋季。秋季果熟后成全株拔起,分别取子、花托、茎髓入药,晒干备用。

【性味功效】味甘、淡,性平。根、茎髓:清热利尿,止咳平喘。叶:清热解毒。葵花盘:补肝肾,降血压。子:滋阴,止痢,透疹。

【验方精选】

方一

〔配方〕向日葵茎髓70厘米,水芹菜根60克。

〔用法〕水煎服,每日1次,连服5～7日。

〔主治〕乳糜尿。

方二

〔配方〕葵花子30克。

〔用法〕去壳取仁,捣烂,开水冲服。

〔主治〕麻疹不透。

方三

〔配方〕向日葵根30克。

〔用法〕水煎数沸(不可久煎),分2次服。

〔主治〕小便涩痛。

方四

〔配方〕向日葵花盘1个,猪肚1个。

〔用法〕共加水炖烂,吃肉喝汤。

〔主治〕胃痛。

方五

〔配方〕鲜向日葵叶60克,土牛膝30克。

〔用法〕水煎分2～3次服,每日1剂,连服7～10日。

〔主治〕原发性高血压。

方六

〔配方〕向日葵茎髓90克。

〔用法〕水煎,分2～3次服。

〔主治〕咳嗽多痰。

方七

〔配方〕向日葵子、冰糖各30克。

〔用法〕将葵花子捣碎,冲开水炖1小时,去渣,加冰糖调服。

〔主治〕血痢。

 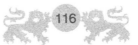

百草良方 白话精解

羊　蹄

【别名】野若达、猪耳朵、大头黄、口大黄。

【生长环境】分布于我国东北、华北、华中、华南、华东各地。生于山野、路旁或湿地。

【形态特征】草本，根粗大黄色。茎直立，高约1米。根生叶丛生，有长柄，叶片长椭圆形，先端钝，基部圆或带楔形，边缘呈波状；茎生叶较小，有短柄。总状花序顶生，每节花簇略下垂；花被6个，浅绿色，外轮3片展开，内轮3片成果被；果被广卵形，有明显的网纹，背面各具一卵形疣状突

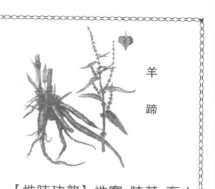

羊蹄

【性味功效】性寒，味苦，有小毒。清热，通便，利水，止血，杀虫。

起，其表有细网纹，边缘具不整齐的微齿；雄蕊6个，成3对；子房具棱，1室，1胚珠，花柱3，柱头细裂。瘦果三角形，先端尖，角棱锐利，褐色，光亮。有3片增大的果被包覆。花期4月。果熟期5月。它的根可入药，8~9月采集。

【验方精选】

方一

〔配方〕鲜羊蹄根15~30克。

〔用法〕水煎服。

〔主治〕吐血、咯血、鼻出血、便血。

方二

〔配方〕鲜羊蹄根适量，酒适量。

〔用法〕将鲜根切碎捣烂，加酒炒热，敷患处。

〔主治〕跌打损伤。

方三

〔配方〕鲜羊蹄根(也可加些鲜叶)适量，食盐少许。

〔用法〕将鲜药洗净，捣烂，加盐少许拌匀，挤出自然汁，涂患处，日数次。

〔主治〕头部脂溢性皮炎(头部瘙痒，脱白屑)。

方四

〔配方〕羊蹄根30克，明矾10克，醋适量。

〔用法〕先将羊蹄根晒干，研细末；再将明矾置铁勺内，加热，煅成枯矾，研末。两药混合，加醋调匀，涂搽患处，每日2~3次。亦可临时采鲜羊蹄根，洗净，切开，蘸醋擦患处。

〔主治〕顽癣、汗斑。

方五

〔配方〕羊蹄根叶适量。

〔用法〕水煎，频频含漱。

〔主治〕悬痈(咽部息肉)。

方六

〔配方〕羊蹄根30克。

〔用法〕水煎，分3次服。

〔主治〕崩漏。

方七

〔配方〕鲜羊蹄根15~30克。

〔用法〕水煎服。

〔主治〕便秘，发热。

百草良方 白话精解

六画

【来源】为葫芦科植物西瓜的果瓤。

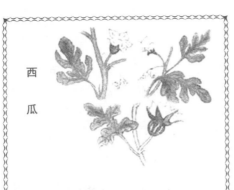

西瓜

【性味功效】味甘,性寒。清热解暑,除烦止渴,利小便。

西　瓜

【别名】天生白虎汤、寒瓜。

【生长环境】我国各地均有栽培。

【形态特征】一年生蔓性草本。茎细弱,匍匐,嫩枝密被毛;卷须2分叉,被毛。叶互生;叶片三角状卵形,广卵形,长9～20厘米,宽6～17厘米,3深裂或近全裂,裂片再作不规则羽状深裂,两面甚粗糙。花单性同株,单生于叶腋;雄花直径2～2.5厘米;花梗细,被长柔毛;花萼合生成广钟形;花冠合生成漏斗形,上部5深裂,裂片卵状长椭圆形或广椭圆形,先端钝;雄蕊5,花丝粗短;雌花较雄花大,花萼、花冠和雄花相似;子房下位,卵形,外面被短柔毛,花柱短,柱头5浅裂。瓠果近圆形或长椭圆形,径约30厘米,表面绿色、浅绿色,多具深浅相间的条纹。种子多数,扁平,略呈卵形。花期5～8月。果期8～10月,皮可入药。

【验方精选】

方一

〔配方〕西瓜翠、滑石各30克,甘草3克。

〔用法〕水煎服。

〔主治〕夏季中暑,身热头痛烦渴。

方二

〔配方〕西瓜藤100克。

〔用法〕水煎,当茶饮。

〔主治〕瓜藤疮。

方三

〔配方〕西瓜霜适量。

〔用法〕吹患处。咽下无妨。

〔主治〕咽喉肿痛,口舌生疮。

方四

〔配方〕西瓜皮、白茅根各30克。

〔用法〕水煎服。

〔主治〕肾炎,水肿。

方五

〔配方〕西瓜皮30克,金银花、荷叶各15克,竹叶心(竹叶卷心)10克。

〔用法〕水煎服。

〔主治〕暑热头胀,目昏暗。

方六

〔配方〕鲜西瓜翠衣60克,竹叶卷心5克,荷梗、生石膏各10克,青蒿6克。

〔用法〕水煎服。每日1剂。

〔主治〕小儿夏季热。

方七

〔配方〕西瓜霜适量。

〔用法〕取西瓜霜适量,吹入患处,每日3～5次。咽下无妨。

〔主治〕咽喉肿痛,口舌溃烂。

百草良方(白话精解)

六　画

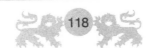

【来源】为牛儿苗科植物拢牛儿苗或老鹳草等带有果实的全草。

老 鹳 草

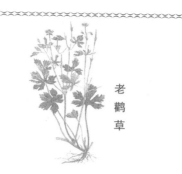

老鹳草

【别名】拢牛儿苗、老鸹咀、五叶联、老贯草、五瓣草。

【生长环境】我国各地均有分布。生于田边、路旁、空坪隙地。

【形态特征】多年生草本,高30～60厘米。茎匍匐或略倾斜,多分枝,被绵毛。叶对生,具长柄,叶片3～5深裂,近五角形,裂片近菱形,边缘有锯齿。花淡红紫色,成对生于枝梢或叶腋。蒴果细长,先端长喙状、有毛,成熟时裂开,喙部由下而上卷曲。种子长圆形,黑褐色。全草入药,夏末果实将成熟时采集,鲜用或晒干。

【性味功效】味苦、辛,性平。祛风利湿,活血通络,健筋骨。

【验方精选】

方一

〔配方〕老鹳草60克。

〔用法〕水煎分3次服,每日1剂。

〔主治〕心悸、失眠、头晕。

方二

〔配方〕鲜老鹳草、鲜犁头草适量。

〔用法〕捣烂敷患处。

〔主治〕痈疽疖肿。

方三

〔配方〕老鹳草30克,接骨木、土牛膝各15克。

〔用法〕水煎服,分2次服。

〔主治〕腰扭伤。

方四

〔配方〕老鹳草根5克,鸡蛋1个。

〔用法〕将老鹳草晒干,研细末,与鸡蛋(去壳)调匀,蒸熟吃,每日1次。

〔主治〕久咳不止。

方五

〔配方〕老鹳草适量。

〔用法〕烘干研细末,米泔水调成糊,外涂患处,每日3～5次。

〔主治〕小儿鹅口疮。

方六

〔配方〕老鹳草30～60克。

〔用法〕取上药(干品或鲜品均可),当茶冲服服或水煎服。每天1剂,服2～3次,30～60天为1个疗程。月经期可照常服药。

〔主治〕乳腺增生病。

方七

〔配方〕老鹳草适量。

〔用法〕取上药,加水煎煮2次,合并滤液,浓缩成100%的煎液,备用。每次40毫升,每日3～4次,口服。或取上药60～90克,每日煎服1次。

〔主治〕急慢性细菌性痢疾、急慢性肠炎、阿米巴痢疾。

方八

〔配方〕老鹳草适量。

〔用法〕烘干,研细末,干洒伤处;或将鲜叶捣烂,外敷伤处。

〔主治〕刀伤出血。

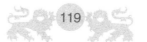

六 画

百草良方 白话精解

【来源】为防己科植物粉防己的干燥根。

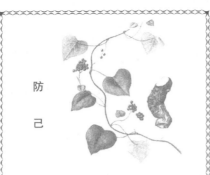
防己

防　　己

【别名】汉防己、石蟾蜍、倒地拱、山乌龟、金丝吊鳖。

【生长环境】我国南方诸省有产。多生于旷野、山坡路旁、田边、村边、沟边灌木丛中。

【形态特征】多年生草质藤本。缠绕藤本。茎幼时密被棕褐色绒毛。叶互生,心形或卵状心形,先端钝或短尖,上面绿色,下面灰绿色,均被白色柔毛;叶柄细长。花单生于叶腋,花梗密被灰棕色柔毛,中部有一心形苞片;花被黄色,外被长硬毛,中部收缩而弯曲,先端3裂,灰紫色;雄蕊6,贴生于花柱体周围;子房下位。蒴果长圆柱形。花期5~6月,果期7~8月。根秋季挖,鲜用或晒干备用。

【性味功效】味苦,性寒。利水消肿,祛风止痛。

【验方精选】

方一

〔配方〕防己、三白草、五加皮各15克。

〔用法〕水煎服。

〔主治〕脚气水肿。

方二

〔配方〕鲜防己适量。

〔用法〕刮去外皮,晒干,一半炒至黄色,另一半生用,共研细末,每服3克,开水送服。

〔主治〕痧气腹痛。

方三

〔配方〕防己、当归各15克,红花、桃仁各5克。

〔用法〕共研细粉,冲酒服,每服3克。

〔主治〕跌打伤痛。

方四

〔配方〕防己15克,黄芪、茯苓、桂枝、甘草各10克。

〔用法〕水煎服。

〔主治〕体虚、脾虚水肿,腹水。

方五

〔配方〕防己15克,威灵仙、野菊花、钩藤各10克。

〔用法〕水煎服。

〔主治〕口眼歪斜。

方六

〔配方〕木防己适量。

〔用法〕取上药,与60度白酒以1:10比例混合浸泡60天,制成木防己酒。每次10~20毫升,每日2~3次,口服,10日为1个疗程。

〔主治〕关节炎或类风湿性关节炎。

方七

〔配方〕生木防己全草150克。

〔用法〕取上药,洗净,与大米250克放入冷开水1 000毫升中,用双手混合搓转1 000次,滤液。分2次服,重者每日服4次,轻者服2次,连服3日。

〔主治〕毒蕈中毒。

六　画

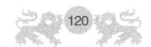

百两金

【别名】铁雨伞、珍珠伞、状元红、八爪龙。

【生长环境】我国南部、东部诸省、区均有产。生于山坡林间或岩石旁。

【形态特征】常绿灌木,高达1.5米。茎单一,茎梢有细分枝。叶互生,披针形或广披针形,先端渐尖,边缘近于全缘,或具微波状锯齿,基脚阔楔形,上面深绿色,下面淡绿色,叶脉向下面突起;叶柄长7~16毫米。6~8月开花,花由茎梢叶腋间抽出,排列成伞房花序,总花柄长约6厘米,花柄纤细,密被短腺毛,11月结果,核果球形,熟时红色。种子1粒。百两金的根及根茎入药。全年可采,以秋冬季较好,采后洗净鲜用或晒干。

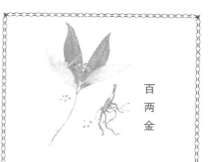

百两金

【性味功效】味苦、辛,性凉。清热,祛痰,利湿。

【验方精选】

方一

〔配方〕百两金30克,荔枝核(盐水炒)15枚。

〔用法〕水煎服,每日1剂,连服3天。

〔主治〕睾丸肿大坠痛。

方二

〔配方〕百两金9克。

〔用法〕水煎去渣,猪肝汤对服。

〔主治〕咽喉溃烂。

方三

〔配方〕百两金15克,青木香6克。

〔用法〕烘干,研末,分2次开水调服。

〔主治〕锁喉风。

方四

〔配方〕鲜百两金30克。

〔用法〕水煎去渣,加醋少许,频频含咽。

〔主治〕急性扁桃体炎。

方五

〔配方〕百两金15克,骨碎补12克,土牛膝10克,香附6克。

〔用法〕水煎去渣,加白酒适量,分2次服,每日1剂,连服3~5日。

〔主治〕跌打损伤。

方六

〔配方〕百两金20克,童子鸡1只(重500克左右)。

〔用法〕将鸡去毛、头、足、翅、内脏,加百两金,再加水适量,文火炖烂,食鸡喝汤。

〔主治〕肾性水肿。

六 画

百草良方 白话清解

百　　部

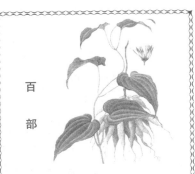

百部

【性味功效】味甘、苦，性微温。润肺止咳，杀虫，止痒。

【别名】百条根、山百根、药虱药、一窝虎、虱婆药。

【生长环境】分布于南方各省、区，可栽培。多生于向阳山坡林下。

【形态特征】多年生草本，高60～90厘米。块根肉质，纺锤形，黄白色，几个或数十个簇生。茎下部直立、上部蔓生状。叶4片轮生（对叶百部对生），叶柄长，叶片卵状披针形，长3.5～5厘米，宽2～2.5厘米，宽楔形或截形，叶脉5～7条。5月开花，总花梗直立，丝状，花被4片，浅绿色，卵形或披针形，花开放后向外反卷；雄蕊紫色。蒴果广卵形，种子紫褐色。块根入药，初春或晚秋采挖，洗净，去须根，沸水浸烫至刚透为度，晒干。

【验方精选】

方一

〔配方〕百部30克。

〔用法〕用75%的酒精100毫升浸泡，1周后去渣备用。外涂患处。

〔主治〕皮肤瘙痒症。

方二

〔配方〕百部100克，75%酒精500毫升。

〔用法〕百部加入酒精瓶中浸泡10日，外用涂擦。

〔主治〕头虱、体虱、阴虱。

方三

〔配方〕百部500克。

〔用法〕加水4升煎膏。每次1匙，每日2次，连服半月。

〔主治〕肺痨咳嗽。

方四

〔配方〕百部20克。

〔用法〕水煎2次到60毫升。每次口服20毫升，每日3次。

〔主治〕慢性支气管炎。

方五

〔配方〕百部500克，蜂蜜适量。

〔用法〕将百部加水煎3次取汁浓缩，加蜂蜜收膏。每日2～3次，每次1汤匙，开水送服。

〔主治〕慢性咽喉炎。

方六

〔配方〕百部100克。

〔用法〕取上药，用水洗净，泡于95%酒精200毫升中，以比例为1克百部比2毫升酒精，制成50%百部酊，浸泡5～7天即可。每天搽2～3次，1个月为1个疗程。

〔主治〕酒糟鼻（红鼻头）。

方七

〔配方〕百部250克，蜂蜜适量。

〔用法〕将百部研细末，加炼蜜制丸，梧桐子大，每日服3次，1岁以下每次3～5丸，2～4岁10～15丸，5～8岁20～30丸，开水送服。

〔主治〕百日咳。

麦芽

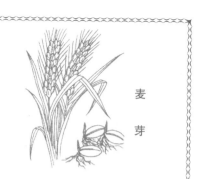

麦芽

【别名】大麦芽、大麦蘖、大麦毛、麦蘖。

【生长环境】我国各地有栽培。

【形态特征】为发芽的大麦颖果。取成熟饱满的大麦,冷水浸泡一天,捞出置筐内,上盖蒲包,每天洒温水2～3次,待芽长至1～1.5厘米时,取出,低温干燥。生用或微炒黄用(微炒对淀粉酶活性无影响,炒至深黄、炒焦则降低酶的活性)。发芽后麦粒仍呈梭形,下端有须根数条,芽干后已萎缩。

【性味功效】味咸,性平。生用消食,疏肝回乳;炒黄增强开胃消食的作用。

【验方精选】

方一

〔配方〕生麦芽100～200克。

〔用法〕取上药,水煎。分3～4次服,每日1剂。

〔主治〕乳溢症。

方二

〔配方〕麦芽15克,山楂20克。

〔用法〕水煎服,每日1剂,连服15日。

〔主治〕胆固醇增高症。

方三

〔配方〕麦芽、谷芽各15克,山楂20克,鸡内金6克,陈皮9克。

〔用法〕水煎服。

〔主治〕消化不良,腹胀,嗳腐吞酸。

方四

〔配方〕生麦芽125克。

〔用法〕取上药,微火炒黄,置锅内,加水800毫升,煎至400毫升,过滤取汁;再加水600毫升,煎至400毫升。将两次药液混合为1日量,分3次温服。

〔主治〕哺乳期妇女欲断奶。

方五

〔配方〕麦芽根(长约0.5厘米)3千克。

〔用法〕干燥磨粉制成糖浆。每次饭后服10毫升,每日3次。30日为1疗程。连服愈后再用,疗程巩固。

〔主治〕病毒性肝炎。

方六

〔配方〕生麦芽40克。

〔用法〕加入75%的酒精100毫升中,浸泡1周,过滤后,涂患处。每日早晚各1次。一般4周即愈。

〔主治〕皮肤真菌感染。

方七

〔配方〕麦芽30克。

〔用法〕烘干或微炒,研细末,每次用3克,开水送服,每日2～3次,连服2～3日。

〔主治〕婴幼儿乳食不化。

方八

〔配方〕麦芽50克。

〔用法〕取上药,粉碎,过筛,即得。每次0.5～1克,每日2～3次,口服。

〔主治〕由于淀粉酶缺乏所引起的消化不良。

百草良方白话讲解

【来源】为百合科植物阔叶麦冬的块根。

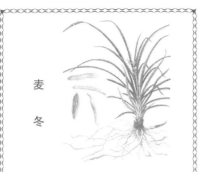
麦冬

麦　冬

【别名】麦门冬、寸冬、韭叶麦冬、沿阶草、野麦冬、野韭菜。

【生长环境】我国大部分地区有分布。生于山谷溪沟或树林中,亦有栽培于庭院中。

【形态特征】多年生常绿草本,高 15～40 厘米。地下具细长匍匐枝。须根顶端或其一部分膨大成肉质的块根。叶多数丛生,窄线形,长 15～40 厘米,宽 0.1～0.4 厘米。花茎从叶丛间抽出,上部生多数淡紫色花。浆果球形,蓝黑色。夏季,切取带须的块根,洗净晒 3～4 天,堆 1～2 天(上盖草包或麻袋),再晒,反复几次,晒至全干,除去须根。

【性味功效】味甘、微苦,性微寒。养阴润肺,养胃生津,清心除烦,润肠通便。

【验方精选】

方一

〔配方〕麦冬 15 克,黄芪 20 克,黑豆衣 12 克,浮小麦、地骨皮各 30 克。

〔用法〕水煎,分 2 次服。

〔主治〕自汗、盗汗。

方二

〔配方〕麦冬 20 克,银花 15 克,地榆 10 克。

〔用法〕用保温杯泡水当茶饮。

〔主治〕慢性浅表性胃炎。

方三

〔配方〕麦冬 20 克,天花粉 15 克,葛根 10 克。

〔用法〕水煎服,每日 1 剂。

〔主治〕糖尿病(上消)。

方四

〔配方〕麦冬 45 克。

〔用法〕取上药,加水煎煮 2～3 次,合并煎液,浓缩成 30～45 毫升。分 3 次服用,每日 1 剂,连服 3～18 个月。

〔主治〕冠心病,心绞痛。

方五

〔配方〕麦冬、桑葚各 15 克,首乌 20 克,黑芝麻(捣碎)30 克。

〔用法〕水煎服。

〔主治〕体弱,大便干燥。

方六

〔配方〕鲜麦门冬全草 50 克。

〔用法〕取上药,切碎,煎汤。代茶饮服,每日 1 剂,连用 3 个月。

〔主治〕糖尿病。

方七

〔配方〕麦冬 50 克。

〔用法〕取上药,研为细末,装瓶备用。治疗时先用生理盐水将患处洗净,然后取适量麦冬用食醋调糊,均匀敷于患处,每隔 5 小时换药 1 次,3 次为 1 个疗程。治疗期间忌食辛辣,暂停哺乳。

〔主治〕乳头皲裂。

迎春花

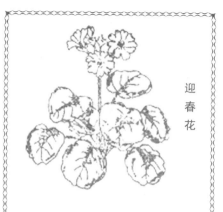

迎春花

【别名】黄梅、金梅、清明花。

【生长环境】山东、陕西、浙江、江苏、贵州、辽宁等地栽培。

【形态特征】落叶灌木,高达5米。枝细长,直立或成拱形,小枝平滑无毛,有四棱。复叶对生;小叶3片,卵形或长椭圆状卵形,先端尖,边缘有细毛,下面无毛;2～4月开花,花淡黄色,先叶开花,着生于前年的枝条上,单生或腋生;花梗,被有狭长绿色的小苞;萼钟状,裂片6个,线状,绿色,与萼筒同长或较长;花冠管高脚碟形,裂片6个,筒部长12毫米;雄蕊2个,着生于花筒内;子房2室。迎春花可入药。2～4月收采,烘干备用。

【性味功效】味苦,性平。解热利尿,止血止痛。

【验方精选】

方一

〔配方〕迎春花叶60克,千里光30克。

〔用法〕煎水,乘温坐浴,每日2次,连用3～5日。

〔主治〕外阴瘙痒。

方二

〔配方〕迎春花叶30克。

〔用法〕阴干,研细末,每次6～9克,酒、水各半冲服。

〔主治〕痈疽肿毒。

方三

〔配方〕迎春花适量。

〔用法〕烘干研末,麻油调搽。

〔主治〕下肢慢性溃疡。

方四

〔配方〕迎春花15克,车前草18克,灯心草9克。

〔用法〕水煎,分2～3次服。

〔主治〕小便热涩作痛。

方五

〔配方〕迎春花15克。

〔用法〕水煎服。

〔主治〕发热头痛。

方六

〔配方〕迎春花、叶适量。

〔用法〕烘干,研细末,每用适量,干散伤口,加压止血。

〔主治〕创伤出血。

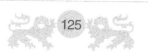

七 画

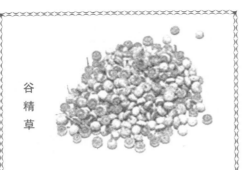

谷精草

谷 精 草

【别名】文星草、移星草、戴星草、珍珠草、佛顶珠、鱼眼草等。

【生长环境】浙江、江苏、安徽、广东、湖南、湖北、贵州、云南等地。生于水稻田或池沼边潮湿处。

【形态特征】一年生草本。叶簇生，线状披针形，先端稍钝，无毛。花茎多数，簇生，长可达 25 厘米，鞘部筒状，上部斜裂；头状花序半球形，总苞片倒卵形，苞片膜质，楔形，于背面的上部及边缘密生白色棍状短毛；花单性，生于苞片腋内，雌雄花生于同一花序上，有短花梗；雄花少数，生于花序中央，萼片合成佛焰苞状，倒卵形，侧方开裂，先端 3 浅裂，边缘有短毛；雄蕊 6 个，花药圆形，黑色；雌花多数，生于花序周围，几无花梗，花瓣 3 个，离生，匙状倒披针形，上方的内面有黑色腺体 1 枚，质厚；子房 3 室，各室具 1 个胚珠，柱头 3 裂。蒴果 3 裂。花、果期 6~11 月。8~9 月采花茎，晒干备用。

【性味功效】味辛、甘，性凉。祛风散热，明目退翳。

【验方精选】

方一

〔配方〕谷精草、甘草、车前草、决明子、党参（或土党参）各 6 克，白茅根 10 克。

〔用法〕水煎服。

〔主治〕中心性视网膜脉络膜炎。

方二

〔配方〕鲜谷精草、鲜千里光各 30 克。

〔用法〕水煎服。

〔主治〕眼结膜炎。

方三

〔配方〕谷精草 10 克，紫金牛 30 克。

〔用法〕水煎服。

〔主治〕肺结核。

方四

〔配方〕谷精草、两面针各 10 克。

〔用法〕水煎服。

〔主治〕牙痛。

方五

〔配方〕谷精草、菊花各 15 克，木贼 10 克，薄荷 6 克。

〔用法〕水煎服。

〔主治〕感冒头痛。

方六

〔配方〕谷精草 10 克，猪肝 30 克（无猪肝可用羊肝）。

〔用法〕水煎，服汤吃肝。

〔主治〕夜盲症。

方七

〔配方〕谷精草、菊花各 6 克，蝉蜕、木贼各 5 克。

〔用法〕水煎服。

〔主治〕小儿疳积所致的眼睛起翳膜。

百草良方 白话精解

七 画

【来源】为双子叶植物药芸香科植物两面针的根或枝叶。

两 面 针

【别名】山胡椒、红花椒、入山虎、两背针、上山虎、入地金牛。

【生长环境】我国南部各省、区有分布。多生于丘陵、荒坡的灌木丛中。

【形态特征】常绿藤状灌木。根皮淡黄色。茎枝和小叶两面的中脉上有钩刺。奇数羽状复叶互生，小叶 5～11 枚，革质而光亮，卵形或椭圆形，边缘有疏浅齿。春季开白色小花，腋生伞房状圆锥花序。蒴果球形，熟时紫红色。全年可采根。

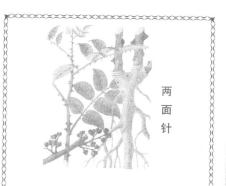

两面针

【性味功效】味辛，性平。祛风化湿，活血去瘀，消肿止痛等。

【验方精选】

方一
〔配方〕鲜两面针枝叶适量。
〔用法〕捣烂敷患处。
〔主治〕跌打扭伤。

方二
〔配方〕两面针根 10 克，地胆草 30 克。
〔用法〕水煎服。
〔主治〕肚痛，腹泻，痢疾，疟疾。

方三
〔配方〕干两面针 10 克，干山芝麻 15 克。
〔用法〕水煎，每日分 3 次服。
〔主治〕外感风热吐泻。

方四
〔配方〕干两面针根皮 10 克，干大力王 15 克。
〔用法〕水煎，每日分 3 次服。
〔主治〕风湿骨痛。

方五
〔配方〕两面针根、千里光、甘草各 10 克，海螵蛸 30 克。
〔用法〕水煎服。

〔主治〕胃、十二指肠溃疡，慢性胃炎。

方六
〔配方〕鲜两面针根 30 克，小茴香 10 克，荔枝核 7 粒，黄皮核 10 克。
〔用法〕水煎冲酒服。
〔主治〕寒疝疼痛。

方七
〔配方〕鲜两面针根 30 克。
〔用法〕水煎服；或鲜两面针根 100 克，米酒 500 毫升浸 7 日，去渣，每次饮 15～20 毫升，日饮 2 次。
〔主治〕胃脘痛，痞块(脾脏肿大)。

方八
〔配方〕干两面针根、干大力王根各 60 克，大叶南五味 30 克。
〔用法〕用白酒 1 000 毫升浸 1 星期后可服。每日服 2 次，每次 15～30 毫升，并用药酒擦患处。
〔主治〕跌打肿痛。

七 画

百草良方 白话精解

【来源】为忍冬科植物蒴藋的全草。

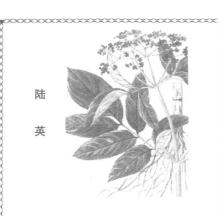

陆英

【性味功效】味辛,性温。祛风湿,壮筋骨,活血祛瘀,利尿消肿。

陆 英

【别名】走马风、走马箭、接骨木、大臭草、七叶金、八棱麻等。

【生长环境】我国大部地区除东北、新疆外有分布。多生于山沟、路旁、村边湿润处、山坡林下或草丛中。

【形态特征】多年生高大草本,高 1 ~ 2 米。根圆柱形,黄白色,有多数须根。茎有细棱,无毛,髓部白色,茎节和叶柄常带紫色。叶对生,单数羽状复叶,小叶片狭卵形或卵状披针形,先端渐尖,基部钝圆,两侧不对称,边缘有细锯齿,嫩时叶面有疏毛,老叶无毛,侧生小叶片边缘中部以下和基部有 1 ~ 2 对腺齿;托叶叶状或有时退化为腺体;小叶无托叶。4 ~ 5 月开花,花小,白色,排成伞房花序生于枝顶,有杯形不孕性花;萼筒杯状;花冠 5 裂;雄蕊 5 枚。8 ~ 9 月结果,果实近球形,成熟时红色,直径约 4 毫米。茎叶及根全年可采收,鲜用或晒干用。

【验方精选】

方一

〔配方〕陆英茎叶 500 克。

〔用法〕煎水洗患处。

〔主治〕风疹、皮肤瘙痒。

方二

〔配方〕鲜陆英茎叶 120 克。

〔用法〕水煎,待凉,洗患处。

〔主治〕漆疮。

方三

〔配方〕陆英、制香附各 30 克,益母草 15 克。

〔用法〕水煎服,每日 1 剂。

〔主治〕血滞经闭。

方四

〔配方〕陆英根 30 克。

〔用法〕水煎服。

〔主治〕跌打损伤,风湿关节痛。

方五

〔配方〕陆英茎叶 25 克。

〔用法〕水煎服。

〔主治〕肾炎水肿。

方六

〔配方〕陆英茎叶、牛尾菜各 30 克。

〔用法〕水煎服。

〔主治〕腰痛。

方七

〔配方〕鲜陆英根、嫩叶适量,盐少许。

〔用法〕捣烂,外敷伤外,每日换药 1 次。

〔主治〕扭挫伤肿痛。

百草良方 白话详解

七 画

【来源】为双子叶植物药桃金娘科植物岗松的全草或根。

岗　　松

【别名】扫把枝、鸡儿松、扫卡木、沙松、香柴。

【生长环境】浙江、江西及我国南部各地。生于丘陵地、山涧、沼泽地带。

【形态特征】矮小灌木，稀为小乔木，高可达1～2米。多分枝，秃净。单叶，对生，直立或扩展；叶片线状锥形，先端尖，上面有槽，下面隆起，有透明腺点。花小，白色，单生于叶腋，基部有小苞2片，具短柄；萼管钟形，5裂，膜质，宿存；花瓣5，圆形，子房3室，每室有数胚珠。蒴果长约1毫米，于上部开裂。种子有角。花期7～8月。岗松的全草或根可入药，全年可采，晒干或鲜用。

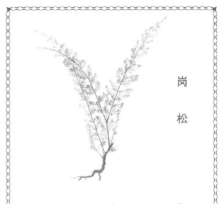

岗
松

【性味功效】味苦，性寒，无毒。去瘀，止痛，利尿，杀虫。

【验方精选】

方一

〔配方〕岗松枝叶2.5千克。

〔用法〕煎水，以蒸气熏会阴半小时。

〔主治〕妇女产后胞衣不下。

方二

〔配方〕岗松根30克。

〔用法〕水煎服。

〔主治〕风湿骨痛，胃痛腹胀。

方三

〔配方〕岗松枝叶、鸡血藤、钩藤、海风藤各15克。

〔用法〕同猪骨适量煲服。

〔主治〕风湿骨痛。

方四

〔配方〕岗松枝叶、车前草各30克。

〔用法〕水煎服。

〔主治〕小便不利。

方五

〔配方〕岗松根、五月艾各30克，地葱15克。

〔用法〕水煎服。

〔主治〕功能性子宫出血。

方六

〔配方〕岗松枝叶、桃金娘叶、枫树叶、茶叶各15克。

〔用法〕水煎服。

〔主治〕食积腹痛。

方七

〔配方〕岗松15克，地耳草、葫芦茶各30克，虾钳草20克。

〔用法〕水煎服。

〔主治〕黄疸，肝硬化。

方八

〔配方〕鲜岗松根、鲜花树根、鲜猕猴桃根各60克，猪心1个。

〔用法〕共炖服。

〔主治〕心脏病。

七　画

百草良方 白话精解

【来源】为卫矛科植物扶芳藤的茎叶。

扶 芳 藤

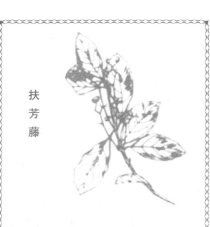

扶芳藤

【别名】爬行卫矛、爬墙虎、山百足、土杜仲、岩青藤。

【生长环境】主要分布于我国南方各省、区,其他省、区亦有分布。喜生于深山沟谷边或村旁,也有栽种于庭院内者。

【形态特征】常绿爬行藤状灌木。枝上生气根,附在树上或墙壁上。老藤灰黑色,稍扁;幼藤绿色,扁或近四方形。叶对生,椭圆形,长约4.5厘米,宽约3厘米,先端钝,基部阔楔形或圆形,边缘有钝锯齿。聚伞花序腋生,花黄绿色,花梗细长。果成熟后开裂,假种皮鲜红色。全年可采集藤。洗净切段晒干备用或鲜用。

【性味功效】味辛、苦,性温。舒筋活络,散瘀止血。

【验方精选】

方一
〔配方〕扶芳藤、大叶紫珠、藤黄连各等份。
〔用法〕研粉混匀撒于伤口出血处。
〔主治〕外伤出血。

方二
〔配方〕扶芳藤15~30克。
〔用法〕水煎服,或浸酒内服外搽。
〔主治〕腰腿酸痛。

方三
〔配方〕扶芳藤20克,白及9克,百合15克。
〔用法〕水煎,分2次服。
〔主治〕咯血。

方四
〔配方〕扶芳藤鲜叶适量。
〔用法〕捣烂外敷患处。
〔主治〕跌打损伤。

方五
〔配方〕扶芳藤30克,白扁豆90克,山药15克,大枣10枚。

〔用法〕水煎,分2次服。
〔主治〕慢性腹泻。

方六
〔配方〕鲜扶芳藤叶,鲜接骨木叶(或根皮)各等量。
〔用法〕先将断骨复位后,小夹板固定,再将上药捣烂敷患处。
〔主治〕骨折。

方七
〔配方〕扶芳藤20克,南蛇藤10克,五加皮、千斤拔各15克。
〔用法〕水煎去渣,加酒适量冲服。
〔主治〕风湿性关节炎。

方八
〔配方〕扶芳藤30克,骨碎补12克,大血藤、梵天花根各15克。
〔用法〕水煎去渣,加红糖、黄酒适量,分2~3次服,每日1剂,连服3~5次。
〔主治〕腰肌劳损。

百草良方
白话精解

七 画

鸡 冠 花

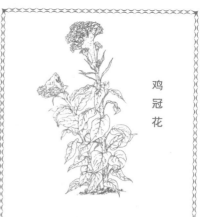

鸡
冠
花

【别名】鸡角枪、鸡公花、鸡髻花。

【生长环境】我国大部分地区栽培观赏。

【形态特征】一年生草本,高50～90厘米,全体无毛。茎直立,粗壮。单吐互生;长椭圆形至卵状披针形,先端渐尖,全缘,基部渐狭而成叶柄。7～9月开花。穗状花序多变异,生于茎的先端或分枝的末端,常呈鸡冠状,色有紫、红、淡红、黄或杂色;花密生,每花有3苞片;花被5,广披针形,干膜质,透明。9～10月结果,胞果成熟时横裂,内有黑色细小种子2至数粒。8～10月间,花序充分长大,并有部分果实成熟时,剪下花序,晒干备用。

【性味功效】味甘,性凉。凉血,止血。治痔漏下血。

【验方精选】

方一

〔配方〕白鸡冠花30克,红糖15克。

〔用法〕水煎去渣,加红糖调服。

〔主治〕白带过多。

方二

〔配方〕鸡冠花30克。

〔用法〕水煎服。

〔主治〕便血,痔疮出血。

方三

〔配方〕鸡冠花25克。

〔用法〕水煎服或调白糖服。

〔主治〕血热漏下。

方四

〔配方〕鸡冠花、萹蓄、地榆、鸭跖草各10克。

〔用法〕水煎服。

〔主治〕肾盂炎,尿血。

方五

〔配方〕鲜白鸡冠花25克,猪肺500克(勿下水泡)。

〔用法〕加水炖1小时,分2～3次饭后服。

〔主治〕咯血。

方六

〔配方〕鸡冠花、艾叶根、牡荆根各15克。

〔用法〕水煎服。

〔主治〕头风贯眼(青光眼)。

方七

〔配方〕炒鸡冠花30克。

〔用法〕取上药,加红糖30克,水煎当茶饮。每日1剂,一般服3剂即可见效,重者加大用量,连服10剂。

〔主治〕功能性子宫出血。

方八

〔配方〕白鸡冠花15克,苍耳子(炒去刺)8克,红枣10枚。

〔用法〕水煎服,并用鸡冠苗煎水洗患处。

〔主治〕荨麻疹。

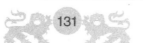

【来源】为茜草科鸡矢藤属藤本植物。

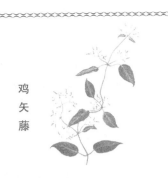

鸡矢藤

鸡 矢 藤

【别名】鸡屎藤、臭藤、五香藤、母狗藤、狗屁藤。

【生长环境】分布于山东、长江中下游及以南各省。多生于林边、山坡、溪边等地。

【形态特征】多年生草质藤本，长2~3米。基部木质化，茎缠绕攀缘，全株密被灰色茸毛，茎、叶、果揉碎有鸡屎臭。叶对生，有长柄，叶片长椭圆状披针形，近腊质。夏、秋开花，圆锥状聚伞花序，生于叶腋或枝顶，花淡紫色。浆果球形，淡黄色。夏、秋采全草，切段，晒干。

【性味功效】味甘、酸，性平。消食化积，祛风利湿。

【验方精选】

方一

〔配方〕鸡矢藤根15克，冰糖少许。

〔用法〕水煎服。

〔主治〕感冒咳嗽，百日咳。

方二

〔配方〕鸡矢藤、红糖各30克。

〔用法〕上药共炒焦，水煎服。

〔主治〕痢疾。

方三

〔配方〕鸡矢藤60克。

〔用法〕水煎服。

〔主治〕气郁胸闷，胃痛，湿热肚痛，尿血。

方四

〔配方〕鲜鸡矢藤叶适量，雄黄少许。

〔用法〕捣烂，涂敷患处。

〔主治〕钩虫幼虫感染脚痒。

方五

〔配方〕鸡矢藤90克，绿豆30克。

〔用法〕水煎成2 000毫升，先服700毫升，2小时后再服1次。服药后可发生呕吐或腹泻反应。

〔主治〕有机磷农药中毒。

方六

〔配方〕鸡矢藤适量。

〔用法〕取鸡矢藤叶或嫩芽擦患处，每次5分钟，每日2~3次。

〔主治〕神经性皮炎、湿疹、皮肤瘙痒症。

方七

〔配方〕鸡矢藤100克，地锦草50克，95%酒精500毫升。

〔用法〕鸡矢藤和地锦草研末，浸泡于酒精中，24小时后过滤。将纱布浸湿后，持续湿敷患处。

〔主治〕疖肿、蜂窝组织炎。

百草良方 白话详解

七 画

【来源】为双子叶植物药豆科植物鸡眼草的全草。

鸡眼草

【别名】三叶大字草、人字草、掐不齐、苍蝇草、公母草、地兰花、蚂蚁草、花生草。

【生长环境】我国中原地区、南方诸省有产。多生于向阳坡林中、田间及水边。

【形态特征】一年生草本；茎直立或平卧，常铺地分枝而带匍匐状，长5～30厘米，茎和分枝上有白色向下细毛。3小叶，小叶长椭圆形或倒卵状长椭圆形，长5～15毫米，宽3～7毫米，主脉和叶缘有疏毛，托叶长卵形，宿存。花腋生，1～2朵，淡红色；萼钟状，长2.5～3毫米，萼齿深裂，裂片叶状椭圆形，有网状脉纹。荚果卵状圆形，顶端稍急尖，通常较草稍长或等长，外面有细短毛。花期8～9月。全草入药，7～8月采，晒干或鲜用。

鸡眼草

【性味功效】味苦，性凉。清热解毒，健脾利湿。

【验方精选】

方一

〔配方〕鲜鸡眼草30克。

〔用法〕米泔水煎服。

〔主治〕淋病。

方二

〔配方〕鸡眼草30克。

〔用法〕水煎服。

〔主治〕妇女子宫脱垂，脱肛。

方三

〔配方〕鲜鸡眼草60克，侧柏叶30克。

〔用法〕水煎服。

〔主治〕鼻出血。

方四

〔配方〕鸡眼草15克，大青叶12克，蒲公英20克。

〔用法〕水煎服。

〔主治〕风热感冒、扁桃体炎。

方五

〔配方〕鲜鸡眼草60克。

〔用法〕取鲜草洗净，捣烂，加冷开水搅匀，挤出药汁，冲入童便20毫升，灌服。

〔主治〕产后抽搐、吐舌、角弓反张。

方六

〔配方〕鲜鸡眼草60克。

〔用法〕酒、水各半煎，白糖调服；另取鲜鸡眼草叶适量捣烂敷患处。

〔主治〕跌打损伤。

方七

〔配方〕鸡眼草研细粉。

〔用法〕每次用6克，开水泡5分钟左右，药水内服，药渣敷伤口周围。

〔主治〕眼镜蛇咬伤。

方八

〔配方〕鸡眼草、路边菊、大青根、玉叶金花根各10克。

〔用法〕水煎服。

〔主治〕感冒发热。

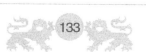

133

七 画

【来源】为双子叶植物药豆科植物密花豆、香花岩豆藤等的藤茎。

鸡 血 藤

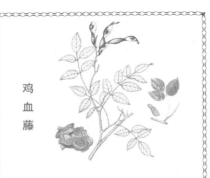

鸡血藤

【别名】血凤藤、大血藤、血龙藤、猪血藤、过岗龙、血风藤。

【生长环境】分布云南、广西、广东等地。生于林中或灌丛中。

【形态特征】密花豆为攀缘灌木。茎无毛。小叶3片，阔椭圆形，先端锐尖，基部圆形或近心形，上面疏被短硬毛，下面沿脉疏被短硬毛，脉腋间有细毛。花多数，排列成大型圆锥花序；萼筒状，两面被白色短硬毛，萼齿5个，三角形，上面2齿近合生；花冠蝶形，白色；花药2型，5个大，5个稍大；子房密被白色短硬毛。荚果刀状，被绒毛，有网脉，沿腹缝线增厚，仅顶部有一个种子。它的藤茎可入药，全年可采，截为小段，晒干备用。

【性味功效】味甘、辛，性温。活血，舒筋。

【验方精选】

方一

〔配方〕鸡血藤、当归藤各30克，海风藤、五加皮、走马胎各15克。

〔用法〕水煎服。

〔主治〕风湿痛。

方二

〔配方〕鸡血藤50克。

〔用法〕水煎冲红糖、黄酒，早晚空腹服。

〔主治〕手脚酸麻。

方三

〔配方〕鸡血藤、当归藤各15克，益母草10克。

〔用法〕水煎服。

〔主治〕月经不调，痛经，闭经。

方四

〔配方〕鸡血藤、巴戟天、石斛各10克，益智3克。

〔用法〕水煎服。

〔主治〕遗精。

方五

〔配方〕鸡血藤80克。

〔用法〕加水煎煮2次，每次30分钟。分2次口服，早晚各1次。

〔主治〕急性乳腺炎早期。

方六

〔配方〕鸡血藤糖浆。

〔用法〕口服，每次10毫升，每日3次。儿童酌减。

〔主治〕放射线引起的血细胞减少症。

方七

〔配方〕鸡血藤60克。

〔用法〕浸酒250毫升，浸半个月后可用，每次服15~30毫升，日服2~3次。

〔主治〕血虚闭经。

方八

〔配方〕鸡血藤60克。

〔用法〕酒、水各半煎服。

〔主治〕跌打损伤，关节风湿痛。

百草良方 白话精解

连　　翘

【别名】旱连子、大翘子、连壳、空壳、黄花条。

【生长环境】河北、山西、陕西、河南、山东、安徽、湖北、四川有分布。多生于山坡灌丛、草丛、山谷、山沟疏林中或栽培。

【形态特征】落叶灌木，高 2～4 米。枝细长，开展或下垂，嫩枝褐色，略呈四棱形，散生灰白色细斑点，节间中空。叶对生，叶片卵形、宽卵形或椭圆状卵形至椭圆形，两面均无毛。3～4 月开花，花黄色，通常单朵或 2 至数朵生于叶腋，花先叶开放；花萼深 4 裂，边缘有毛；花冠深 4 裂，雄蕊 2 枚。7～9 月结

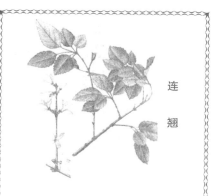

连翘

【性味功效】味苦，性寒。清热解毒，消肿散解。

果，果实卵球形、卵状椭圆形或长卵形，先端喙状渐尖，表面有多数凸起的小斑点，成熟时开裂，内有多粒种子，种子扁平，一侧有翅。果实初熟或熟透时采收。初熟果实蒸熟晒干，尚带青色，称"青翘"；熟透的果实，晒干，除去种子及杂质，称"老翘"；其种子称"连翘心"。

【验方精选】

方一

〔配方〕连翘 20～30 克。

〔用法〕取上药，文火水煎。分 3 次食前服。

〔主治〕视网膜黄斑区出血。

方二

〔配方〕连翘 500 克。

〔用法〕研细末。每日 20～25 克，分 3 次饭前服。忌辛辣食物及酒。

〔主治〕肺结核。

方三

〔配方〕连翘 18 克。

〔用法〕取上药，加水用文火煎成 150 毫升。分 3 次食前服。

〔主治〕血小板减少性紫癜、过敏性紫癜。

方四

〔配方〕连翘 30 克。

〔用法〕加水煎至 150 毫升。分 3 次饭前服，连用 5～10 日。忌食辛辣及盐。

〔主治〕急性肾炎。

方五

〔配方〕连翘心 60 克。

〔用法〕取上药。炒焦煎水服，或炒焦研末服，每次 10 克，每日 3 次。

〔主治〕呃逆。

方六

〔配方〕连翘适量。

〔用法〕取上药，去梗洗净，曝干，装罐备用。每次用 15～30 克，开水冲泡或煎沸当茶饮，连服 1～2 周。

〔主治〕便秘。

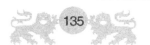

百草良方　白话精解

【来源】为豆科植物赤豆的种子。

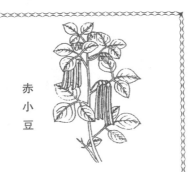

赤小豆

【性味功效】味甘、酸,性平。利水消肿,解毒排脓,利湿退黄。

赤小豆

【别名】赤豆、野赤豆、红皮豆、红豆、朱赤豆。

【生长环境】广东、广西、湖南、江西、江苏等省有分布,多栽培。多生于田园中或栽培。

【形态特征】一年生草本,高达75厘米。茎上有显著的长硬毛。叶互生,三出复叶,具长柄,托叶披针形或卵状披针形,小叶卵形或卵状披针形,叶脉上有疏毛,纸质。花黄色,蝶形,腋生于短的总花梗上。荚果圆柱形,两端圆钝或平截,长5～8毫米,直径3～6毫米,种皮赤褐色。秋季采种子晒干。

【验方精选】

方一
〔配方〕赤小豆适量。
〔用法〕研为细末,撒于患处,或用鸡蛋清调涂患处。
〔主治〕婴儿湿疹。

方二
〔配方〕赤小豆120克。
〔用法〕取上药,与猪脾脏1个一起,经常煮服。
〔主治〕糖尿病。

方三
〔配方〕赤小豆500克。
〔用法〕取上药,与活鲤鱼1条(重500克以上)一起,煮至豆烂。将豆、鱼、汤分数次服完,每日或隔天1剂,连续服用,以愈为止。
〔主治〕肝硬化腹水。

方四
〔配方〕赤小豆20粒。
〔用法〕取上药,用猪苦胆1个,将赤小豆装入苦胆中,挂房檐下阴干后研末。每日2克,分2次用水冲服。

〔主治〕顽固性呃逆。

方五
〔配方〕赤小豆50克。
〔用法〕取上药,与糯米50克一起,加水适量煮粥。服时,若赤痢加白糖50克,白痢加红糖50克,胃能受纳者1次顿服,不能受纳者分2次服,每日3次。儿童酌减,每日3次。
〔主治〕细菌性痢疾。

方六
〔配方〕赤小豆500克。
〔用法〕每次取250克,煮汤饮浓汁,每日早晚服用,连用3～5日。
〔主治〕产后缺乳症。

方七
〔配方〕赤小豆500克。
〔用法〕取上药,加水5 000毫升、食盐30克煮至豆烂。冷却后随意饮用。
〔主治〕中暑。

百草良方 白话精解

【来源】为木兰科植物玉兰的干燥花蕾。

辛 夷 花

【别名】木笔、春花、望春花、木兰、紫玉兰。

【生长环境】甘肃、陕西、四川、河南、湖北有分布。山东、江西多栽培。此物多生于山林间或栽培于城镇、村落、庭园中。

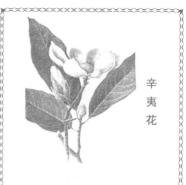
辛夷花

【形态特征】落叶乔木，高约 10 米；树皮淡灰色，不开裂；嫩枝有托叶脱落后留下的环状痕迹，无毛；顶芽密生有淡黄色展开的长柔毛，叶互生，叶片椭圆状披针形、卵状披针形、狭倒卵形或卵形，先端短尖，基部阔楔形或圆钝形，上面无毛，嫩叶下面有平伏绵毛，老叶短尖无毛，每边有侧脉 10～15 条。3 月先开花后出叶，花蕾单生于枝条顶端，长卵形，似毛笔状，花大，紫红色，芳香；花瓣 9 枚；雄蕊多数；心皮多数。9 月果实成熟，果实为聚合果，圆柱状，长 8～14 厘米。种子的外种皮鲜红色，内种皮深黑色。冬蕾于冬末春初末开放时采摘，阴干备用。

【性味功效】味辛，性温。散风热，通鼻窍。

【验方精选】

方一

〔配方〕辛夷 50 克。

〔用法〕研碎酒精浸泡 3 天，滤液加热成膏状，加 20 克无水羊白脑，100 克凡士林调匀，即制成辛夷浸膏。涂纱条上，放入鼻内 2～3 小时，每日 1 次，10 次 1 疗程。

〔主治〕肥大性鼻炎。

方二

〔配方〕辛夷 3 克，紫苏叶 6 克。

〔用法〕开水泡服。

〔主治〕风寒感冒头痛。

方三

〔配方〕辛夷 10 克。

〔用法〕水煎服。

〔主治〕鼻窦炎。

方四

〔配方〕辛夷 6 克，苍耳子、白芷、薄荷各 10 克。

〔用法〕水煎服。

〔主治〕慢性鼻窦炎。

方五

〔配方〕辛夷 2～3 克，两面针 3 克。

〔用法〕水煎服。

〔主治〕牙痛。

百草良方 白话精解

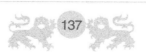

七 画

【来源】为杉科植物杉的心材及树枝。

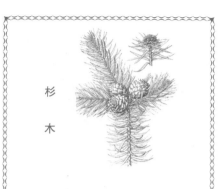

杉 木

杉　　木

【别名】杉材、杉树、刺杉、天蜈蚣。

【生长环境】我国中部、西南部和东南部均有分布。多生于山坡上或栽培。

【形态特征】常绿乔木，高可达 20～25 米，有尖塔形的树冠。外皮鳞片状，淡褐色，内皮红色；枝平伸，短而广展。叶线状披针形，先端锐渐尖，基部下延于枝上而扭转，边缘有细锯齿，上面光绿，下面有阔白粉带 2 条。雄花黄绿色，雌花淡红色。球果卵圆形，下垂，四季可采，鲜用或晒干。

【性味功效】味辛，性微温。祛风止痛，散瘀止血。

【验方精选】

方一

〔配方〕鲜杉树叶适量。

〔用法〕洗净，捣烂，绞汁外涂患处，每日3～5次。

〔主治〕天疱疮。

方二

〔配方〕杉树根 1 000 克。

〔用法〕煎水泡洗患处。

〔主治〕遍身风湿毒疮痒痛。

方三

〔配方〕杉果、瘦猪肉各 60 克。

〔用法〕水炖，喝汤吃肉。

〔主治〕遗精。

方四

〔配方〕鲜杉树二层皮、鲜侧柏叶各250 克。

〔用法〕煎水，温洗患处。

〔主治〕漆疮。

方五

〔配方〕鲜杉树根 600 克。

〔用法〕水煎，去渣，先熏，后坐浴，每日2 付。

〔主治〕外痔、混合痔肿痛。

方六

〔配方〕杉木锯屑、米皮糠各等量。

〔用法〕将杉木屑、米糠装入尖底有孔的瓦罐内，投入烧红的木炭点燃，用玻璃瓶接好药油备用。先将老新姜切开，搓擦患处，待局部产生刺痛感时，用药油涂搽患处，每日早、晚各 1 次。

〔主治〕圆癣。

方七

〔配方〕杉木适量。

〔用法〕烧炭存性，研极细末，用花生油或麻油调成糊状外敷，每日 1 次。

〔主治〕轻度烧伤。

何首乌

【别名】首乌、地精、红内消、马肝石、小独根。

【生长环境】我国中部、东南、西南地区均有产。生长于草坡、路边、山坡石隙及灌木丛中。

【形态特征】多年生缠绕草本。叶互生,长4～9厘米,宽达5厘米,全缘,托叶鞘干膜质,抱茎;具叶柄。圆锥花序顶生或腋生,花小;花被5深裂,外面3片背部有翅。瘦果椭圆形,包于宿存翅状花被内。花期8～10月,果期9～11月。秋季割茎藤,切段,晒干或烘干,即为"夜交藤"。把何首乌放盒内,用煎好的黑豆汁与黄酒加入拌匀,隔水蒸焖,使内部成棕褐色,晒干即为"制首乌"。

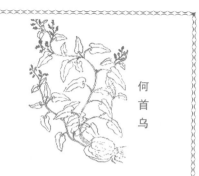

何首乌

【性味功效】味苦甘涩,性微温。补肝,益肾,养血,祛风。

【验方精选】

方一

〔配方〕夜交藤60克。

〔用法〕水煎服,每日1剂。

〔主治〕失眠。

方二

〔配方〕何首乌、桑椹子各15克。

〔用法〕水煎服。

〔主治〕血虚便秘。

方三

〔配方〕制首乌30克,鸡蛋1～2个。

〔用法〕将首乌水煎2次,去渣,入鸡蛋煮熟服,每日1次,连服1～2个月。

〔主治〕血虚,头发早白。

方四

〔配方〕生首乌900克。

〔用法〕烘干,研细末,每次15克,温开水送服,每日2次,连服30日。

〔主治〕高胆固醇血症。

方五

〔配方〕制何首乌30克。

〔用法〕取上药,加水300毫升,煎20分钟左右,取汁150～200毫升。分2次温服,每日1剂,20日为1个疗程。

〔主治〕高脂血症。

方六

〔配方〕首乌藤、地黄、柏子仁、丹参各15克,酸枣仁(炒)15克。

〔用法〕水煎服。

〔主治〕阴虚血少,头晕眼花耳鸣,烦躁不眠。

方七

〔配方〕何首乌18～24克。

〔用法〕取上药,配甘草1.5～3克,加水浓煎2小时。分3次饭前服,每日1剂。

〔主治〕疟疾。

方八

〔配方〕制何首乌15克,枸杞子、菟丝子各10克。

〔用法〕水煎服。

〔主治〕肝肾亏虚,头晕眼花,腰酸腿痛。

百草良方
白话精解

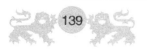

七 画

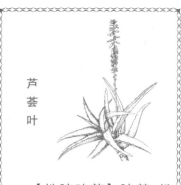

芦荟叶

芦荟叶

【别名】斑纹芦荟叶、油葱叶。

【生长环境】我国南方各省有栽培。

【形态特征】多年生常绿草本。茎极短,有匍枝。叶丛生于茎上,莲座状,肉质,多汁;叶片披针形,肥厚,边缘有刺状小齿。夏、秋开花,花葶高 50～90 厘米,花下垂,红黄色带斑点。蒴果三角形,室背开裂。叶或叶的干浸膏入药,四季可采。

【性味功效】味苦,性寒。泻下,清肝,杀虫。

【验方精选】

方一

〔配方〕鲜芦荟叶 60 克,乌桕木根 15 克。

〔用法〕水煎服。

〔主治〕热症大便不通。

方二

〔配方〕鲜芦荟叶适量,白糖少许。

〔用法〕共捣烂,敷患处。

〔主治〕烫、火伤。

方三

〔配方〕鲜芦荟叶 30 克。

〔用法〕捣烂敷患处。

〔主治〕蜂螫伤。

方四

〔配方〕鲜芦荟叶 60 克。

〔用法〕捣烂与猪瘦肉适量蒸吃。

〔主治〕睾丸肿大。

方五

〔配方〕芦荟叶 10 克,冰糖少量。

〔用法〕水煎服。

〔主治〕百日咳。

方六

〔配方〕鲜芦荟叶、鲜一点红各适量。

〔用法〕加生盐少许共捣烂,敷患处。

〔主治〕痈疮肿痛。

方七

〔配方〕鲜芦荟叶 1 片。

〔用法〕于炭火上熨软后剖取其黏液厚涂患处,每日涂 3 次。

〔主治〕指甲边沟炎(指甲沟受伤红肿化脓刺痛,严重可使指甲脱离)。

方八

〔配方〕芦荟叶、使君子各等份。

〔用法〕晒干,研细粉,米汤调服,每次 3～6 克。

〔主治〕小儿疳积。

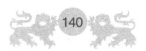

百草良方 白话精解

杜　仲

【别名】木棉、石思仙、丝楝树皮、扯丝皮、丝棉皮。

【生长环境】甘肃、陕西、河北、河南、湖南、湖北、四川、贵州、云南等有分布。多生于低山坡地疏林中或栽培。现今广泛栽培。

【形态特征】落叶乔木,高可达20米左右。小枝光滑,黄褐色或较淡,具片状髓。皮、枝及叶均含胶质。单叶互生;椭圆形或卵形,先端渐尖,基部广楔形,边缘有锯齿,幼叶上面疏被柔皮,下面毛较密,老叶上面光滑,下面叶脉处疏被毛;4～5月开花,花单性,雌雄异株,与叶同时开放,或先叶开放,生于一年生枝基部苞片的腋内,有花柄;无花被;雄蕊5～10枚。6～9月结果,果实偏平,长椭圆形,长2～3.5厘米,周边有膜质状翅,内含种子1粒。树皮于4～6月剥取为佳,趁鲜刮去粗皮,刷去泥土,鲜用或堆放,内皮呈紫褐色后晒干备用。

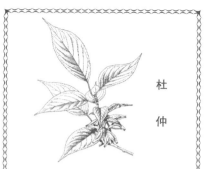

杜仲

【性味功效】味甘,性温。补肝肾、强筋骨、安胎。

【验方精选】

方一

〔配方〕杜仲、夏枯草、黄芩各10克。

〔用法〕水煎服。

〔主治〕早期高血压。

方二

〔配方〕杜仲叶100克,蚯蚓10条。

〔用法〕洗净,捣烂,外敷伤处,每日换药1次。

〔主治〕跌打筋断。

方三

〔配方〕杜仲、红花、白芷、小松树根、铜绿各适量。

〔用法〕共捣烂,复位后外敷伤处。

〔主治〕外伤骨折。

方四

〔配方〕杜仲12克,熟地黄15克,续断、菟丝子各10克,核桃仁30克。

〔用法〕水煎服。

〔主治〕肾虚腰背酸痛,腿膝软弱,小便频数。

方五

〔配方〕杜仲15克,锦鸡儿、千斤拔各30克,猪脚1只。

〔用法〕加水共炖烂,吃肉喝汤。

〔主治〕半身不遂,腰膝无力。

方六

〔配方〕杜仲、续断各等量。

〔用法〕共研细粉,用红枣汤送服。每次10克,每日3次,连服10～20日。

〔主治〕习惯性流产。

方七

〔配方〕杜仲30克。

〔用法〕水煎服,取汁煮桂圆肉适量及鸡蛋1～2个多次分服。

〔主治〕外痔。

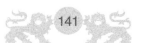

七　画

百草良方 白话精解

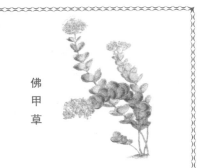

佛甲草

【性味功效】味甘,性寒。清热解毒,凉血止血。

佛 甲 草

【别名】尖叶小石指甲、佛指甲、鼠牙半枝、打不死。

【生长环境】我国长江以南各省、区为主要产区。多生长于低洼山地向阳干燥的石缝和阴湿处,偶有栽种。

【形态特征】 多年生缠绕草本。叶互生,长4~9厘米,宽达5厘米,全缘,托叶鞘干膜质,抱茎;具叶柄。圆锥花序顶生或腋生,花小;花被5深裂,外面3片背部有翅。瘦果椭圆形,包于宿存翅状花被内。花期8~10月,果期9~11月。夏季采集全草,晒干备用。

【验方精选】

方一

〔配方〕佛甲草10克,当归12克,大枣10枚。

〔用法〕水煎服。

〔主治〕迁延性肝炎。

方二

〔配方〕鲜佛甲草适量。

〔用法〕捣烂,取汁,外涂患处。

〔主治〕虫咬皮炎。

方三

〔配方〕鲜佛甲草适量,食盐少许。

〔用法〕捣烂外敷患处,每日1换。

〔主治〕指头疔。

方四

〔配方〕佛甲草60克,白茅根30克,玄参15克。

〔用法〕水煎服,每日1剂。

〔主治〕吐血、鼻出血、尿血。

方五

〔配方〕鲜佛甲草、鲜木芙蓉叶等量。

〔用法〕捣烂,外敷患处。并取鲜佛甲50

克,水煎服。

〔主治〕痈肿疔疖。

方六

〔配方〕鲜佛甲草50克,蒲公英、鲜犁头草各30克,野菊花15克。

〔用法〕水煎服,每日1剂。

〔主治〕急性乳腺炎初起。

方七

〔配方〕鲜佛甲草适量,人乳5~10毫升。

〔用法〕捣烂,加入人乳拌匀,外敷患眼,6小时换药1次。

〔主治〕急性结膜炎。

方八

〔配方〕鲜佛甲草60克,米醋10毫升。

〔用法〕将鲜药洗净,捣烂,绞汁,加入米醋,再加温开水500毫升,含漱。

〔主治〕咽喉肿痛。

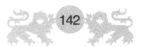

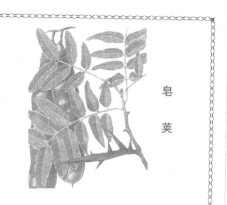

【来源】为豆科植物皂荚树的果实。

皂　荚

【别名】皂角、肥皂荚、大皂、天丁、皂丁。

【生长环境】我国大部分地区有分布。多生于路边、村庄附近，多为栽培。

【形态特征】落叶乔木，高达 10 米以上。树枝、树干上有圆筒状分枝的坚硬针刺（皂角刺），小枝有细毛。偶数羽状复叶互生，小叶 8～14 枚；小叶互生，极接近，叶片卵形、矩圆形或披针形。花淡黄绿色。荚果扁长而微弯，形似镰刀，厚木质，两面突起，紫黑色，有光泽。秋季采荚果，四季采刺，晒干。

皂荚

【性味功效】味辛，性温，有小毒。消痰平喘，通窍攻坚。

【验方精选】

方一

〔配方〕皂荚适量。

〔用法〕放铁锅内，火煅存性，碾细为末。1～2 岁每日服 1 克，3 岁以上每日 2 克。用糖拌吞服。

〔主治〕小儿急、慢性泄泻。

方二

〔配方〕皂荚 2 枚，盐 15 克。

〔用法〕取上药，与盐同烧赤，研细。夜夜揩齿。

〔主治〕齿龈萎缩、牙齿松动。

方三

〔配方〕皂荚适量。

〔用法〕放锅中火煅存性，研细为末。每次 1 克，每日 2 次，用糖拌吞服。

〔主治〕小儿厌食症。

方四

〔配方〕皂角籽 200 粒，陈醋 500 克，红糖　克。

〔用法〕一起放入沙锅内浸 7 日，上火熬干，皂荚籽微黄时研为细粉，分 20 包。每日

1 次，每次 1 包，煎汤冲服。

〔主治〕淋巴结核。

方五

〔配方〕皂角刺 30 克，大枣 10 枚，粳米 30 克。

〔用法〕取上药与大枣共煎半小时以上，弃渣取药液 300～400 毫升，与粳米煮成糊状。分 2 次服用。

〔主治〕亚急性盆腔炎。

方六

〔配方〕皂角 10 个。

〔用法〕取上药，研成细末，米醋适量调和。涂于颈与下颌部，干即换涂。

〔主治〕乳蛾。

方七

〔配方〕皂角粉少许。

〔用法〕取上药。涂入鼻腔，待打喷嚏时，用手指堵住无异物之鼻孔，以增加压力即可。

〔主治〕鼻腔异物。多见于小儿。

百草良方　白话精解

143　　　　　　　七　画

【来源】为菊科多年草本植物茅苍术或北苍术的根茎。

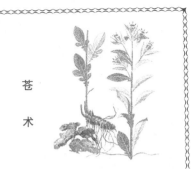

苍术

苍 术

【别名】茅苍术、北苍术、赤术、南苍术。

【生长环境】我国北方地区有广泛分布。多生于山坡、灌丛、草丛、岩缝、林下等地。

【形态特征】多年生草本。地下根茎结节状圆柱形，直径1～4厘米，表面灰棕色或黑棕色。茎直立，高30～80厘米，有稀疏的蛛丝状毛。叶互生，中下部茎叶长8～12厘米，宽5～8厘米，大头羽状深裂或半裂，侧裂片1～4对，椭圆形、长椭圆形，宽0.5～2厘米，顶裂片宽1.5～4.5厘米；有时中下部茎叶不分裂。

【性味功效】味辛、苦，性温。健脾燥湿，祛风散寒。

叶片倒卵形、长倒卵形、长倒披针形，上部叶基部有时有1～2对三角形刺齿裂。全部叶无毛，质地硬，边缘有针刺状毛或三角形刺齿。6～10月开花，花白色或紫蓝色，组成头状花序单生于枝顶；总苞直径约1.5厘米，总苞片针刺状羽状全裂；全部为管状花。6～10月结果，果实有毛，顶端有刚毛状冠毛，长约8毫米，基部连合成环。根于春秋挖为佳，晒干备用。

【验方精选】

方一

〔配方〕苍术1 000克，蜂蜜250克。

〔用法〕加水2升，煮浓缩成膏，加蜂蜜调匀。每次1匙，每日2次，开水冲服。

〔主治〕慢性丹毒。

方二

〔配方〕苍术、黄柏、牛膝各10克，薏苡仁15克。

〔用法〕水煎服。

〔主治〕膝关节肿痛，下肢风湿痛。

方三

〔配方〕苍术20克。

〔用法〕泡茶饮，每日1剂。

〔主治〕胃下垂属湿阻中焦者。

方四

〔配方〕苍术18克。

〔用法〕取上药，水煎取汁。每日上午1次服下。

〔主治〕夜盲症。

方五

〔配方〕苍术适量。

〔用法〕取上药，将其削成圆锥形，中刺数小孔，塞进外耳道，然后将艾柱放在苍术上点燃。每次5～7壮，每日或隔日1次，10次为1个疗程。孕妇忌用。

〔主治〕耳鸣。

方六

〔配方〕苍术适量。

〔用法〕研细末，与白芝麻油调成稀糊状敷患处。每日1～2次，至愈止。

〔主治〕烧烫伤。

方七

〔配方〕苍术适量。

〔用法〕取上药，研为细末。每日3克，分3次用开水冲服，儿童酌减。

〔主治〕结膜干燥症。

百草良方 白话精解

七 画

走 马 胎

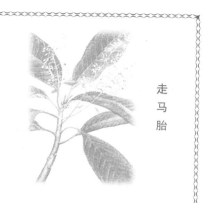

走马胎

【别名】山鼠、血枫、走马风、大叶紫金牛。

【生长环境】我国福建、广东、广西及云南等省、区有分布。生长于山谷、溪旁及丛林下湿润处。

【形态特征】常绿小灌木。地下根茎膨大，外皮淡棕色或灰褐色，有纵棱，内皮黄白色，有香气，断面有血点。叶互生，常集生于枝头，阔椭圆形，顶端短尖，基部渐狭而具翅柄，边缘有整齐的密细齿，背面淡绿色或带紫色。夏季开白色或淡红色的花，花排成顶生或腋生，呈圆锥花序；萼5裂，裂片三角状卵形，花冠裂片5片，卵状长圆形；雄蕊5枚，着生于花冠裂片基部并与其对生，果球形。夏、秋季采根和叶。根切片晒干备用，叶多为鲜用。

【性味功效】味辛微苦，性温。理血，解毒生肌，祛风湿。

【验方精选】

方一

〔配方〕走马胎叶1张，虾钳草60克。

〔用法〕水煎服。

〔主治〕崩漏。

方二

〔配方〕走马胎、大风艾各60克。

〔用法〕水煎洗患处。

〔主治〕妇女产后关节痛。

方三

〔配方〕走马胎、半枫荷、五加皮各15克。

〔用法〕酒、水各半煎服。

〔主治〕风湿性关节炎。

方四

〔配方〕走马胎叶研细粉，先用金银花藤、葫芦茶各适量。

〔用法〕煎浓汁洗患处，后将走马胎叶粉撒上。

〔主治〕疮疡溃烂。

方五

〔配方〕鲜走马胎叶1张。

〔用法〕用温水烫软，敷患处。

〔主治〕痈疮脓肿（可拔疮脓）。

方六

〔配方〕走马胎、土茯苓、栀子各30克，红花15克，皂角刺、防风各15克。

〔用法〕共浸酒过药面，浸15日可用，每服20～30毫升。

〔主治〕闭塞性动脉内膜炎引起的下肢麻冷胀痛，行走困难。

方七

〔配方〕走马胎、防己各6克。

〔用法〕水煎服。

〔主治〕小儿惊风。

百草良方 白话精解

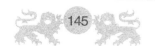

七 画

【来源】为石松科植物石松的干燥全草。

伸 筋 草

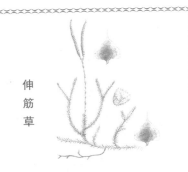

伸筋草

【别名】石松、狮子毛草、火炭葛、穿山龙、筋骨草、舒筋草。

【生长环境】东北、华北、华南、西南及内蒙、河南等地。多生于疏林下荫蔽处。

【形态特征】多年生草本。匍匐茎蔓生，分枝有叶疏生。茎直立高 15～30 厘米，分枝；营养枝多回分叉，密生叶，叶针形，先端有易脱落的芒状长尾；孢子枝从第二、第三年营养枝上长出，远高出营养枝，叶疏生；孢子、囊穗，有柄，通常 2～6 个生于

【性味功效】味苦、辛，性温。祛风散寒，除湿消肿，舒筋活血。

孢子枝的上部；孢子叶卵状三角形，先端急尖而具尖尾，边缘有不规则的锯齿，孢子囊肾形，淡黄褐色，孢子同形。7、8 月间孢子成熟。带根全草入药，夏季采收，洗净，晒干。

【验方精选】

方一
〔配方〕伸筋草适量。
〔用法〕焙干，研细粉，麻油调成糊状，敷患处。
〔主治〕带状疱疹。

方二
〔配方〕伸筋草 60 克，吴茱萸 6 克。
〔用法〕水煎洗患处。
〔主治〕脓疱疮溃烂。

方三
〔配方〕伸筋草 30 克，牛膝 10 克。
〔用法〕水煎服，每日 1 剂，连服 2～3 日。
〔主治〕腓肠肌痉挛（脚转筋）。

方四
〔配方〕伸筋草、枇杷叶、紫金牛各 10 克。
〔用法〕水煎服。
〔主治〕肺结核咳嗽。

方五
〔配方〕石松子（伸筋草的孢子）、滑石粉各等量。

〔用法〕共混合研匀，干撒患处，每日 2～3 次。
〔主治〕小儿夏季汗疹。

方六
〔配方〕伸筋草、藤杜仲、穿破石、牛尾菜各 30 克，牛膝 15 克，猪脚 1 只。
〔用法〕共煲服，药渣水煎洗患处。
〔主治〕筋络不舒。

方七
〔配方〕鲜伸筋草、鲜酢浆草、鲜徐长卿各适量。
〔用法〕共捣烂，加白酒少许炒热敷患处。
〔主治〕跌打伤肿痛。

方八
〔配方〕伸筋草、杜仲各 30 克，千斤拔 60 克，海风藤、瓜蒌各 15 克。
〔用法〕水煎服。
〔主治〕风湿痛。

灵　芝

【别名】灵芝草、之秀、紫芝、赤芝、黑芝、菌灵芝。

【生长环境】我国大部分省区有出产,部分省区有栽培。此物多生于栎树和其他阔叶树的根部或腐木上,也有人工栽培。

【形态特征】一年生附生真菌。子实体伞状,木栓质。菌盖半圆形或肾形,宽5～12厘米,厚1～2厘米,盖面黄褐色或红褐色,有光泽,有不明显的环状棱纹和放射状皱纹,边缘较薄,全缘或波状。管口面乳白色,后变为浅褐色或红褐色;管口圆形,每1毫米约5个;孢子褐色,卵形,极细小,粉末状。菌柄侧生,长8～10厘米,扁圆形,粗1～1.5厘米,红褐色或黄褐色。子实体于夏、秋季采收,晒干或晾干备用。

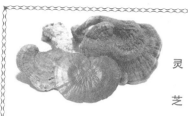

灵芝

【性味功效】味淡、微苦,性温。滋补强壮,宁心益胃、解蕈毒,助消化。

【验方精选】

方一

〔配方〕赤灵芝25～30克。

〔用法〕水煎服,每天1剂、留渣复煎2次,每日服3次。

〔主治〕功能性子宫出血。

方二

〔配方〕灵芝、青木香、乳香、两面针各3克。

〔用法〕水煎服。

〔主治〕胃痛。

方三

〔配方〕灵芝3克。

〔用法〕水煎当茶饮,也可浸酒服。

〔主治〕高血压病,风湿性关节炎,硅沉着病。

方四

〔配方〕灵芝6克。

〔用法〕水煎日分3次服,也可浸酒服。

〔主治〕血胆固醇过高症。

方五

〔配方〕灵芝5克。

〔用法〕加冷水200毫升浸泡,在火上煮

沸5分钟,温服,每晚1次。可多次煮至到没味再换新药。

〔主治〕强身健体,治多种慢性疾病,脑神经衰弱,慢性肝炎,风湿关节炎,肺气肿等。

方六

〔配方〕灵芝6克,白公鸡1只。

〔用法〕去毛及内脏,将灵芝用纱布包好,放鸡肚内,用沙锅煮熟服。

〔主治〕肾炎。

方七

〔配方〕灵芝500克。

〔用法〕切碎,小火水煎2次,每次煎约2小时,合并煎液,浓缩用多层纱布过滤,滤液加蒸馏水至500毫升,滴鼻,每次2～6滴,每日2～4次。

〔主治〕鼻炎。

方八

〔配方〕灵芝90克。

〔用法〕水煎服。

〔主治〕毒蕈中毒。

百草良方

白话精解

七　画

【来源】为睡莲科芡属唯一的一种植物。

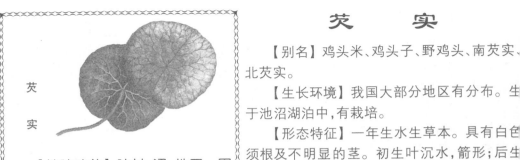

芡
实

芡　　实

【别名】鸡头米、鸡头子、野鸡头、南芡实、北芡实。

【生长环境】我国大部分地区有分布。生于池沼湖泊中,有栽培。

【形态特征】一年生水生草本。具有白色须根及不明显的茎。初生叶沉水,箭形;后生叶浮于水面,圆形,直径 65~130 厘米,正面多皱纹,反面紫色,两面均有刺;叶柄生叶底中

【性味功效】味甘、涩,性平。固肾涩精,补脾止泻、止带。

央。花鲜紫红色,在水面平放,日开夜合。浆果带刺,如鸡头状。种子球形,黑色,坚硬内含白色粉质胚乳。秋采种子,晒干去壳取仁入药。

【验方精选】

方一

〔配方〕芡实 15 克,莲须 6 克,金樱子 30 克。

〔用法〕水煎分 2 次服,每日 1 剂。

〔主治〕梦遗滑精。

方二

〔配方〕芡实、糯米各 30 克,白果 10 枚。

〔用法〕共煮粥吃,每日 1 次,10 日为 1 疗程,间歇服 2~4 个疗程。

〔主治〕慢性肾炎,蛋白尿。

方三

〔配方〕芡实 15 克,白果 6 克,车前草 5 克,筋骨草 10 克。

〔用法〕水煎服,每日 1 剂。

〔主治〕湿热带下。

方四

〔配方〕鲜芡实根 30 克,蜂蜜、蛋清、麻油各 1 匙。

〔用法〕将芡实根水煎,去渣,加入蜂蜜等 3 味,乘热服。

〔主治〕难产。

方五

〔配方〕芡实、苡米各 15 克,莲子(去心) 20 克,山药 18 克。

〔用法〕加水煮烂,加白糖适量,连渣分次服之。

〔主治〕脾虚久泻。

方六

〔配方〕芡实根 250 克,鸡 1 只。

〔用法〕将鸡去毛和内脏,加水共炖烂,去药渣,加佐料,吃鸡喝汤。

〔主治〕脾肾虚弱所致的白带过多。

方七

〔配方〕芡实根适量。

〔用法〕切片,煮熟,蘸佐料、醋食之。

〔主治〕腹股沟斜疝。

百草良方
白话详解

旱莲草

【别名】黑水草、墨旱莲、鳢肠、墨汁草、烂脚草。

【生长环境】我国南北各地均有分布。多生于溪沟、田边、屋旁阴湿处。

【形态特征】一年生草本。全株有粗毛。茎直立或平伏,多分枝,茎节着地生根。叶对生,叶片披针形,边缘常有细锯齿,无柄。折断茎叶即流出液汁,数分钟后即变成蓝黑色,头状花小,色白,生于叶腋或枝顶。瘦果黑色。全草干燥后呈黑色,故称"墨旱莲"。全草入药,夏、秋采收,鲜用或晒干。

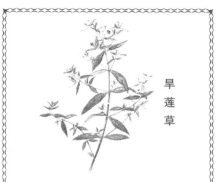

旱莲草

【性味功效】味甘、酸,性凉。凉血止血,滋阴补肾等。

【验方精选】

方一

〔配方〕旱莲草适量。

〔用法〕用旱莲草 30 克,水煎服,每日 2 次,连服 1 个月为 1 个疗程。

〔主治〕冠心病。

方二

〔配方〕旱莲草 30 克。

〔用法〕水煎分 2 次服,每日 1 剂。

〔主治〕月经过多。

方三

〔配方〕鲜旱莲草适量。

〔用法〕洗净捣汁,每次服 30 ~ 40 毫升,每日 3 次。

〔主治〕急性出血性坏死性肠炎。

方四

〔配方〕旱莲草 90 ~ 120 克。

〔用法〕洗净捣汁。外涂患外,每日数次。解毒止痛。

〔主治〕带状疱疹。

方五

〔配方〕旱莲草 20 克,仙鹤草 15 克,白茅根 30 克。

〔用法〕水煎服,每日 1 剂。

〔主治〕吐血、咯血、衄血、尿血、月经过多。

方六

〔配方〕鲜旱莲草适量。

〔用法〕洗净,将茎叶置手中搓烂,外敷伤口。或将鲜旱莲草洗净焙干,研成细粉,外涂于伤口上。

〔主治〕外伤出血。

方七

〔配方〕鲜旱莲草 50 克,米酒适量。

〔用法〕捣烂,加水,酒搅匀,取汁服。

〔主治〕夹阴伤寒(症见高热、全身酸楚、眼花、舌苔黄等)。

方八

〔配方〕旱莲草 120 克。

〔用法〕加红糖或白糖,水煎,温服,每日 1 剂。

〔主治〕红痢、白痢。

【来源】为芸香科植物花椒的果皮。

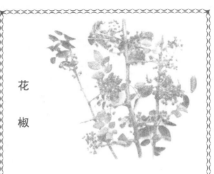

花椒

花　椒

【别名】点椒、川椒、汉椒、巴椒、南椒、蜀椒。

【生长环境】分布于东北、西北、中南及四川等地。于山坡及林灌木丛中，有栽培。

【形态特征】灌木，高 1 ~ 3 米。树皮暗灰色，疏生平直而尖锐的刺。单数羽状复叶互生，叶轴具窄翼，具稀疏而略向上的小皮刺，小叶 5 ~ 10 片，卵状披针形，边缘有细小圆齿，叶脉上有时生长刺。花小，淡绿色。蓇葖果球形，熟时暗红色，表面有众多瘤状突起，嗅之有浓烈的辛香味。种子黑色，有

【性味功效】味辛，性温。温中散寒，燥湿杀虫，行气止痛。

光泽。秋季采成熟果实，晒干。

【验方精选】

方一

〔配方〕花椒 10 克。

〔用法〕放油锅内炸至变黑，出味后去椒温服油。

〔主治〕儿童蛔虫性肠梗阻。

方二

〔配方〕花椒 25 克，紫皮大蒜 100 克。

〔用法〕共捣成药泥，敷患处。

〔主治〕顽癣。

方三

〔配方〕花椒 3 ~ 5 粒，大蒜头 1 个，葱白 10 厘米。

〔用法〕同捣烂，敷患处。1 日后换 1 次。

〔主治〕鸡眼。

方四

〔配方〕花椒、蛇床子各 30 克，藜芦、吴茱萸各 15 克，明矾 20 克。

〔用法〕水煎熏洗、坐浴。

〔主治〕妇女阴痒。

方五

〔配方〕川椒 50 克。

〔用法〕研细末，与 250 毫升白酒在酒壶内煮沸，用酒壶中冒出的热气对准乳头及周边肿块部位，进行熏蒸。

〔主治〕产后乳汁不通。

方六

〔配方〕花椒、枯矾各 100 克，冰片 10 克。

〔用法〕将花椒、枯矾炒黄，研细末，再加入冰片研细备用。用时取适量，撒布创面或加麻油调涂。

〔主治〕皮肤溃疡感染，创面掀红痛痒。

方七

〔配方〕花椒 20 粒。

〔用法〕加醋 100 克，水 50 毫升，蔗糖少许，煎后温服，症状未除者，4 小时后再服。

〔主治〕胆道蛔虫病。

方八

〔配方〕花椒、制香附各 6 克，炮姜 8 克，饴糖 15 克。

〔用法〕将前味水煎去渣，加入饴糖溶化分 2 次空腹服。

〔主治〕胃腹冷痛。

七　画

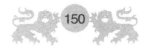

芫　荽

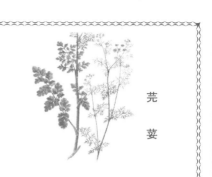

芫
荽

【别名】香菜、胡荽、园荽。

【生长环境】我国各省、区有产。

【形态特征】一年生草本,全体无毛,有强烈的香气。主根细长,纺锤形,多须根。茎直立,中空,有纵向条纹。基生叶有长柄,1~2回羽状全裂,裂片宽卵形,边缘深裂;茎生叶互生,2~3回羽状全裂,末回裂片狭条形,长2~15毫米,宽0.5~1.5毫米,先端钝、边缘全缘。4~7月开花,花小,白色或淡紫色,排成复伞形花序生于枝顶;无总苞片,小总苞片通常3片,条形或线状锥形;花萼5齿裂;花瓣5片,倒卵形;雄蕊5枚。7~9月结果,果实近球形,表面黄棕色,有较明显纵向的棱线,有香味、微辣。全草于春季采收,阴干备用;果实秋季采收,晒干备用。

【性味功效】芫荽味辛、性温。发汗透疹,消食下气,健胃、消炎。子味辛,性平,有发汗,透疹,开胃。

【验方精选】

方一

〔配方〕鲜芫荽15克,或加鲜浮萍10克。

〔用法〕水煎服。

〔主治〕麻疹初起,疹出不透。

方二

〔配方〕芫荽子60克。

〔用法〕水煎服。

〔主治〕食肉中毒。

方三

〔配方〕芫荽子研细粉。

〔用法〕每次服3克,每日服3次,开水送服。

〔主治〕胸膈满闷。

方四

〔配方〕鲜芫荽25克。

〔用法〕酒、水煎服。

〔主治〕虚寒胃痛。

方五

〔配方〕芫荽子略炒,枯矾各等量。

〔用法〕冰片十分之一量,研极细,每次吹入患耳中少许。

〔主治〕中耳炎。

方六

〔配方〕芫荽子6克,陈皮、六曲(神曲)各10克,生姜3片。

〔用法〕水煎服。

〔主治〕消化不良,食欲不振。

方七

〔配方〕鲜芫荽30克。

〔用法〕水煎服。

〔主治〕消化不良腹胀。

方八

〔配方〕炒芫荽子。

〔用法〕研末,每次服6克,每日服3次,开水送服。

〔主治〕痢疾下血,痔疮便血。

百草良方
白话精解

【来源】为楝科植物川楝或楝的干燥树皮及根皮。

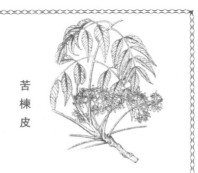

苦楝皮

苦 楝 皮

【别名】楝皮、楝根木皮、双白皮、苦楝、苦楝子、紫花树。

【生长环境】我国中部、西南、东南均有分布，生于旷野路旁，多栽培。

【形态特征】落叶乔木，高可达 15 米以上。树皮深棕色，有纵裂，全体有苦臭味。叶互生，2～3 回奇数羽状复叶，叶柄大而圆，基部膨大，小叶卵形或披针形，边缘有圆齿。花、叶同时开放，淡紫色或白色（内服以白花楝树的根皮为佳，紫花楝树毒性大）；腋生圆锥花序。核果圆卵形，果核 5～7 棱，根皮入药，随用随采，鲜用。

【性味功效】味苦，性寒，有毒。杀虫、疗癣。

【验方精选】

方一

〔配方〕新鲜苦楝皮 60 克。

〔用法〕水煎 2～3 小时，得药液 20～30 毫升，1 次服完，连服 3 次。

〔主治〕钩虫病。

方二

〔配方〕苦楝子、延胡索各 10 克。

〔用法〕水煎服。

〔主治〕脘腹痛，肝郁胁痛。

方三

〔配方〕苦楝皮 75 克，百部 250 克，乌梅 10 克。

〔用法〕加水 2 大碗，煎成 1 大碗，每晚用 50 毫升药液灌肠 1 次，连续 2～4 次。

〔主治〕蛲虫病。

方四

〔配方〕苦楝根皮适量。

〔用法〕取上药，烧灰，研为细粉。茶油调涂，隔日洗去再涂。

〔主治〕顽固性湿癣。

方五

〔配方〕新鲜苦楝根皮 150 克。

〔用法〕取上药，加鲜葱白 100 克，共捣烂，加醋适量调匀，用细面粉少量制成药饼。外敷脐周，待药干燥后换药，直到腹痛缓解，肛门排气并排出蛔虫为止。

〔主治〕蛔虫性肠梗阻。

方六

〔配方〕苦楝子、香附、当归、川芎各10克。

〔用法〕水煎服。

〔主治〕月经不调。

方七

〔配方〕苦楝皮适量。

〔用法〕烘干，研细末，醋适量，调涂患处。

〔主治〕癣。

方八

〔配方〕鲜苦楝叶适量。

〔用法〕浓煎洗患处。

〔主治〕脓疱疮。

苦　　瓜

【别名】凉瓜、锦荔枝、癞瓜、红姑娘。

【生长环境】我国各地均有栽培。

【形态特征】一年生攀缘草本。叶大,肾状圆形,通常5~7深裂,裂片卵状椭圆形,基部收缩,边缘具波状齿,两面近于光滑或有毛;花雌雄同株。雄花单生,有柄,中部或基部有苞片,苞片肾状圆心形,全缘;萼钟形,5裂,裂片卵状披针形,先端短尖;花冠黄色,5裂,裂片卵状椭圆形,先端钝圆或微凹;果

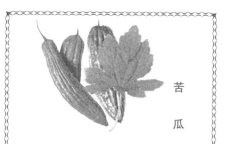

苦
瓜

【性味功效】性寒,味苦。清暑涤热,明目,解毒。

实长椭圆形,卵形或两端均狭窄,全体具钝圆不整齐的瘤状突起,成熟时橘黄色。种子椭圆形,扁平,两端均具角状齿,两面均有凹凸不平的条纹,包于红色肉质的假种皮内。果实可入药。秋后采取,切片晒干或鲜用。

【验方精选】

方一

〔配方〕鲜苦瓜叶、丝瓜叶、南瓜叶、荷叶、艾叶各等份。

〔用法〕共捣烂取汁,每次服20~30毫升,冷开水调服,每日3次。

〔主治〕小儿夏季热。

方二

〔配方〕苦瓜叶适量,黄酒少许。

〔用法〕将苦瓜叶烘干,研细末,每次10克,淡黄酒送服,每日2~3次。并可用苦瓜根研末,蜜调敷患处。

〔主治〕疔毒痛不可忍。

方三

〔配方〕鲜苦瓜或苦瓜叶适量。

〔用法〕捣烂敷患处,日换1~2次。

〔主治〕暑天痈疖肿痛。

方四

〔配方〕苦瓜适量,灯心适量。

〔用法〕将苦瓜烘干,炒焦,研细末,每次10克,灯心1克泡开水送服。

〔主治〕目赤目痛。

方五

〔配方〕嫩苦瓜或鲜苦瓜叶适量。

〔用法〕揉搓患处,每日3~4次。

〔主治〕痱子瘙痒。

方六

〔配方〕鲜苦瓜3~5个,茶叶适量。

〔用法〕取已长大而尚未开裂的苦瓜,在离瓜蒂2厘米左右处切断,挖去瓤,塞满茶叶,再将两截接合,悬挂于通风处阴干,研细末,每次5~6克,沸水冲,代茶饮。

〔主治〕中暑发热。

方七

〔配方〕鲜苦瓜1个(剖开去瓤)。

〔用法〕切碎,水煎服。治糖尿病还可用苦瓜烘干,研细末,每次10克,每日3次,开水送服。

〔主治〕烦热口渴;糖尿病。

百草良方 白话精解

　　　八　画

【来源】为双子叶植物药豆科植物苦参的根。

苦 参

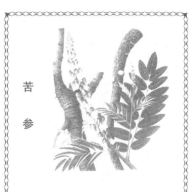

苦参

【性味功效】性寒，味苦。清热，燥湿，杀虫。

【别名】苦骨、牛参、川参、野槐。

【生长环境】我国各地均有分布。生于山坡草地、沙质地和红壤地的向阳处。

【形态特征】亚灌木。根圆柱状，外皮黄色。茎枝草本状，绿色，具不规则的纵沟。单数羽状复叶，互生；下具线形托叶；小叶有短柄，卵状椭圆形至长椭圆状披针形，先端圆形或钝尖，基部圆形或广楔形，全缘。总状花序顶生，被短毛；苞片线形；花淡黄白色；萼钟状，稍偏斜；花冠蝶形，旗瓣稍长，先端近圆形；雄蕊 10 个，雌蕊 1 个，子房上位，花柱纤细，柱头圆形。荚果线形，先端具长喙，成熟时不开裂。种子通常 3～7 枚，黑色，近球形。花期 5～7 月。果期 7～9 月。根可入药，春、秋采收，晒干备用。

【验方精选】

方一

〔配方〕苦参、地肤子各 30 克，川槿皮、蛇床子各 10 克，白鲜皮 15 克。

〔用法〕水煎去渣，乘温将患唇浸于药液内，每次浸泡 15 分钟。

〔主治〕慢性唇炎。

方二

〔配方〕苦参 10 克，木香、甘草各 3 克。

〔用法〕水煎服。

〔主治〕湿热痢疾，痔疮出血。

方三

〔配方〕苦参、蛇床子、白矾各 30 克。

〔用法〕煎汤熏洗患处。

〔主治〕妇女外阴瘙痒，阴道炎，滴虫病，白带。

方四

〔配方〕苦参 30 克，白糖 50 克。

〔用法〕水煎 3 次，合并煎液，浓缩至 100 毫升，加白糖调匀，分 3 次服，每日 1 剂，连服 2～4 周。

〔主治〕心律失常，频发性期前收缩。

方五

〔配方〕苦参、栀子、车前子、龙胆草各 10 克。

〔用法〕水煎服。

〔主治〕急性黄疸型肝炎。

方六

〔配方〕苦参 100 克。

〔用法〕取上药，置于麻油 500 毫升内浸泡 1 日后，用文火炸干枯，去渣过滤，装瓶备用。用时外搽患处，每日 3 次，10 日为 1 个疗程。

〔主治〕肛门湿疹。

方七

〔配方〕苦参、白芷、硫黄、雄黄、密陀僧各 6 克，蛇床子 10 克，轻粉 5 克。

〔用法〕共研细粉，以醋调搽患处，每日 2 次。

〔主治〕白癜风。

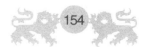

苦 木

【别名】狗木胆、赶狗木、苦檀。

【生长环境】我国中部、东部、南部都有分布。多生于沟谷或山坡疏林中,或栽培于村前屋后及山坡上。

【形态特征】落叶小乔木,高达 10 米。根皮、树皮、枝、叶和果实味极苦,故名苦木。嫩枝绿色或紫红色,老枝灰褐色,均有灰白色小点和斑纹。茎和枝折断面淡黄色。叶互生,单数羽状复叶,片;小叶片卵形或长圆状卵形,先端尖,基部偏斜,边缘有锯齿,两面通常绿色,有时淡红色,叶背沿中脉有柔毛,嫩叶通常红色。5～6 月开花,花小,黄绿色,排成聚伞圆锥花序生于叶腋;9～10 月果实成熟,果实椭圆形或倒卵形,通常 3～4 个并生,成熟时红色。它的根、叶、皮均可入药。枝、叶于夏秋季采收为佳,鲜用或晒干备用。根皮、树皮于春或秋季采剥为佳,鲜用或晒干备用。

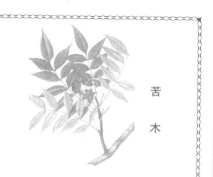

苦 木

【性味功效】味苦,性寒,有毒。抗菌消炎,祛湿解毒,杀虫。

【验方精选】

方一
〔配方〕苦木叶、苍耳草各适量。
〔用法〕水煎洗患处。
〔主治〕湿疹,红云癣。

方二
〔配方〕苦木树皮适量。
〔用法〕水煎洗患处。
〔主治〕疥癣,痈疖肿毒。

方三
〔配方〕苦木 1 份,金樱子根 2 份。
〔用法〕水煎,去渣熬成膏,涂敷患处。
〔主治〕水火烫伤,硫酸烧伤,火药烧伤,疮疖肿痛,无名肿毒。

方四
〔配方〕苦木、石膏、天花粉各 500 克。
〔用法〕共研细粉,压成药片,每片含药粉 0.5 克,成人每次服 5 片,每日服 3 次,小儿酌减,开水送服。

〔主治〕扁桃体炎,咽炎。

方五
〔配方〕苦木根研细粉。
〔用法〕每次服 3 克,每日服 3 次,吞服,开水送服;或苦木根 10 克,水煎服。
〔主治〕痢疾。

方六
〔配方〕苦木 10 克,救必应、一枝黄花各 15 克。
〔用法〕水煎服。
〔主治〕恶性疟疾。

方七
〔配方〕鲜苦木叶适量。
〔用法〕嚼烂敷患处。
〔主治〕外伤出血。

八 画

百草良方 白话详解

【来源】为双子叶植物药菊科植物青蒿或黄花蒿的全草。

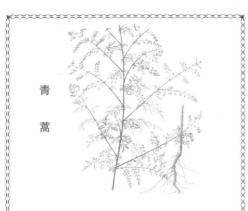
青
蒿

青　蒿

【别名】黄花蒿、菊叶青蒿、臭蒿、香蒿、香青蒿。

【生长环境】我国南、北各省均产。多生于田野、荒地、路旁。

【形态特征】一年生草本。茎直立,圆柱形,有浅纵条纹,无毛,多分枝,下部灰棕色,近木质化,上部绿色。叶互生,三回羽状细裂,叶面深绿色,背面淡绿色或淡黄绿色,密被细柔毛。秋季开花,头状花序球形,排列成圆锥状,生于枝梢,花黄绿色。瘦果极小,淡褐色。全株有特异气味,幼嫩时搓之有臭气,老后呈浊香气。夏秋采全草,春、初夏采幼苗,鲜用或晒干。

【性味功效】味苦、辛,性寒。清热解暑,凉血退虚热。

【验方精选】

方一

〔配方〕鲜青蒿、鲜车前草各15克。

〔用法〕水煎服。

〔主治〕小儿暑热,口渴,腹泻,小便频赤。

方二

〔配方〕青蒿、凤尾草、马齿苋各6克。

〔用法〕水煎服。

〔主治〕小儿热泻。

方三

〔配方〕青蒿根30克,猪脚1只250克。

〔用法〕加水炖烂,吃肉喝汤。

〔主治〕风湿性关节炎。

方四

〔配方〕青蒿10克,薄荷3克。

〔用法〕水煎服。

〔主治〕夏令感冒。

方五

〔配方〕青蒿适量。

〔用法〕煎水洗患处。

〔主治〕皮肤湿疹,疥癣。

方六

〔配方〕青蒿30克,算盘子根25克。

〔用法〕水煎去渣,于疟发前2小时服。连服3~5次。

〔主治〕疟疾。

方七

〔配方〕青蒿、山药各15克,红枣60克,鳖甲、冰糖各30克。

〔用法〕水煎服。

〔主治〕骨蒸潮热。

方八

〔配方〕青蒿根10克,地骨皮20克,炙鳖甲6克,兰花参15克。

〔用法〕水煎服。

〔主治〕虚劳发热。

青木香

【别名】天仙藤、水木香、痧药、马兜铃。

【生长环境】长江流域以南各省区及河南、山东有分布。此物多生于田野、山坡、路旁、山谷、沟边、灌木丛中。

【形态特征】多年生草质藤本。根圆柱形，表面灰褐色或灰棕色。茎初生时直立，后攀援。叶互生，叶片三角状长圆形，基部两侧突出如耳。花单生叶腋，斜漏斗形，紫绿色，镰状弯曲。9～10月结果，果实近球形，长约6厘米，直径约4厘米，有6条棱，成熟时开裂。种子扁平，钝三角形，长和宽约4毫米，边缘有白色膜质宽翅。根于春秋二季采挖，晒干备用。夏采滕叶，晒干。

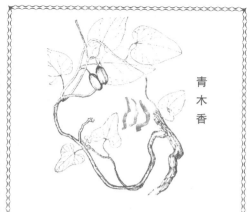

青木香

【性味功效】味辛、苦，性寒。行气止痛，解毒消肿，降血压。

【验方精选】

方一

〔配方〕青木香10克。

〔用法〕水煎服。

〔主治〕高血压。

方二

〔配方〕青木香10克。

〔用法〕水煎，凉服。

〔主治〕咽喉肿痛。

方三

〔配方〕青木香5克。

〔用法〕水煎服。

〔主治〕妇女产后胸腹满闷。

方四

〔配方〕青木香适量。

〔用法〕烘干，研细末，麻油调涂。

〔主治〕湿疹抓破后溃烂。

方五

〔配方〕青木香醋炒。

〔用法〕研细粉，每次服10克，每日服2次，温开水送下。

〔主治〕胃病。

方六

〔配方〕青木香3克。

〔用法〕嚼烂，用开水送下。

〔主治〕痧气腹痛，中暑，肠炎腹痛。

方七

〔配方〕青木香适量。

〔用法〕烘干，研细末，柿漆（切开未熟柿子取其汁）调涂。

〔主治〕单纯疱疹。

八画

【来源】为苋科植物青葙的干燥成熟种子。

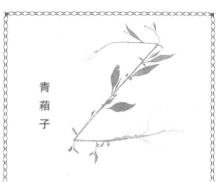

青葙子

青 葙 子

【别名】野鸡冠花、狗尾巴子、圆鸡冠花。

【生长环境】我国大部分地区均有分布。生于荒野路旁、河滩、沙丘或栽培。

【形态特征】一年生草本,高 55～80 厘米,全体无毛。茎直立,绿色或红紫色,通常分枝。叶互生;披针形或椭圆状披针形,先端渐尖,基部下延成叶柄,全缘。5～7 月开花,穗状花序单生于茎顶或分枝末端,圆柱状或圆锥状,花着生甚密,初为淡红色,后变为银白色;每花具干膜质苞片 3 个;花被 5 个,干膜质,长圆状披针形;雄蕊 5 个,花药粉红色,丁字状着生;子房长圆形,花柱线形,红色,柱头 2 裂。果期 7～9 月,胞果球形盖裂;种子数粒,扁圆形,质坚硬,黑色有光泽。秋季果实成熟时采收。

【性味功效】味苦,性微寒,燥湿清热,杀虫,止血。

【验方精选】

方一

〔配方〕青葙花 60 克。

〔用法〕水煎去渣,熏洗患眼。

〔主治〕视网膜出血。

方二

〔配方〕青葙子茎、叶各 100 克,苦参 50 克,千里光 30 克。

〔用法〕煎水熏洗患处。

〔主治〕妇女外阴瘙痒。

方三

〔配方〕青葙子 10 克,莲蓬 3 个,夏枯草 15 克,野菊花 6 克。

〔用法〕水煎,分 2 次服。

〔主治〕头痛眼花,眉棱骨痛。

方四

〔配方〕青葙子全草 20 克,腐婢、仙鹤草各 15 克。

〔用法〕水煎,分 2 次饭前服。

〔主治〕痧胀。

方五

〔配方〕青葙子 15 克,白菊花 10 克,蝉衣 3 克。

〔用法〕水煎服。

〔主治〕风火赤眼,眼生白翳。

方六

〔配方〕青葙子 30 克。

〔用法〕水煎 2 次,取汁混匀。分 3 次服,疗程为 1 周。

〔主治〕原发性高血压。

方七

〔配方〕青葙子 60 克,猪瘦肉 90 克。

〔用法〕水煎,喝汤食肉。

〔主治〕月经过多。

方八

〔配方〕青葙子茎叶适量。

〔用法〕水煎洗患处。

〔主治〕风热疮疹。

百草良方 白话精解

金 丝 草

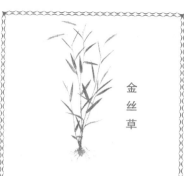

金
丝
草

【别名】黄毛草、猫毛草、金丝茅、肥马草、金发草、笔子草。

【生长环境】我国南方各省、区为主要产区。多生长于山坡石缝或水沟边上。

【形态特征】多年生簇生草本,高 10～30 厘米。杆直立或基部稍倾斜,纤细,节上被白色柔毛,少分枝。叶稍秃净,鞘口或边缘被细长纤毛;叶舌短,纤毛状;叶片线形,两面和边缘多被毛。夏秋间抽穗,总状花序单生于主杆和分枝的顶端,柔软而弯曲,乳黄色;第一颖的先端截头状或浑圆,被睫毛;第二颖较第一颖稍长,先端被睫毛,2 齿裂,有芒,长 2～2.4 厘米,细弱而弯曲,金黄色,形似猫毛。全年可采集全草,洗净晒干备用或鲜用。

【性味功效】味甘、淡,性平。清热利尿,凉血止血。

【验方精选】

方一

〔配方〕鲜金丝草30～60克,猪胰脏1条。

〔用法〕水炖服。

〔主治〕糖尿病。

方二

〔配方〕金丝草、岗梅、白茅根各30克。

〔用法〕水煎服。

〔主治〕夏日伤暑,烦闷,口渴尿黄。

方三

〔配方〕金丝草、地骨皮各 10 克,青蒿5 克。

〔用法〕水煎服,每日 1 剂,连服 3 日。

〔主治〕小儿低热不退。

方四

〔配方〕金丝草15 克,虎杖30 克,三叶人字草60 克。

〔用法〕水煎服,每日 1 剂。

〔主治〕黄疸型肝炎。

方五

〔配方〕鲜金丝草40 克。

〔用法〕赤带加冰糖 15 克;白带加白果6 枚,水炖服。

〔主治〕赤、白带过多。

方六

〔配方〕金丝草 15 克,鲜石油菜 10 克,伤寒草 9 克,鱼腥草 12 克。

〔用法〕水煎服。

〔主治〕感冒发热。

方七

〔配方〕金丝草、西瓜翠衣各 30 克,竹叶5 克,麦冬 9 克,青蒿 6 克。

〔用法〕水煎服,每日 1 剂,连服 5～7 日。

〔主治〕小儿夏季热。

方八

〔配方〕金丝草、白茅根、车前草、蒲公英、萹蓄各 30 克。

〔用法〕水煎服,每日 1 剂,连服 7～10 日。

〔主治〕急性肾盂肾炎、膀胱炎。

百草良方 白话精解

八 画

【来源】为报春花科植物过路黄的全草。

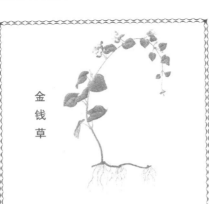

金钱草

金 钱 草

【别名】铜钱草、铜钱疳、一面锣、大金钱草、地豆公。

【生长环境】我国绝大部分省、区有分布。多生长于丘陵坡地、路旁或沟边。

【形态特征】多年生草本。茎横卧,密被黄色短毛。小叶1～3枚,圆形或矩圆形如铜钱状,全缘,如叶为3枚时,侧生的小叶比顶生的小,先端微凹,基部心形,叶面无毛,叶背密被灰白色绒毛,中脉及侧脉特别多。两性花,为顶生或腋生的总状花序,苞片被毛,卵形;花锷钟形,裂片5枚,被粗毛;花冠蝶形,紫红色;雄蕊10枚,其中9枚合生,1枚分离。荚果,被短毛。花期:秋季。夏、秋两季采收,晒干备用或鲜用。

【性味功效】味甘,性平,无毒。活血、消积、利尿、去瘀等。

【验方精选】

方一

〔配方〕金钱草60克,海金沙15克,车前草、玉米须各30克。

〔用法〕水煎服。

〔主治〕泌尿系统结石。

方二

〔配方〕金钱草250克。

〔用法〕取上药,水煎2次。早晚各服1次,每日1剂。

〔主治〕肝胆结石。

方三

〔配方〕金钱草、大青叶各15克,车前草9克。

〔用法〕水煎服。

〔主治〕急性黄疸型肝炎。

方四

〔配方〕金钱草、金子瓜各30克,枳壳10克。

〔用法〕水煎服。

〔主治〕痢疾。

方五

〔配方〕鲜金钱草100克(干品减半)。

〔用法〕取上药,水煎。口服,每日2次,每日1剂。

〔主治〕痔疮。

方六

〔配方〕金钱草120克。

〔用法〕水煎服。

〔主治〕血尿。

方七

〔配方〕鲜金钱草、鲜山葡萄各适量。

〔用法〕捣烂敷患处。

〔主治〕痈肿疔疖。

方八

〔配方〕鲜金钱草适量。

〔用法〕捣烂敷患处。

〔主治〕乳腺炎。

百草良方
白话精解

【来源】为蔷薇科植物金樱子的干燥成熟果实。

金樱子

【别名】大金樱、糖罐子、毛梨果子、大刺果子、黄茶瓶。

【生长环境】我国东部、南部地区以及陕西、安徽等省有分布。多生于山坡、田边、荒地、溪边灌木丛中。

【形态特征】常绿攀缘灌木，枝条棕红色，常弯曲，有短粗、坚韧的钩刺。叶革质，羽状复叶，通常有小叶3片，顶端一片最大，叶柄及叶背中脉常有小刺；托叶下部与叶柄合生，分离部分篦状撕裂，早落。花单朵生于侧枝顶端，春末夏初开放，白色；花梗与萼管均有小刺。果夏秋成熟，橙黄色，近球形或梨形，有多数小刺，顶有宿存的花萼裂片。全年采根，秋冬采果。根洗净切片晒干备用；果采后去外刺，切开去净子仁及毛，蒸熟后晒干备用。

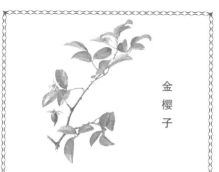

金樱子

【性味功效】果味甘，性平；根味甘而淡涩、性平。果固肾涩精；根清热解毒，凉血通经。

【验方精选】

方一

〔配方〕金樱子15克，粳米100克。

〔用法〕水煎去渣取汁，汁中放入粳米，煮粥。早晚温热服食。

〔主治〕早泄。

方二

〔配方〕金樱子、黄芪各30克，当归10克，升麻6克。

〔用法〕水煎服。

〔主治〕妇女子宫脱垂。

方三

〔配方〕金樱子、鸡血藤、土党参各30克，马鞭草15克，砂仁10克，生姜3片。

〔用法〕水煎服。

〔主治〕妇女月经不调。

方四

〔配方〕金樱子、锦鸡儿各30克。

〔用法〕水煎服，每日1剂。

〔主治〕子宫下垂。

方五

〔配方〕金樱子30克。

〔用法〕取上药，与适量白米共煮成粥。食用。

〔主治〕小儿遗尿、肾虚不固者。

方六

〔配方〕金樱子根60克，猪瘦肉120克。

〔用法〕共炖服汤吃肉，每晚临睡前1小时服1次。

〔主治〕盗汗。

方七

〔配方〕金樱子15克，党参、白术、茯苓、诃子各9克，山药、芡实各12克，炙甘草6克。

〔用法〕水煎服。

〔主治〕脾虚泻痢。

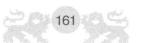

八画

百草良方 白话精解

【来源】为双子叶植物药茜草科植物虎刺的全草或根。

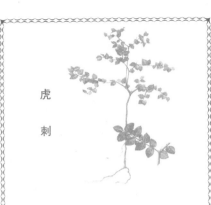

虎 刺

虎　　刺

【别名】绣花针、伏牛花、细花汁、黄脚鸡。

【生长环境】我国长沙、黄河流域的中下游以及南方有分布。多生于山沟、溪边、河边、灌木丛中湿润肥沃处。

【形态特征】常绿有刺小灌木，高约1米。根细长，有时收缩成患珠状，外皮橙黄色。茎细，多分枝，枝条灰白色，有对生的小长刺，细直如针，嫩枝有短柔毛。叶对生。单叶，有短柄，通常1对较大而邻接的1对则较小；叶片卵形，先端尖，基部圆形，边缘全缘，叶面无毛，叶背有时有疏毛，每隔1节叶的基部有2枚直的尖刺；托叶早落。夏季开花，花白色，单朵或2朵生于近枝顶的叶腋；花萼倒卵状，无毛，4裂；花冠喉部有长毛，4裂；雄蕊4枚，伸出花冠外。11～12月结果，果实近球形，直径约5毫米，成熟时红色，内有4个坚硬的分核。根或全株于秋冬季采为佳，晒干备用。

【性味功效】味甘、苦，性平。健脾除湿，散瘀止痛，利尿消肿。

【验方精选】

方一
〔配方〕虎刺、韭菜根各60克。
〔用法〕共捣碎，用酒炒热敷患处。
〔主治〕跌打肿痛。

方二
〔配方〕虎刺、冰糖各15克。
〔用法〕水煎服。
〔主治〕百日咳。

方三
〔配方〕鲜虎刺、猪肉各60克。
〔用法〕加水炖分2次服。
〔主治〕胆囊炎。

方四
〔配方〕鲜虎刺60克，白茅根15克。
〔用法〕水煎服，服药期间忌盐、酸、辣等物。
〔主治〕水肿。

方五
〔配方〕鲜虎刺60克，甘蔗根30克。
〔用法〕水煎服。
〔主治〕脾脏肿大。

方六
〔配方〕虎刺根3克。
〔用法〕切薄片，用人乳汁半酒杯浸，蒸半小时左右，取此药液点眼，每日数次；另取虎刺根15克，蒲公英30克，栀子10克，水煎服。
〔主治〕火眼肿痛。

方七
〔配方〕虎刺根25克(全株用30克)。
〔用法〕水煎去渣，加入鸭蛋2个(去壳整煮)同煮，服汤食蛋。
〔主治〕风火牙痛。

百草良方 白话注解

八　画

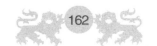

虎　杖

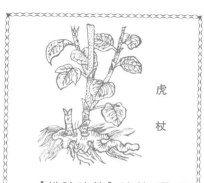

虎
杖

【别名】活血莲、土大黄、土黄连、土黄芪、蛇总管。

【生长环境】我国各地均有分布。多生长于沟边、荒坡近阴湿地方。

【形态特征】多年生灌木状草本,高约 1 米,全体无毛。根状茎横生于地下,表面暗黄色。茎中空,直立,分枝,表面散生多数紫红色斑点。单叶互生,阔卵形,先端短尖,基部阔楔形或圆形,叶脉两面均明显,叶缘具极小的锯齿,茎节上具膜质的托叶鞘,抱茎。6~8月开两性花,为顶生或腋生的圆锥花序,花小,白色。8~11月结果,果实三角形,黑褐色,光亮,包于花被内,花被在果熟时增大,有翅。春、夏采叶,秋、冬季采全株。

【性味功效】味苦、涩,性凉。清热解毒,消肿散瘀。

【验方精选】

方一

〔配方〕取虎杖煎成 50% 溶液,每 500 毫升加冰片 9 克。

〔用法〕装入经过消毒的喷雾器中,清洗干净创面,然后每天喷药 5~6 次。

〔主治〕烧伤、烫伤。

方二

〔配方〕虎杖 30 克,猪脚爪 1 个,米醋 30 毫升。

〔用法〕加水将虎杖、猪脚爪同炖烂,去药渣,加入米醋,分次吃之。

〔主治〕腓肠肌痉挛(小腿抽筋)。

方三

〔配方〕虎杖 500 克。

〔用法〕烘干,研细末,每次 5 克。

〔主治〕高脂血症。

方四

〔配方〕鲜虎杖 60~120 克(干品 15~30 克)。

〔用法〕水煎加糖少量,日服 2~4 次。

〔主治〕黄疸型肝炎。

方五

〔配方〕虎杖 30 克,当归 15 克,红花 9 克。

〔用法〕水煎,日服 3 次,每次加酒 1 小杯冲服。

〔主治〕跌打损伤。

方六

〔配方〕虎杖 60 克。

〔用法〕加水 500 毫升,煎成 300 毫升,乘温冲洗阴道。洗后用鹅不食草粉胶囊(每粒含生药 0.3 克)塞入阴道,每日 1 次,7 日为 1 疗程。

〔主治〕阴道炎。

方七

〔配方〕虎杖根 60 克。

〔用法〕水煎服,每日分 2 次服。

〔主治〕湿热黄疸。

方八

〔配方〕虎杖 30 克,茵陈、鲜马蹄金各 20 克。

〔用法〕水煎服,每日 1 剂。

〔主治〕胆囊炎。

百草良方 白话精解

【来源】为虎耳草科植物虎耳草的全草。

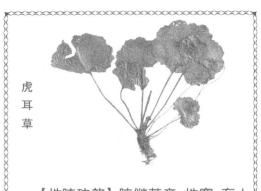

虎耳草

【性味功效】味微苦辛,性寒,有小毒。祛风,清热,凉血解毒。

虎 耳 草

【别名】猪耳草、石荷叶、金丝荷叶、铜钱草、猫耳朵、耳朵草。

【生长环境】分布于黄河、长江中下游至南方各省。我国中部、东部、南部诸省、区有分布。生于阴湿处、溪边或岩石上。

【形态特征】多年生常绿本。匍匐枝赤紫色,丝状。叶数片,丛生在茎基部;圆形或肾形,肉质而厚,先端浑圆,边缘浅裂状或波状齿,基部心脏形或截形;叶柄长,基部膨大。花茎由叶腋抽出,赤色;6～7月开花,总状花序,苞片卵状椭圆形,先端尖锐,小花柄密被红紫色腺毛;萼5片,卵形,花瓣5片,白色,不整齐;7～11月结果,蒴果卵圆形,顶端2深裂,呈嘴状。种子卵形,呈瘤状突起。全草入药,全年可采,秋后为好。

【验方精选】

方一
〔配方〕鲜虎耳草适量。
〔用法〕煎水洗患处。
〔主治〕湿疹。

方二
〔配方〕鲜虎耳草30克。
〔用法〕水煎服。
〔主治〕肺热咳嗽。

方三
〔配方〕鲜虎耳草适量。
〔用法〕捣烂绞汁,涂患处。
〔主治〕烧烫伤。

方四
〔配方〕虎耳草10克,金银花6克。
〔用法〕水煎服。
〔主治〕肺痈吐臭痰。

方五
〔配方〕虎耳草、枇杷叶(去毛)各15克,

蒲公英30克,桑白皮10克。
〔用法〕水煎,分2次服。
〔主治〕肺热咳嗽,痰黄而稠。

方六
〔配方〕虎耳草鲜叶适量。
〔用法〕洗净,捣烂,外敷患处,每日换1次。
〔主治〕冻疮溃烂。

方七
〔配方〕鲜虎耳草60克。
〔用法〕加黄酒、水各半煎服。
〔主治〕妇女血崩。

方八
〔配方〕鲜虎耳草60克。
〔用法〕水煎,取药汁加鸡蛋1个同煮服。
〔主治〕风火牙痛。

【来源】为双子叶植物药三白草科植物蕺菜的带根全草。

鱼腥草

【别名】狗腥苹、臭菜、折儿根。

【生长环境】我国南方各省、区有分布。生长于山坡、林下、田埂边、路旁或水沟草丛中。

【形态特征】多年生草本，有腥臭味。根状茎细长，横走，白色。茎上部直立，基部伏生，紫红色，无毛。叶互生，心形，叶面密山细腺点，先端急尖，全缘，老株上面微带紫色，下面带紫红色，两面除叶脉外无毛，托叶膜质，披针形，基部与叶柄连合成鞘状。4～7月开花，穗状花序生于茎上端与叶对生，基部有 4 片白色花瓣状总苞；总苞倒卵形或长圆状倒卵形。花小而密，两性，无花被，苞片线形，雄蕊 3 枚，

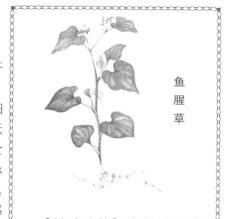

鱼腥草

【性味功效】味辛，性微寒。清热解毒，散痈消肿。

花丝细长；雌蕊由 3 个下部合生的心皮组成，子房上位，花柱分离。6～9 月结蒴果，呈壶形、顶端开裂。种子卵圆形，有条纹。夏、秋二季割取晒干备用或鲜用。

【验方精选】

方一

〔配方〕鱼腥草 180 克。

〔用法〕加白糖 30 克。水煎服，每日 1 剂，连服 5～10 剂。

〔主治〕急性黄疸型肝炎。

方二

〔配方〕鱼腥草 500 克。

〔用法〕每日取上药 10 克，开水泡饮。全部服完为 1 个疗程。

〔主治〕眩晕症，可伴有头痛、面赤、鼻出血、失眠多梦；更年期高血压等。

方三

〔配方〕鲜鱼腥草 60 克，三白草根 30 克，鲜猪瘦肉 120 克。

〔用法〕水煎，服汤食肉，饭前服。

〔主治〕妇女白带，气臭不堪。

方四

〔配方〕鲜鱼腥草 50～150 克，冰糖适量。

〔用法〕先把鱼腥草洗净，捣烂，然后把冰糖放入 200～500 毫升水中煮沸，再冲入鱼腥草中，加盖 5～7 分钟后即可服用。每日 1～2 次，连服 4 日。

〔主治〕风热咳嗽。

方五

〔配方〕鲜鱼腥草 50～100 克。

〔用法〕取上药（干品减半），水煎服，每日 1 剂。如用鲜品，可先嚼服药叶20～40克，则效果更佳。

〔主治〕急性细菌性痢疾。

方六

〔配方〕鲜鱼腥草、鲜蒲公英各 60 克。

〔用法〕共捣烂敷患处。

〔主治〕疮疖红肿热痛。

百草良方 白话精解

【来源】为马兜铃科植物辽细辛或华细辛的带根全草。

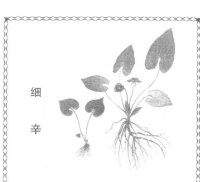
细辛

细　辛

【别名】北细辛、东北细辛、烟袋锅子。

【生长环境】东北三省主产,陕西、甘肃也有分布。多生于山坡林下,山沟土质肥沃的阴湿地上。

【形态特征】多年生草本。根状茎横走,直径约3厘米,有环形节,根状茎上生有多数细长的根,灰黄色。叶从根茎长出,无毛;叶片卵状心形或近肾形,先端急尖或钝,叶基部心形,叶背有较密的短毛。5月开花,呈紫棕色或紫绿色,单朵生于叶腋,花被管状或半球状,直径约1厘米;花被裂3片,三角状卵形;雄芯

【性味功效】味辛,性湿,有小毒。

12枚,柱头侧生。6月结果,果实半球形,内有多粒种子。5～8月采挖根,阴干备用。

【验方精选】

方一

〔配方〕细辛、甘草各3克,茯苓10克,五味子、干姜各2克。

〔用法〕水煎服。

〔主治〕慢性支气管炎,咳喘痰多。

方二

〔配方〕细辛3克,海风藤、钩藤各15克。

〔用法〕水煎服。

〔主治〕风湿骨痛。

方三

〔配方〕细辛适量。

〔用法〕嚼烂放患牙处。

〔主治〕虫牙痛。

方四

〔配方〕细辛3克,巴戟天10克。

〔用法〕水煎服。

〔主治〕腹寒痛。

方五

〔配方〕细辛、黄柏各3克。

〔用法〕水煎漱口。

〔主治〕牙痛。

方六

〔配方〕细辛、全蝎各3克,防风、黄芩各6克。

〔用法〕水煎服。

〔主治〕鼻炎、鼻窦炎。

方七

〔配方〕细辛、干姜各3克,五味子、麻黄各6克,紫苏子10克,茯苓10克。

〔用法〕水煎服。

〔主治〕肺寒咳嗽,痰喘。

方八

〔配方〕细辛、全蝎各3克,川芎、藁本各6克。

〔用法〕水煎服。

〔主治〕神经性头痛。

百草良方
白话精解

八　画

罗汉果

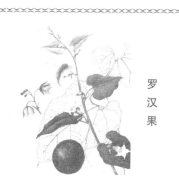

罗汉果

【别名】拉汉果。

【生长环境】广西有栽培。喜生于凉爽多雾的山坡向阳处。

【形态特征】多年生攀缘草质藤本,长2~5米。嫩茎暗紫色,有白色和黑褐色短柔毛,嫩枝叶折断有浅红色汁液溢出。根块状。卷须侧生于叶柄基部,叶互生,单叶;叶片卵形,先端尖,基部心形,边缘全缘或有不整齐的小钝齿,叶面有短柔毛,叶脉上的毛较密,嫩叶通常暗棕红色,密布红色腺毛,沿叶脉密生短柔毛;6月开花,雌雄异株;花淡黄而微带红色,排成总状花序生于叶腋;8~9月结果,果实卵形、椭圆形或球形,长4.5~8.5厘米,果皮薄,密生淡黄色柔毛,嫩时深棕红色,成熟时青色,内含多数种子。种子扁平圆形,淡黄色,边缘有槽。果实成熟后,用慢火烘干。

【性味功效】味甘,性凉。清热润肺,滑肠通便。

【验方精选】

方一

〔配方〕罗汉果1个,猪肺适量。

〔用法〕共煲服。

〔主治〕气管炎,肺结核。

方二

〔配方〕罗汉果1个,百合15克。

〔用法〕水煎,调蜜糖适量服。

〔主治〕肺虚咳嗽。

方三

〔配方〕罗汉果30克。

〔用法〕开水冲泡当茶饮。

〔主治〕急慢性气管炎,咽喉炎。

方四

〔配方〕罗汉果15克,阿胶12克(烊化)。

〔用法〕水煎服。

〔主治〕肺结核咯血。

方五

〔配方〕罗汉果15克,益母草30克。

〔用法〕水煎服。

〔主治〕妇女咳嗽,月经不调。

方六

〔配方〕罗汉果1只,火麻仁15克,墨旱莲30克。

〔用法〕水煎服。

〔主治〕肠燥热所致的大便秘结带血。

方七

〔配方〕罗汉果1只,鱼腥草、水蜈蚣各30克。

〔用法〕水煎服。

〔主治〕百日咳。

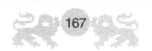

【来源】为裸子类植物药松科植物油松或云南松等的叶。

松 叶

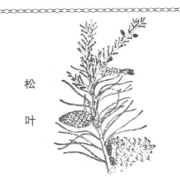

松
叶

【性味功效】味苦、涩,性温。祛风除湿,杀虫止痒。其他药用部位还有活血消肿,解毒去呕,去腐生新之功能。

【别名】松毛、青松、枞树、松树、油松节。

【生长环境】我国各地均有分布。生于山坡上或人工种植。

【形态特征】常绿乔木,高可达20米。树皮红棕色,呈不规则长状裂。小枝常轮生。冬芽长椭圆形,芽鳞红褐色。叶针形,二针一束,细长而柔韧。春季开花,雄花为长而稠密的花束,成熟后散出大量黄色花粉(松花粉);雌花序成球形。球果卵状椭圆形,果鳞木质。叶名松针,随用随采。采伐松木时取松节。4~5月摘取雄花序,置簸箕内晒干,轻轻敲击,收采松花粉。12月至次年2月,摘初生花穗,晒干,研成细末,即为松花芯粉。

【验方精选】

方一

〔配方〕鲜松树嫩梢(去叶,又名松笔)8条,鲜韭菜全草30克,鲜铺地蜈蚣30克。

〔用法〕共捣烂,冲水1碗,过滤,取汁服。

〔主治〕木薯中毒,断肠草(钩吻)中毒。

方二

〔配方〕鲜松树嫩梢(去叶,又名松笔)适量。

〔用法〕捣烂敷患处。

〔主治〕外伤出血。

方三

〔配方〕松花粉适量。

〔用法〕撒敷患处。

〔主治〕尿布性皮炎。

方四

〔配方〕松树二层皮、枫树二层皮、生石膏各15克,生姜6克。

〔用法〕水煎服。

〔主治〕胃热呕吐。

方五

〔配方〕鲜松树二层皮、酢浆草各适量。

〔用法〕水煎洗患处。

〔主治〕痈疮溃疡。

方六

〔配方〕鲜松树根二层皮、鲜韭菜根各适量。

〔主治〕捣烂敷患处。

〔主治〕闭合性外伤肿痛。

方七

〔配方〕松树根、芝麻果壳、杠板归各适量。

〔用法〕水煎熏洗患处。

〔主治〕风疹。

方八

〔配方〕松树根60克,猪脚1只。

〔用法〕一起炖,去药渣,吃猪脚及汁。

〔主治〕偏头痛。

枇杷叶

【别名】巴叶。

【生长环境】我国中部、东部、南部各省均有分布。常栽培于村旁、平地或坡地,亦有野生于山上者。

【形态特征】常绿小乔木,高 3~8 米。茎直立,小枝粗壮,被锈色绒毛。单叶互生,革质,长椭圆形至倒卵状披针形,先端短尖,基部楔形,边缘有疏锯齿,上面深绿色有光泽,下面密被锈色绒毛。花淡黄白色,顶生圆锥花序。浆果状梨果卵形、椭圆形或近圆形,熟时橙黄色。全年采叶,鲜用或晒干,用时刷去叶背面绒毛。

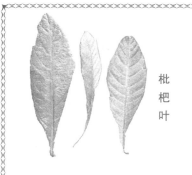

枇杷叶

【性味功效】味苦,性微寒。清肺止咳,降逆止呕。

【验方精选】

方一

〔配方〕枇杷叶 7~8 片(或 100 克)。

〔用法〕取上药,去毛包煎。口服。

〔主治〕咳嗽。

方二

〔配方〕枇杷叶适量。

〔用法〕取上药,煎汤。加入浴水中沐浴。

〔主治〕痱疹。

方三

〔配方〕鲜枇杷叶 20 克(刷去毛),酢浆草 30 克,大青叶、野菊花各 15 克。

〔用法〕水煎服,每日 1 剂,连服 2~4 剂。

〔主治〕风热感冒,咳嗽痰稠。

方四

〔配方〕枇杷叶(去毛,炒微黄)、母丁香各 1 克。

〔用法〕共研细末,每用少许,涂于乳头上,令小儿吸吮,可制止吐乳。

〔主治〕小儿吐乳不止。

方五

〔配方〕枇杷叶 50 克(去毛)。

〔用法〕将枇杷叶焙干,研细末,每次 6 克,茶叶泡水送服,每日 2 次。

〔主治〕衄血。

方六

〔配方〕鲜枇杷叶适量。

〔用法〕加水煮沸 1 小时,得药液 200 毫升,患儿于睡前及次日空腹时各服药液 1 000 毫升。

〔主治〕蛲虫病。

方七

〔配方〕老枇杷叶干品 60 克。

〔用法〕取上药,去毛洗净切碎,加水 700 毫升,用文火煎至 350~400 毫升。1 日内分 3 次服完,每日 1 剂,服至停乳。

〔主治〕断乳乳房胀痛。

方八

〔配方〕鲜枇杷叶(去毛)30 克,淡竹叶 15 克。

〔用法〕水煎服,每日 1 剂。

〔主治〕声音嘶哑。

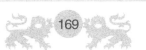

【来源】为卷柏科植物卷柏或垫状卷柏的干燥全草。

卷　柏

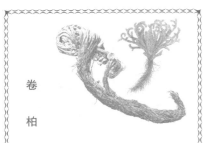

卷
柏

【性味功效】味辛,性平。生用活血,炒用止血。

【别名】交时、回阳苹、万年松、还魂草、万年青、铁拳头、老虎爪,长生不死草。

【生长环境】大部分地区有分布,多长于岩石上。

【形态特征】多年生草本。主茎直立,下着须根。各枝丛生,直立,干后拳卷,密被覆瓦状叶。叶小,异型,交互排列;侧叶披针状钻形,基部龙骨状,先端有长芒,远轴的一边全缘,宽膜质,近轴的一边膜质缘极狭,有微锯齿;中叶两行,卵圆披针形,先端有长芒,斜向,左右两侧不等,边缘有微锯齿,中脉在叶上面下陷。孢子囊穗生于枝顶,四棱形;孢子叶三角形,先端有长芒,边缘有宽的膜质;孢子囊肾形,大小孢子的排列不规则。全草入药,春、秋均可采。

【验方精选】

方一

〔配方〕卷柏、七叶一枝花各等量,共研末,每次服 6 克。

〔用法〕冰糖水冲服。

〔主治〕哮喘,支气管哮喘。

方二

〔配方〕卷柏 3 克。

〔用法〕同瘦肉蒸服。

〔主治〕疳积。

方三

〔配方〕鲜卷柏 50 克,白茅根 30 克。

〔用法〕水煎去渣,蜂蜜对服。

〔主治〕鼻出血。

方四

〔配方〕卷柏适量,烘干研细末,高压消毒后瓶贮备用。

〔用法〕干撒断脐处。

〔主治〕婴儿断脐出血。

方五

〔配方〕卷柏 30 克(炒炭)。

〔用法〕水煎服。另取卷柏 60 克,煎汤熏洗患处。

〔主治〕脱肛。

方六

〔配方〕卷柏 15 克,仙鹤草、桑枝各 12 克,栀子(炒炭)10 克。

〔用法〕水煎服。

〔主治〕肺结核咯血。

方七

〔配方〕卷柏炭、地榆炭、侧柏炭、槐花炭各 10 克。

〔用法〕共研细粉,每次服 20 克,日服 2 次,温开水调服。

〔主治〕大便出血,内痔出血,妇女子宫出血。

方八

〔配方〕卷柏 15 克,地榆炭 20 克,陈棕炭 10 克。

〔用法〕水煎服。

〔主治〕崩漏。

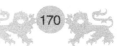

【来源】为鳞毛蕨科植物贯众的根茎及叶柄基部。

贯　众

【别名】贯仲、昏鸡头、管仲、黑狗脊、草鸱头。

【生长环境】我国各地均产。生于林下阴湿处。

【形态特征】多年生草本,高30~80厘米。根状茎直立,连同叶柄基部密生棕褐色、卵状披针形大鳞片。羽状复叶簇生,叶片倒披针形,草质,小叶10~20对,近全缘或顶部有浅缺刻;侧脉羽状分叉。孢子囊群分布于中部以上的羽片上,生于小脉中部以下。囊群盖圆肾形。春、秋采挖,削去须根及叶柄,晒干或鲜用。

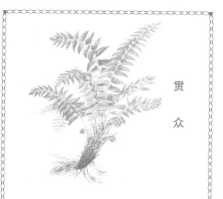

贯众

【性味功效】味苦,性凉;有小毒。清热,解毒,止血,杀虫。

【验方精选】

方一

〔配方〕贯众60克。

〔用法〕加水约700毫升,煎至500毫升。每天早晚各服250毫升,或分次当茶饮服。

〔主治〕急性睾丸炎。

方二

〔配方〕贯众适量。

〔用法〕每天取上药9克,水煎。口服,每日2次。

〔主治〕预防流行性感冒。

方三

〔配方〕贯众(以粗茎鳞毛蕨为佳;炒炭存性)30克,乌贼骨12克。

〔用法〕共研细末,每次用5克,开水送服,每日3次。

〔主治〕功能性子宫出血,月经过多。

方四

〔配方〕贯众适量。

〔用法〕烘干,研细末,每日3克,开水送服。

〔主治〕鼻出血。

方五

〔配方〕贯众50克。

〔用法〕将贯众切片,加醋拌炒,研细末,每次用6克,米汤送服,每日2~3次。

〔主治〕产后恶露不绝,体倦,面黄,多汗。

方六

〔配方〕贯众炭30克,乌贼骨15克。

〔用法〕共研细末,每用6克,开水送服,每日服2次。

〔主治〕胃出血、尿血。

方七

〔配方〕贯众(以尖耳贯众为佳)15克,田皂角30克。

〔用法〕水煎服,每日1剂。连服2~3个月。

〔主治〕颈淋巴结核。

方八

〔配方〕贯众30克,板蓝根10克,野菊花9克。

〔用法〕水煎服,每日1剂。

〔主治〕流行性感冒。

百草良方

白话精解

171

八画

【来源】为柏科侧柏属常绿乔木。

侧　　柏

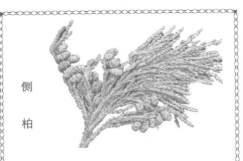

侧
柏

【性味功效】味苦、涩,性微寒。凉血、止血、吐血、便秘等。

【别名】扁柏、柏柳。

【生长环境】我国大部分省、区有分布。多为栽种,也有野生的。

【形态特征】常绿乔木,高 20 米,直径达 1 米。树皮薄,淡灰褐色,条裂;小枝扁平。叶细小,鳞片状,对生,长 1~3 毫米,除顶端外,紧贴茎着生,侧生叶中线隆起,腹背叶中线较平,各叶自中部以上均为线状下凹。3~4 月开花,雌雄同株;球花单生短枝端。10 月结果,球果卵圆形,蓝绿色,被白色粉,熟后木质化,开裂,红褐色。种鳞 4 对,扁平,背部近顶端有反曲的尖头,中部种鳞各有种子 1~2 粒。种子卵圆形或长卵形,无翅或微有棱脊。秋末冬初采成熟果实;枝叶全年可收。

【验方精选】

方一

〔配方〕侧柏子仁、火麻仁各 15 克。

〔用法〕水煎服或研末吞服。

〔主治〕肠燥便秘。

方二

〔配方〕鲜侧柏叶、鲜鹅不食草各适量。

〔用法〕共捣烂炒热敷患处。

〔主治〕扭伤。

方三

〔配方〕侧柏根皮 100 克。

〔用法〕水煎服。

〔主治〕黄疸型肝炎。

方四

〔配方〕侧柏根 60 克,香附 30 克。

〔用法〕水煎服。

〔主治〕月经过多,经期腹痛。

方五

〔配方〕侧柏子仁 10 克,浮小麦、糯稻根各 15 克,红枣 5 个。

〔用法〕水煎服。

〔主治〕自汗盗汗。

方六

〔配方〕侧柏叶、艾叶炭、蒲黄炭各 10 克。

〔用法〕水煎服。

〔主治〕子宫出血。

方七

〔配方〕侧柏叶 120 克,当归 60 克。

〔用法〕焙干研末,水泛为丸,每晨用淡盐水送服 10 克,20 日为 1 疗程。

〔主治〕脱发。

方八

〔配方〕侧柏叶、生地黄各 15 克,墨旱莲、茜草炭、制女贞子各 10 克。

〔用法〕水煎服。

〔主治〕月经过多。

八　画

败 酱 草

【别名】假贾菜、野苦贾、山苦贾。

【生长环境】我国绝大部分地区有分布。主要生长在山坡、草地和路旁。

【形态特征】多年生草本,高达1米左右。根茎粗状,横卧或斜上,有特殊臭气。茎直立,节间很长,上部光滑,下部有倒生的粗毛。基生叶丛生,卵状披针形,先端尖,边缘有粗锯齿,平滑成有白粗毛,叶柄长;茎上叶对生,羽状全裂或深裂,裂片5～11个,顶端裂片较

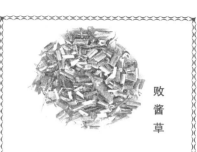

败酱草

【性味功效】味苦,性寒,无毒。清热解毒。

大,披针形或条状披针形,先端渐尖或锐尖,以下逐渐变小,裂片边缘有粗锯齿,无毛或披白色刚毛,叶柄短。秋末开花,头状花序排成圆锥花丛,全为舌状花,黄色。8～10月结瘦果,长椭圆形,冠毛白色。秋季可采全草。

【验方精选】

方一

〔配方〕鲜败酱草适量。

〔用法〕洗净挤汁,贮瓶备用(当天用,当天取汁)。1周岁以内患儿,每次口服2毫升;1～2岁小儿,每次服3毫升,每天2次。可加少许红糖以调味。

〔主治〕婴幼儿腹泻。

方二

〔配方〕败酱草50克。

〔用法〕加水2 000毫升,煎30分钟,去渣取汁。分4次内服,每6小时服1次。另取败酱草100克,加水2 000毫升,煎30分钟,去渣待温。分2次冲洗前阴,每日1剂。

〔主治〕淋病。

方三

〔配方〕鲜白花败酱草50克。

〔用法〕加生石膏10克,两药相合捣碎,再加鸡蛋清调匀。外敷患处,用敷料包扎,每日换药1次。

〔主治〕流行性腮腺炎。

方四

〔配方〕鲜败酱100克。

〔用法〕水煎分3次服,每日1剂,连服3～5日。

〔主治〕痈疽肿毒。

方五

〔配方〕鲜败酱草40～80克。

〔用法〕水煎服,每日1剂。同时水煎熏洗患处,每日2～3次。

〔主治〕各种肛门疾患。

方六

〔配方〕鲜败酱、鲜大飞扬草各30克,鲜车前草20克。

〔用法〕水煎,分2次服。每日1剂,连服3～5日。

〔主治〕细菌性痢疾。

百草良方白话精解

八 画

【来源】为菊科植物佩兰的地上部分。

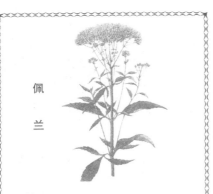

佩

兰

佩　　兰

【别名】野佩兰、草佩兰、兰草、圆梗泽兰。

【生长环境】分布于我国中部、南部各地。生于水边或低湿地,有栽培。

【形态特征】多年生草本,高70厘米左右。全株有香气。根状茎横走。茎直立,圆柱状。叶对生,下部的叶早枯,中部的叶深裂,裂片长圆形或长圆状披针形,边缘有锯齿,叶脉羽状,背面沿脉被疏毛,无腺点,上部叶小,不分裂。头状花白色,密集茎顶。瘦果圆柱形,熟时黑褐色。夏季花开前采全草,鲜用或晒干。

【性味功效】味辛,性平。芳香化湿,醒脾开胃,发表解暑。

【验方精选】

方一
〔配方〕佩兰、防己各10克,茯苓12克。
〔用法〕水煎服。
〔主治〕产后水肿。

方二
〔配方〕鲜佩兰、鲜榕树叶各适量。
〔用法〕共捣烂,酒炒敷患处。
〔主治〕跌打肿痛。

方三
〔配方〕佩兰12克,省头草10克,淡竹叶9克。
〔用法〕水煎服,每日1剂。
〔主治〕消化不良,口中甜腻。

方四
〔配方〕鲜佩兰60克。
〔用法〕切碎,鸡蛋1~2个,调匀,加油盐煮熟,用酒送服。
〔主治〕腰肌劳损。

方五
〔配方〕鲜佩兰、鲜地耳草各150克,鲜鹅不食草100克,鲜小蜡叶200克。

〔用法〕共捣烂,敷患处。
〔主治〕跌打损伤。

方六
〔配方〕佩兰30克,益母草、莪术各15克,刘寄奴10克。
〔用法〕水煎服。
〔主治〕产后腹痛。

方七
〔配方〕佩兰30克,甘草6克。
〔用法〕水煎服。
〔主治〕腮腺炎(痄腮)。

方八
〔配方〕佩兰10克,月季花15朵,丹参30克。
〔用法〕水煎,分2次服。每日1剂,经前10日起连服5日。
〔主治〕月经不调。

八　画

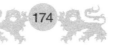

泽 兰

【别名】 地瓜儿苗、地笋、甘露子、方梗泽兰、土人参、方埂草。

【生长环境】 我国南、北各地均产。生于山野低洼地、溪边草丛中,有栽培。

【形态特征】 多年生草本,高 40～100 厘米。地下根茎横生,肉质,白色,节上长须根。茎方形,中空,节上有毛丛。叶对生,披针形,先端渐尖,边缘有粗锐齿,下面密生腺点。花腋生成轮,每轮 6 至数十朵,白色。小坚果扁平,暗褐色。夏、秋采全草,晒干。秋、冬采根茎(地笋)鲜用或晒干。

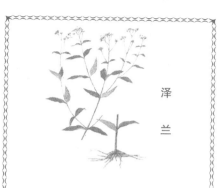

泽兰

【性味功效】 味苦、辛,性微温。活血祛瘀,利水消肿。

【验方精选】

方一

〔配方〕泽兰、桃仁各 10 克,当归 12 克。

〔用法〕水煎,温酒送服。

〔主治〕跌打损伤。

方二

〔配方〕鲜泽兰适量。

〔用法〕捣烂敷患处。

〔主治〕痈肿疮疖初起。

方三

〔配方〕泽兰、防己各 10 克。

〔用法〕水煎服。

〔主治〕产后浮肿,小便淋漓。

方四

〔配方〕泽兰 30 克。

〔用法〕水煎服。砂糖为引。

〔主治〕产后子宫收缩不良。

方五

〔配方〕泽兰、木防己各 15 克,延胡索 12 克,香附 10 克。

〔用法〕水煎服。

〔主治〕痛经。

方六

〔配方〕鲜泽兰 30 克,牡丹皮 20 克,当归、大田基黄(星宿菜)各 15 克。

〔用法〕水煎服。

〔主治〕倒经。

方七

〔配方〕泽兰、桃仁、红花、归尾、赤芍各 10 克,木香 6 克。

〔用法〕水煎服。

〔主治〕跌打损伤,内有瘀血。

方八

〔配方〕泽兰、当归、赤芍、忍冬藤(金银花藤)各 12 克,甘草 6 克。

〔用法〕水煎服。另取鲜泽兰适量,捣烂敷患处。

〔主治〕疮痈肿块不消。

八 画

百草良方 白话精解

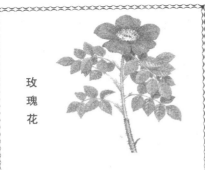

玫瑰花

【性味功效】性温,味甘微苦。理气解郁,和血散瘀。

玫 瑰 花

【别名】刺玫花、徘徊花、笔头花。

【生长环境】我国中部、北部。生于低山丛林或栽培。

【形态特征】直立灌木。高可达 2 米左右。干粗壮,枝丛生,密生绒毛、腺毛及刺。单数羽状复叶互生;小叶 5～9 片,椭圆形至椭圆状倒卵形,先端尖或钝,基部圆形或阔楔形,边缘有细锯齿,上面暗绿色,无毛而起皱,下面苍白色,被柔毛;叶柄生柔毛及刺;托叶附着于总叶柄,无锯齿,边缘有腺点。花单生或数朵簇生,单瓣或重瓣,紫色或白色;花梗短,有绒毛、腺毛及刺;花托及花萼具腺毛;萼片 5 枚,具长尾状尖,直立,内面及边缘有线状毛;花瓣 5 片;雄蕊。多数,着生在萼筒边缘的长盘上;雌蕊多数,包于壶状花托底部。瘦果骨质,扁球形,暗橙红色。花期 5～6 月。当花蕾将开放时分批采摘,用文火迅速烘干。

【验方精选】

方一

〔配方〕玫瑰花、香附各 10 克。

〔用法〕水煎服。

〔主治〕气滞胸胁胀闷作痛。

方二

〔配方〕玫瑰花 10 克。

〔用法〕水煎服或开水冲服。

〔主治〕肝胃气痛。

方三

〔配方〕鲜玫瑰花 50 克。

〔用法〕捣汁炖冰糖服。

〔主治〕肺结核咳嗽吐血。

方四

〔配方〕玫瑰花 10 克。

〔用法〕沸水冲泡,当茶饮。

〔主治〕肝胃气痛(胃神经痛)。

方五

〔配方〕玫瑰根 10 克,三白草根 15 克,猪瘦肉 100 克。

〔用法〕水煮服。

〔主治〕月经过多。

方六

〔配方〕玫瑰花 12 克。

〔用法〕白酒 150 毫升,浸泡 4 小时后服,每次服 3 毫升,日服 2 次。

〔主治〕轻度扭伤。

方七

〔配方〕玫瑰花、月季花各 9 克,益母草、泽兰各 15 克,鲜橘叶 10 片。

〔用法〕经前 1 周水煎服(玫瑰花、月季花后放,不要久煎),连 5～7 日。

〔主治〕月经不调,经前乳房胀痛。

百草良方 白话精解

八 画

茅　莓

【别名】天青地白草、蒔田泡、三月泡、红梅消、拦路虎。

【生长环境】我国东部、中部、南部各省均有分布。生于向阳的山坡、田坎、路旁、灌丛下。

【形态特征】灌木,长约1米。枝条拱形或带匐匐性,茎及叶柄上均密生小钩刺。单数羽状复叶,互生,小叶3片,阔倒卵形或菱状阔卵形,边缘有不整齐粗齿,反面密生白绒毛。小花数朵,生于枝顶及叶腋,紫红色。小核果集成球形,浆果状,红色。夏、秋采茎叶,秋、冬采根,切段、晒干。

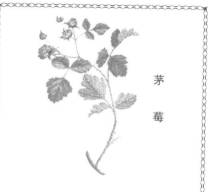

茅莓

【性味功效】味苦、涩,性凉。清热凉血,消肿散结,利水。

【验方精选】

方一

〔配方〕茅莓根30克,接骨木15克。

〔用法〕水煎,分2次;加米酒适量冲服。

〔主治〕跌打损伤。

方二

〔配方〕茅莓根60克。

〔用法〕水煎服。

〔主治〕黄疸。

方三

〔配方〕茅莓根60克,阴行草30克。

〔用法〕水煎服。

〔主治〕慢性肝炎。

方四

〔配方〕茅莓根30克,橘饼1个。

〔用法〕水煎服。

〔主治〕虚寒泄泻。

方五

〔配方〕鲜茅莓根120克,米酒120毫升。

〔用法〕将鲜根切碎,加入米酒,再加水适量,煎1小时,去渣,分2次服,每日1剂,连续服用。

〔主治〕泌尿系结石。

方六

〔配方〕茅莓根30克,黄皮树老根(去粗皮)60克。

〔用法〕水煎,冲酒少许服。

〔主治〕胃痛。

方七

〔配方〕茅莓根50克,明矾10克。

〔用法〕将茅莓煎水,去渣,加明矾溶化,乘温洗患处,每日1次。

〔主治〕过敏性皮炎。

方八

〔配方〕鲜茅莓30克。

〔用法〕捣烂冲第2次洗米水服。

〔主治〕咽喉炎。

百草良方

白话精解

八　画

刺 五 加

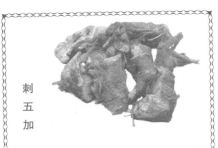

刺五加

【别名】刺五甲、五甲皮、五加。

【生长环境】我国大部分省、区有分布。多生长于山坡路旁、村落中或灌木丛林中。

【形态特征】直立或攀缘状落叶灌木,高 2～3 米。根皮黄黑色,内面白色。枝灰棕色,软弱而下垂,蔓生状,无毛,节上通常疏生反曲扁刺。掌状复叶在长枝上互生,在短枝上簇生,叶柄常有细刺,叶片膜质至纸质,倒卵形至倒披针形,先端尖至短渐

【性味功效】味辛,性温。祛风除湿、强筋壮骨、活血祛瘀。

尖,基部楔形,边缘有细锯齿。夏、秋开花,伞形花序。花瓣 5 片,雄蕊 5 个,子房 2 室,花柱 2 枚。果实扁桃形,黑色,宿存花柱反曲。种子半圆形而扁,淡褐色。夏、秋采挖根,抽去木心晒干或干用。

【验方精选】

方一

〔配方〕刺五加 30 克,杜仲 15 克。

〔用法〕水煎服。

〔主治〕肾虚腰痛。

方二

〔配方〕刺五加鲜根皮、鲜冬青叶各适量。

〔用法〕捣烂,加酸醋适量,外敷患处。

〔主治〕跌打损伤。

方三

〔配方〕刺五加叶 30 克。

〔用法〕水煎当茶饮。

〔主治〕体虚乏力,食欲不振,糖尿病,高脂血症。

方四

〔配方〕刺五加 15 克,刺老苞、仙鹤草、黄芪、白毛藤、枸杞各 30 克,三七粉 3 克。

〔用法〕水煎服。

〔主治〕肝癌。

方五

〔配方〕刺五加 15 克,肉苁蓉、山药、熟地

黄各 10 克。

〔用法〕水煎服。

〔主治〕肾虚阳痿,早泄,遗精。

方六

〔配方〕刺五加 15 克,茯苓 30 克,白术 10 克,陈皮 6 克。

〔用法〕水煎服。

〔主治〕脾胃虚弱,食欲不振。

方七

〔配方〕刺五加 30 克,大力王 12 克,九龙藤 25 克,鸡血藤 35 克,五指风 10 克。

〔用法〕水煎,每日 1 剂,分 2 次服。

〔主治〕腰腿酸痛。

方八

〔配方〕刺五加、鸡血藤、海风藤各 15 克,威灵仙 10 克,两面针根 6 克。

〔用法〕水煎服。

〔主治〕风湿疼痛。

八 画

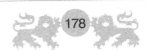

【来源】为蒺藜科一年或多年生草本植物蒺藜的果实。

刺蒺藜

【别名】蒺藜、旁通、硬蒺藜、白蒺藜、三角刺。

【生长环境】我国大部分地区均有分布,生于路旁或沙丘。

【形态特征】一年生或多年生草本,全株密被灰白色柔毛。茎匍匐,由基部生出多数分枝,枝长35~65厘米,表面有纵纹。双粒羽状复叶,对生,5~7月开花,花单生叶腋间,花梗丝状;萼片5枚,卵状披针形,边缘膜质透明;花瓣5片,黄色,倒广卵形;花盘环状;雄蕊10个,生于花盘基部,其中5枚较长且与花瓣对生,在基部的外侧各有1小腺体,花药椭圆形,花丝丝状;子房上位,卵形,花柱短,圆柱形。7~9月结果,果五角形,由5个果瓣组成,每果瓣呈斧形,两端有硬尖刺各一对,先端隆起,具细短刺。每分果有种子2~3枚。秋季收其果实备用。

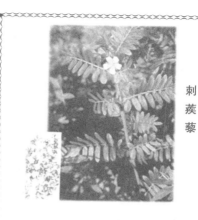

刺蒺藜

【性味功效】味苦辛,性温。散风,明目,下气,行血。

【验方精选】

方一

〔配方〕刺蒺藜30~60克。

〔用法〕取上药,加水煎至500毫升,温洗双下肢膝以下,同时搓揉足底、足背及腓肠肌,每次20分钟,早晚各1次。

〔主治〕小儿秋季腹泻。

方二

〔配方〕鲜刺蒺藜果适量(干品去刺)。

〔用法〕取上药,粉碎后加红糖等量,用醋调成糊状。外敷于患部,用塑料纸覆盖,包扎固定,干后重换。

〔主治〕疖痈。

方三

〔配方〕白蒺藜5 000克。

〔用法〕取上药,水煎2次,加糖干燥成颗粒,每包30克。每天2次,每次半包,温开水冲服。

〔主治〕白癜风。

方四

〔配方〕白蒺藜适量。

〔用法〕取上药,为末,每次9克,空腹食前温酒调下。

〔主治〕腰痛。

方五

〔配方〕鲜白蒺藜(带节)适量。

〔用法〕取上药,捣烂如泥。敷在患处,用手指在患处反复涂搽,至有灼热和微痛感即可,每日1次或隔日1次,搽前洗净患处,搽后不要用水洗患处。

〔主治〕寻常疣、扁平疣。

百草良方 白话精解

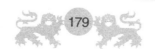

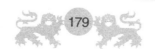

八 画

茅膏菜

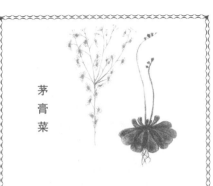

茅膏菜

【别名】山胡椒、野高粱、食虫草、石龙芽草。

【生长环境】长江流域、珠江流域及西藏南部。生于草丛、林下等半阴湿地。

【形态特征】多年生柔弱小草本。根球形。茎直立,纤细。根生叶较小,圆形。茎生叶互生,有细柄,叶片弯月形,基部呈凹状,边缘及叶面有多数细毛分泌黏液,有时呈露珠状,能捕小虫。短总状花序,着生枝梢;花细小;萼片 5 枚,基部连合,卵形,有不整齐的缘齿;花瓣 5 片,白色,狭长倒卵形,具有色纵纹;雄蕊 5 个,花丝细长;雌蕊单一,子房上

【性味功效】味辛,性温,无毒。祛风活络,活血止痛。

位,1 室,花柱 3 枚,指状 4 裂。蒴果室背开裂。种子细小,椭圆形,有纵条。花期 5 ~ 6月。全草可入药。5 ~ 6月采,鲜用或晒干。

【验方精选】

方一

〔配方〕茅膏菜 15 克。

〔用法〕水煎,分 2 次服。

〔主治〕咽喉痛。

方二

〔配方〕茅膏菜根适量。

〔用法〕研末,每次 1 克,加酒调服,每日服 1 ~ 2 次。

〔主治〕跌打损伤。

方三

〔配方〕茅膏菜粉适量。

〔用法〕取药粉一绿豆大,茶水调湿摊于一小块胶布上,贴痛点上,一日后取去。

〔主治〕腰肌劳损。

方四

〔配方〕茅膏菜根 1 ~ 4 块。

〔用法〕研末,置一小块胶布中心,贴痛处。一日后,贴药处有灼热感时揭去,皮肤出现水疱,刺破后,引出黄色液体,外敷纱

布保护,让其自愈。

〔主治〕腰痛、筋骨冷痛、陈伤痛。

方五

〔配方〕茅膏菜粉适量。

〔用法〕取药末少许,水调如黄豆大,敷于关节最痛点上,外用胶布固定,一天后取去。敷药处出现灼痛或水疱,为正常反应,不必处理,俟其逐渐消退。

〔主治〕风湿性关节炎。

方六

〔配方〕茅膏菜粉 50 克,75% 酒精 500毫升。

〔用法〕瓶装,浸泡 1 个月。棉签蘸涂搽患处,每日 2 ~ 3 次。

〔主治〕神经性皮炎。

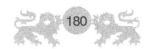

【来源】为景天科植物垂盆草的新鲜或干燥全草。

垂 盆 草

【别名】还魂草、养鸡草、狗牙齿、鼠牙半枝莲。

【生长环境】分布于我国中部、南部各地。生于岩石上或栽培。

【形态特征】多年生肉质草本,高 10～20 厘米。茎葡萄地面,随处生根。叶三片轮生,无柄,倒披针形,扁平。小花淡黄色,顶生,排成聚伞花序;萼片阔披针形或长圆形,长 3.5～5 厘米,肉质;花瓣 5 枚,黄色,先端有长突尖;种子细小,卵圆形。四季均可采收,全草入药,多鲜用。

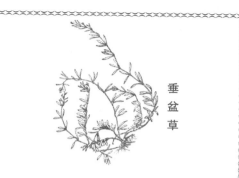

垂盆草

【性味功效】味甘、淡、微酸,性凉。清热解毒,活血止痛,消肿,利尿,止咳,接骨。

【验方精选】

方一

〔配方〕鲜垂盆草适量,蟑螂 3 只(去翅足)。

〔用法〕红糖少量共捣烂敷患处。

〔主治〕口唇疔疮。

方二

〔配方〕鲜垂盆草 150 克,紫金牛 35 克,蔗糖适量。

〔用法〕水煎服。

〔主治〕慢性肝炎,迁延性肝炎。

方三

〔配方〕鲜垂盆草 60 克,茵陈 30 克。

〔用法〕水煎服。

〔主治〕甲型肝炎转氨酶升高。

方四

〔配方〕鲜垂盆草适量,白酒(或糟酒)适量。

〔用法〕将垂盆草捣烂,加酒炒热,敷伤处。并可取垂盆草 60 克,煎水去渣,加酒少量服。

〔主治〕跌打损伤。

方五

〔配方〕鲜垂盆草 120 克。

〔用法〕捣烂加面粉少许调成糊状敷患处;另外鲜垂盆草 60 克,鱼腥草、冬瓜仁各 30 克,水煎服。

〔主治〕肺脓疡。

方六

〔配方〕鲜垂盆草适量。

〔用法〕捣烂与面粉少许调成糊状敷患处,另取鲜垂盆草 120 克,捣烂绞汁冲凉开水服。

〔主治〕蜂窝组织炎,乳腺炎。

百草良方(白话注释)

八 画

【来源】为双子叶植物药唇形科植物蓝萼香茶菜的全草。

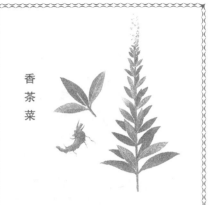

香
茶
菜

【性味功效】味苦,性微寒。清热解毒,健脾,活血祛瘀。

香 茶 菜

【别名】蓝萼香茶菜、回花菜。

【生长环境】我国大部分省、区有分布。多生长于山坡、沙质地、山沟、路旁及沟岸边上。

【形态特征】多年生草本,高达1米,茎下部被疏柔毛,上部多分枝。叶对生,卵形或宽卵形,两面沿叶脉略被柔毛。圆锥花序多分枝,顶生,苞片及小苞片卵形;花小,花萼筒状钟形,略带蓝色;花冠唇形,蓝紫色或白色;雄蕊及花柱直伸花冠外。小坚果顶端无毛。药用全草,夏、秋采收,鲜用或晒干备用。

【验方精选】

方一
〔配方〕香茶菜适量。
〔用法〕捣烂敷患处或敷风湿穴位。
〔主治〕风湿痛。

方二
〔配方〕香茶菜30克。
〔用法〕水煎服。
〔主治〕闭经,乳痛。

方三
〔配方〕香茶菜、鸡骨草各30克。
〔用法〕水煎服。
〔主治〕黄疸型肝炎。

方四
〔配方〕香茶菜、菊花、桑叶各15克。
〔用法〕水煎服。
〔主治〕风热感冒头痛。

方五
〔配方〕香茶菜根、丹参、马鞭草各30克。
〔用法〕水煎服。
〔主治〕慢性肝炎,肝脾肿大。

方六
〔配方〕香茶菜、茵陈、车前子各30克。
〔用法〕水煎服,每天1剂。
〔主治〕急性黄疸型肝炎。

方七
〔配方〕香茶菜、板蓝根、金银花各15克,甘草6克。
〔用法〕每日1剂,水煎服。
〔主治〕乳腺炎。

方八
〔配方〕香茶菜20克,鱼腥草30克,石韦15克。
〔用法〕水煎服。
〔主治〕肺脓疡。

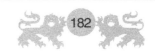
百草良方白话精解

香　附

【别名】香附子、回头青、三棱草、旱三棱、莎草。

【生长环境】我国大部分地区有分布,以山东、浙江产者为佳。生于旱土、路旁、草坪上。

【形态特征】多年生草本。根茎横生。细长,末端生灰黑色、椭圆形、具有香气的块茎(即香附)。茎直立,上部三棱形,叶基部丛生,线形,基部抱茎,全缘,具平行脉。花生于茎顶,红褐色,花下有 4 ~ 6 片苞叶。果实长三棱形,成熟时灰黑色,外有褐色毛。春、秋、冬挖块根,用火燎去须根,晒干。

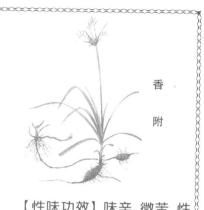

香附

【性味功效】味辛、微苦,性平。疏肝理气,调经止痛。

【验方精选】

方一

〔配方〕香附 15 克,郁金、柴胡、陈皮各 10 克。

〔用法〕水煎服。

〔主治〕气郁胸腹胀痛。

方二

〔配方〕鲜香附 30 ~ 60 克。

〔用法〕水煎,分 2 次早晚空腹服。

〔主治〕丝虫病所致急性淋巴腺炎和淋巴管炎。

方三

〔配方〕香附(炒)9 克,益母草、红糖各 20 克。

〔用法〕将前二味煎水去渣,冲红糖服,每日 1 剂,连服 3 ~ 5 日。

〔主治〕月经不调。

方四

〔配方〕香附、木贼草、乌梅各 30 克。

〔用法〕水煎 2 次,去渣取液,摊至不烫手时,浸泡或湿敷患处,每日 2 ~ 3 次,每次半小时,连用 5 天。

〔主治〕扁平疣、寻常疣。

方五

〔配方〕香附、延胡索、乌药、莱菔子(炒)各 10 克,柴胡 6 克。

〔用法〕水煎服。

〔主治〕胁痛腹胀。

方六

〔配方〕制香附 50 克,米酒适量。

〔用法〕将制香附研末,加米酒调成糊,外敷脐眼,每次 4 ~ 6 小时。

〔主治〕小儿慢性腹泻。

方七

〔配方〕香附、益母草各 12 克,丹参15 克,白芍 10 克。

〔用法〕水煎服。

〔主治〕痛经、月经不调。

方八

〔配方〕香附 30 克,高良姜 15 克。

〔用法〕共研细粉,每次服 3 克,每日服 2 次,温开水送服。

〔主治〕胃寒痛。

百草良方 白话精解

【来源】为水龙骨科植物槲蕨的干燥根茎。

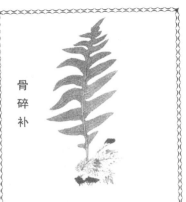

骨碎补

骨 碎 补

【别名】猴姜、岩姜、鸡姜、杩留姜、猴掌姜。

【生长环境】长江中下游以南诸省有分布。此物多附生于树皮上、岩石上、墙上、瓦上较阴湿处。

【形态特征】多年生草本。根茎粗壮肉质,如生姜状,横走,密生钻状披针形鳞片,叶两种形状,不生孢子囊的叶无柄,卵圆形,长约7厘米,宽3~6厘米,枯黄色、红棕色或灰褐色,边缘浅裂,网状叶脉明显,在根茎上彼此复瓦状重叠。生孢子囊群的叶有短柄,长椭圆形,两面无毛,羽状深裂,披针形,边缘有不明显的缺刻,网状叶脉明显,孢子囊群圆形,沿裂片中脉两侧着生,2~4行,无囊群盖。根茎全年可采挖,除去泥沙,燎去茸毛(鳞片),鲜用或开水烫后晒干,或切片蒸熟后晒干备用。

【性味功效】味苦,性温,补肾强壮,续伤止痛,祛瘀活血。

【验方精选】

方一
〔配方〕鲜骨碎补50~100克。
〔用法〕切成薄片,蘸盐水涂搽患部。
〔主治〕斑秃、脱发。

方二
〔配方〕骨碎补15克、生地黄10克。
〔用法〕水煎服。
〔主治〕肾虚牙痛。

方三
〔配方〕骨碎补、土党参、九龙藤各6克。
〔用法〕煲猪骨或蒸瘦肉适量服。
〔主治〕小儿软骨病。

方四
〔配方〕骨碎补、制何首乌、钩藤根各15克。
〔用法〕水煎服。
〔主治〕神经衰弱。

方五
〔配方〕鲜骨碎补、鲜酢浆草、鲜鹅不食草各适量。

〔用法〕加米酒、白糖少量共捣烂敷患处。
〔主治〕挫伤,扭伤。

方六
〔配方〕骨碎补、栀子、韭菜根、朱砂根、红花酢浆草各适量(均取鲜品)。
〔用法〕共捣烂,酒炒敷患处。
〔主治〕跌打损伤。

方七
〔配方〕骨碎补9克。
〔用法〕研为粗末,浸泡于95%的酒精100毫升中,泡3日即成。用时先以温水将足部鸡眼或疣子洗泡柔软,用小刀削去其外层厚皮,再涂擦骨碎补乙醇浸液,每2小时擦1次,连续4~6次,每日最多10次。
〔主治〕鸡眼、疣子。

百草良方 白话精解

【来源】为柿树科植物柿的干燥宿萼。

柿　蒂

【别名】柿丁、柿钱、柿子把、柿萼、镇头迦。

【生长环境】我国大部分省有栽培。多生长于旷野、山地。

【形态特征】落叶乔木，高达 15 米。树皮暗灰色，鳞片状开裂。单叶互生，叶片椭圆形至倒卵形，革质，全缘。花杂性，雄花成聚伞花序，雌花单生于叶腋，花黄白色。浆果卵圆球形，直径 3.5～8 厘米，橙黄色或鲜黄色，基部有宿存萼。冬季收集成熟柿子的果蒂（柿蒂），秋季收集柿的落叶（柿叶），晒干。经加工而成的饼状食品，称柿饼，其外表的白粉霜，称柿霜。

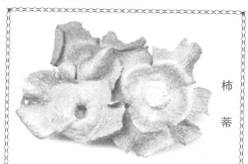

柿蒂

【性味功效】味苦、涩，性平。降气止呃。柿叶：苦、寒。止咳，平喘，止血。柿饼：甘、涩，平。润肺，涩肠，止血。

【验方精选】

方一

〔配方〕柿蒂。

〔用法〕烧存性、研细粉，每次服 6 克，每日服 2 次，米汤送服。

〔主治〕尿路感染。

方二

〔配方〕柿霜 10 克。

〔用法〕开水冲服。

〔主治〕肺热燥咳。

方三

〔配方〕柿蒂、丁香各 10 克，生姜 5 片。

〔用法〕水煎服。

〔主治〕胸腹满闷，呃逆不止。

方四

〔配方〕柿叶 15 克。

〔用法〕水煎当茶常饮。

〔主治〕高血压，脑动脉硬化，冠心病。

方五

〔配方〕柿蒂 10 克，制香附 9 克，乌药、益母草各 15 克，丹参 20 克，生姜 3 片，葱白 3 根。

〔用法〕水煎，分 3 次服。

〔主治〕产后恶露不尽，瘀血上冲，导致呃逆。

方六

〔配方〕柿叶（经霜打落者）200 克。

〔用法〕洗净，晒干，研细末，每次 3 克，早晚开水送服，连服 1 个月。

〔主治〕血小板减少性紫癜。

方七

〔配方〕柿蒂、木香、竹茹、赭石各 3 克。

〔用法〕共研细粉分成 3 份，每次服 1 份，每日服 3 次，每份加鸡蛋 1 个，蜜糖 1 小杯，用开水冲服。

〔主治〕顽固性呃逆。

方八

〔配方〕大柿饼 1 个，青黛 3 克。

〔用法〕将柿饼饭上蒸熟，剖开，掺进青黛，临睡前薄荷汤（3 克，沸水冲泡）送服，隔日或每日 1 次，连服 3～5 日。

〔主治〕痰嗽夹血。

185

九　画

百草良方　白话精解

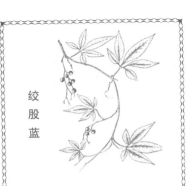

绞股蓝

绞 股 蓝

【别名】小苦药、公罗锅底、小母猪油、甘茶曼。

【生长环境】我国秦岭以南各省、区有分布。生长于山谷密林、丘陵、山坡或石山地的阴湿地带。

【形态特征】多年生攀缘草本,无毛或被柔毛。叶互生,鸟足状,有小叶3～9枚,稀单1,小叶卵状披针形。卷须2枝极少单叶。7～9月开单性花,小,淡绿色或白色。雌雄异株。雄花的花萼筒短,5裂;花冠辐状,5深裂;雄蕊5,着生于花萼筒基部,花丝短,合生;花药卵形,直立,2室;子房下位,球形,1～2室;柱头2裂或半月形具齿裂。浆果球形,如豌豆大小,不开裂,或为蒴果,种子2～3粒,阔扁形。于8～9月开花前采收,晒干备用或鲜用。

【性味功效】味苦,性寒,无毒。止咳祛痰,降压抗癌等。

【验方精选】

方一

〔配方〕鲜绞股蓝头部嫩叶30～90克。

〔用法〕放于双手掌中揉搓出汁液为止,再用布包上反复擦患处。每日3～5次,1周即愈。

〔主治〕手足癣。

方二

〔配方〕绞股蓝、黄精、地骨皮、太子参、天花粉各15克,山茱萸、玄参各10克。

〔用法〕水煎服。

〔主治〕糖尿病。

方三

〔配方〕绞股蓝15克。

〔用法〕水煎当茶饮。

〔主治〕急慢性气管炎。

方四

〔配方〕绞股蓝9～10克。

〔用法〕煎水或冲开水当茶饮,能使转氨酶降低。

〔主治〕慢性肝炎。

方五

〔配方〕绞股蓝2.5～3克。

〔用法〕煎水,每日1剂,分3次服。

〔主治〕老年性气管炎。

方六

〔配方〕绞股蓝10～15克。

〔用法〕煎水,每日1剂,15日为1疗程,能改善症状。

〔主治〕恶性肿瘤。

方七

〔配方〕绞股蓝30克,山楂、决明子各15克。

〔用法〕水煎服。

〔主治〕高脂血症,动脉硬化症。

方八

〔配方〕绞股蓝15克。

〔用法〕用沸水冲泡,闷10分钟后饮用,一般可冲泡3～5次,当天饮完,每日1剂。

〔主治〕疲劳乏力、高脂血症、心脑血管疾病等。

百草良方

白话精解

九 画

【来源】为双子叶植物药十字花科植物荠菜的带根全草。

荠 菜

【别名】荠、护生草、净肠草、菱角菜、烟盒草、枕头草等。

【生长环境】我国各地均有分布。生于田野、路边以及栽培于庭园。

【形态特征】一年生或二年生草本。主根瘦长，白色，直下，分枝。茎直立，分枝。根生叶丛生，羽状深裂，稀全缘，上部裂片三角形；茎生叶长圆形或线状披针形，顶部几成线形，基部成耳状抱茎，边缘有缺刻或锯齿，或近于全缘，叶两面生有单一或分枝的细柔毛，边缘疏生白色长睫毛。3～5月开花，花多

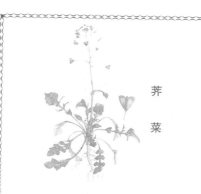

荠菜

【性味功效】味甘涩，性平，无毒。和脾，利水，止血，明目。

数，顶生或腋生成总状花序；萼4片，录色，开展，卵形，基部平截，具白色边缘；花瓣倒卵形，白色，十字形开放，短角果呈倒三角形，无毛，扁平，先端微凹，具残存的花柱。种子约20～25粒，成2行排列，细小，倒卵形，3～5月采收全根，晒干。

【验方精选】

方一

〔配方〕荠菜(连根)120～500克。

〔用法〕不加油盐煮汤。顿服或分3次服，连服1～3个月。

〔主治〕乳糜尿。

方二

〔配方〕鲜荠菜花30克，地榆炭15克。

〔用法〕水煎服。

〔主治〕崩漏。

方三

〔配方〕鲜荠菜30克，白茅根60克。

〔用法〕水煎服。

〔主治〕小儿腹泻。

方四

〔配方〕荠菜子、大青叶各30克，铃茵陈20克。

〔用法〕水煎服，每日1剂。

〔主治〕湿热黄疸。

方五

〔配方〕鲜荠菜30克，川芎15克。

〔用法〕水煎，取药汁1碗，煮鸡蛋1个服。

〔主治〕肝阳头晕目痛。

方六

〔配方〕荠菜、萹蓄、玉米须各30克。

〔用法〕水煎服。

〔主治〕肾炎水肿。

方七

〔配方〕荠菜适量。

〔用法〕每日取上药250克煎汤、煎鸡蛋、包饺子等。连续服用1年。

〔主治〕肾结核。

方八

〔配方〕鲜荠菜30克，猪瘦肉120克(或墨鱼60克)。

〔用法〕同煮服。

〔主治〕妇女白带，月经过多。

百草良方 白话精解

【来源】为双子叶植物药木兰科植物厚朴的树皮和根皮。

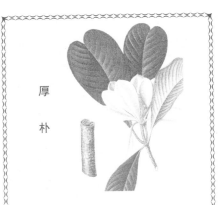

厚朴

厚　朴

【别名】油朴、亦朴、重皮、淡伯。

【生长环境】四川、贵州、湖北、湖南、陕西、甘肃、河南等省均有出产。多生于山地林间或栽培。

【形态特征】落叶乔木,高达20米;树皮褐色,不开裂;顶芽无毛,叶互生,叶片长圆状倒卵形,先端急尖或钝圆,基部楔形,上面无毛,下面有白色粉状物,嫩叶下面有白色长毛。先出叶后开花,花蕾形如毛笔尖,花瓣层层相互抱拢,表面棕红色,5~6月开白色的花,花朵大而美丽,单朵生于枝条顶端,开放时直径10~15厘米,芳香;花瓣片多数,厚肉质,雄蕊多数,长2~3厘米;心皮多数。8~10月结果,果实为聚合果,长9~15厘米,每个成熟心皮有

【性味功效】味苦、辛,性温。燥湿消痰,下气除满,健脾。厚朴花:苦,微温。理气,化湿。

喙;种子卵状三角形,长约1厘米。树皮于4~6月剥取,堆放"发汗"后,晒干备用。花亦可入药,春季采晒干用。

【验方精选】

方一

〔配方〕厚朴、白芍、杏仁各10克,桂枝3克。

〔用法〕水煎服。

〔主治〕腹胀,怕冷,咳嗽气急。

方二

〔配方〕厚朴10克,大黄、枳实各5克。

〔用法〕水煎服。

〔主治〕食积腹胀痛,便闭。

方三

〔配方〕厚朴10克,苍术6克,陈皮、甘草各3克。

〔用法〕水煎服。

〔主治〕消化不良,食少口腻,胸闷腹胀,呕吐,便溏。

方四

〔配方〕厚朴适量。

〔用法〕取上药,研为细末。每次3克,每

日2~3次,口服。

〔主治〕细菌性痢疾、急性肠炎属湿热内蕴型。

方五

〔配方〕厚朴适量。

〔用法〕研为细粉,每20克药粉加凡士林100克调匀,涂敷患处,纱布覆盖固定,每日1次。

〔主治〕外科疖肿伴有发热者。

方六

〔配方〕厚朴120克。

〔用法〕加水煎煮2次,合并滤液,浓煎至400毫升,备用。每次20毫升(相当于生药6克),每日2次,口服。

〔主治〕阿米巴痢疾。

九　画

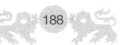

威灵仙

【别名】铁脚威灵仙、老虎须、一把锁。

【生长环境】中原地区,长江中下游以南地区有分布。多生于荒坡、村旁、沟边、山坡等地。

【形态特征】多年生缠绕木质藤本,全株干后变黑色。根茎呈柱状,长1.5~8厘米,根茎下着生多数细根,细根圆柱形,表面黑褐色或灰黑色。茎和小枝近无毛或有疏的短柔毛。叶对生,单数羽状复叶,纸质;小叶片卵形或卵状披针形,网脉两面均不明显,叶边缘全缘,两面近无毛或有疏生的短柔毛;叶柄通常卷曲攀缘它物。6~9月开花,花白色,直径1~2厘米,组成圆锥状聚伞花序生于枝顶或叶腋。8~11月结果,果实扁卵形,有毛,果实顶端有伸长的白色羽毛。秋采根及根茎,鲜用或晒干备用。

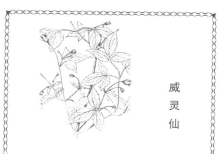

威
灵
仙

【性味功效】味辛、咸,性湿。祛风除湿,通络止痛,消瘀肿。

【验方精选】

方一

〔配方〕威灵仙、南五味子根、冰糖各60克,白酒500毫升。

〔用法〕浸泡20日可服,每次服15~30毫升,每日服1~2次。

〔主治〕胃痛。

方二

〔配方〕威灵仙藤茎30克。

〔用法〕煎水洗患处。

〔主治〕荨麻疹。

方三

〔配方〕威灵仙15克,鱼腥草30克(后下)。

〔用法〕水煎服。

〔主治〕肺炎。

方四

〔配方〕威灵仙30克。

〔用法〕水煎去渣,频频含咽。

〔主治〕骨梗喉。

方五

〔配方〕威灵仙30克,蜂蜜30毫升。

〔用法〕水煎去渣,加蜂蜜调匀,分2~3次服,每日1剂。如胃酸过少,可酌加食醋同服。

〔主治〕呃逆。

方六

〔配方〕威灵仙15克。

〔用法〕水煎约半小时,用消毒棉花蘸药水洗患处,每日洗3~5次。

〔主治〕小儿龟头炎,包皮水肿。

方七

〔配方〕鲜威灵仙全草60克。

〔用法〕水煎去渣,当茶饮,每日1盅。分早、晚2次服,每日1剂,连服3~5日。

〔主治〕急性扁桃体炎。

方八

〔配方〕威灵仙15克,研细粉,猪腰1对。

〔用法〕猪腰剖开刮去白膜,药粉放入猪腰内,用菜叶包裹,煨熟服或蒸熟服。

〔主治〕风湿性腰痛。

百草良方白话精解

九 画

【来源】为茜草科植物栀子的果实。

栀　子

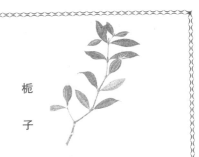

栀子

【别名】黄栀子、山栀子、黄果树、红枝子。

【生长环境】我国南方各省均有分布。生于向阳山坡灌丛中。

【形态特征】常绿灌木,高达2米。茎多分枝。叶对生或三叶轮生,披针形,草质,光亮。夏季开花,花单生于叶腋或枝端,花冠开放后呈高脚碟状,白色,肉质,芳香。蒴果椭圆形,黄色或橘红色,顶端有绿色的宿存花萼。秋、冬采收果及根,晒干。

【性味功效】味苦,性寒。泻火除烦,清热利湿,凉血止血。

【验方精选】

方一

〔配方〕栀子40~60克。

〔用法〕取上药,加水煎汤。1次顿服。

〔主治〕闹羊花(又称洋金花)中毒。

方二

〔配方〕鲜栀子根120克。

〔用法〕水煎,调食盐少许服。

〔主治〕风火牙痛。

方三

〔配方〕生山栀12克,生姜1块(捣取汁)。

〔用法〕将栀子炒焦,煎15分钟取汁,与姜汁混匀,分2次服。

〔主治〕胃炎所致胃脘痛。

方四

〔配方〕栀子15克,豆豉10克。

〔用法〕水煎服。

〔主治〕外感热病初期,发热,心烦,胸闷,舌苔黄。

方五

〔配方〕鲜栀子根60克,白茅根、淡竹叶根各30克,茵陈40克。

〔用法〕水煎,分2~3次服,每日1剂,连服7~10日。

〔主治〕急性黄疸型肝炎。

方六

〔配方〕生栀子9克,鲜藕1 000克,生姜汁3~5滴。

〔用法〕将山栀子研末,鲜藕捣烂取汁,共混匀,分2次服。每日1剂,血止则停。

〔主治〕吐血。

方七

〔配方〕栀子适量。

〔用法〕研细粉,调茶油涂患处。

〔主治〕烫火伤。

方八

〔配方〕生栀子30~50克。

〔用法〕研为细末,用蛋清1个,面粉和白酒各适量,调糊敷患处,次日去掉。

〔主治〕扭、挫伤。

荔 枝

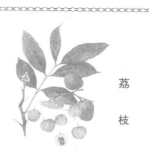

荔枝

【别名】离支、荔支、丽枝、火山荔、勒荔。

【生长环境】广东、广西、福建、云南、四川等地。多栽培于果园。

【形态特征】常绿乔木,高达 10 米;树冠广阔,枝多拗曲。羽状复叶,互生,革质而亮绿,矩圆形或矩圆状披针形,先端渐尖,基部楔形而稍斜,全缘,新叶橙红色。2～3 月开花,圆锥花序顶生,花小,杂性,青白色或淡黄色;萼杯状,边缘浅波状;无花瓣;花盘环状,肉质;雄蕊 6～10 枚,花丝分离,被毛;子房上位,具短柄,倒心状,花柱线状,顶端 2 短裂。核果球形或卵形,外果皮革质,有瘤状突起,熟时赤色。种子矩圆形,褐色而明亮,假种皮肉质,白色,半透明,与种子极易分离。6～7 月果实成熟时采。

【性味功效】味甘酸,性湿。生津,益血,理气止痛。荔枝壳:止血。荔枝核:味甘、涩,性湿。

【验方精选】

方一

〔配方〕荔枝核适量。

〔用法〕焙干,研为细末,白酒适量调匀。涂搽腋窝,每日 2 次。

〔主治〕狐臭。

方二

〔配方〕荔枝壳 40 克。

〔用法〕炒炭(存性),研细末,每用 6 克,米酒冲服,每日 2～3 次。

〔主治〕功能性子宫出血。

方三

〔配方〕荔枝核 1 枚。

〔用法〕慢火烧存性,研为细末。用酒调服,每日 2 次。

〔主治〕气滞寒凝之胃脘疼痛及小肠气。

方四

〔配方〕荔枝核适量。

〔用法〕烘干,研为细末,每次 10 克,每日 3 次,饭前 30 分钟用温开水送服。

〔主治〕非胰岛素依赖型糖尿病。

方五

〔配方〕荔枝干 7 个。

〔用法〕将荔枝壳和核砸碎,水煎服。

〔主治〕孕妇堕胎后流血不止。

方六

〔配方〕荔枝核 30 克,木香 20 克。

〔用法〕烘干,研细末,每次 3 克,开水送服。

〔主治〕胃脘胀痛。

方七

〔配方〕荔枝干 10 个,冰糖 5 克。

〔用法〕去壳,同冰糖加水蒸服,每日 1 次,连服 3～5 日。

〔主治〕小儿遗尿。

方八

〔配方〕荔枝 7 个。

〔用法〕连皮、核炒炭存性,研末,开水送服。

〔主治〕呃逆不止。

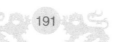

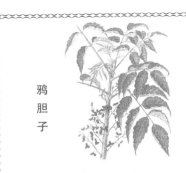

鸦胆子

鸦 胆 子

【别名】羊不食、老鸦胆、苦胆子。

【生长环境】云南、广西、广东、海南有分布。多生于山野向阳处、村边、路旁、旷野。

【形态特征】常绿灌木或小乔木,高1～3米,全株有黄色柔毛。茎、枝有灰白色凸起的小圆点。叶互生,单数羽状复叶,通常7片,对生;小叶片卵形或卵状披针形,长4～8厘米,宽1.5～4厘米,先端尖,基部宽楔形而偏斜,边缘有锯齿。3～8月开花,花暗紫色,雌雄异株。圆锥花序生于叶腋,4～9月结果,果实卵形或椭圆形,成熟时黑色,干后表面有隆起的网状皱纹,网眼呈不规则的多角形,两侧有明显的棱线。秋季果实成熟时采收,晒干备用。

【性味功效】味苦,性寒,有毒。清热解毒,截疟,止痢,腐疣。

【验方精选】

方一

〔配方〕鸦胆子仁5～7粒。

〔用法〕研细,塞患处,再用药棉塞住,隔1～3日有微痛感,流出脓水,取去,用冷盐水洗净即可。

〔主治〕耳痔(外耳道乳头状瘤)。

方二

〔配方〕鸦胆子仁适量。

〔用法〕捣烂敷患处后包扎,一般3～5日可愈。

〔主治〕鸡眼。

方三

〔配方〕鸦胆子仁12粒。

〔用法〕打碎装入空心胶囊内用开水送服,每日服1～2次。

〔主治〕阿米巴痢疾。

方四

〔配方〕鸦胆子仁20克。

〔用法〕用龙眼肉包裹吞服或放入空心胶囊吞服。

〔主治〕早期血吸虫病,间日疟,阿米巴痢疾。

方五

〔配方〕鸦胆子仁5～7粒。

〔用法〕用龙眼肉包裹吞服或放入空心胶囊吞服。每日服3次,饭后服,连服5～10日。

〔主治〕间日疟,阿米巴痢疾。

方六

〔配方〕鸦胆子仁适量。

〔用法〕研成糊状,敷患处,用时局部先用酒精消毒,煎破或刺破患处表层硬皮,贴上有孔胶布(以正好露出患处,并保护好周围健康皮肤为宜),然后将药糊上,隔3～4日换药。如疣肉已脱,不再上药,改敷凡士林收口。

〔主治〕皮肤赘疣,足底鸡眼。

方七

〔配方〕鸦胆子仁20粒。

〔用法〕纱布包,水煎取20～40毫升,用消毒大注射器将药液注入阴道内。

〔主治〕滴虫性阴道炎。

【来源】为金粟兰科草珊瑚的全草。

草 珊 瑚

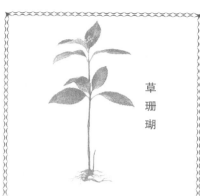

草珊瑚

【别名】接骨金粟兰、肿节风、节节竹、九节风、满山香。

【生长环境】分布于中南、西南、华东各省区。生于山坡常绿阔叶林或杉竹林下阴湿处。

【形态特征】多年生常绿草本或亚灌木，高80～150厘米。根粗大，须根多。茎直立，绿色，无毛，带草质，节膨大。叶对生，革质，长椭圆形或卵状披针形，长6～15厘米，宽3～7厘米，先端渐尖，基部稍圆，钝形或楔形，边缘有粗锯齿。表面深绿色，光滑，背面绿色，叶柄长0.5～1.5厘米。花淡黄绿色，顶生穗状花序，通常2～3枝聚生，无花被，雄蕊1枚，白色。浆果球形，熟时鲜红色。全株入药，秋季采收，晒干。

【性味功效】味辛、苦，性平。清热解毒，通经接骨。

【验方精选】

方一

〔配方〕草珊瑚6克，五谷虫5克，山楂、山药各10克。

〔用法〕水煎2次分服。每日1剂，连服5～7日。

〔主治〕小儿消化不良。

方二

〔配方〕草珊瑚叶。

〔用法〕泡开水当茶饮。

〔主治〕可预防中暑。

方三

〔配方〕草珊瑚根10克，铁扫帚30克。

〔用法〕酒、水各半煎服。

〔主治〕产后腹痛。

方四

〔配方〕草珊瑚30克，大青叶20克，银花15克。

〔用法〕水煎2次分服。

〔主治〕感冒发热。

方五

〔配方〕草珊瑚6克，蛇含3克。

〔用法〕水煎服。

〔主治〕口腔炎。

方六

〔配方〕草珊瑚叶1份。

〔用法〕研细粉，茶油2份，调匀，涂患处。

〔主治〕烧烫伤。

方七

〔配方〕草珊瑚根15克。

〔用法〕水煎服。

〔主治〕妇女经闭。

方八

〔配方〕鲜草珊瑚、接骨木、油茶根皮、一支黄花、扶芳藤、菊叶、三七各等量，黄毛小鸡1只。

〔用法〕复位后，将上药捣烂，外敷伤处。

〔主治〕骨折。

百草良方
白话精解

九　画

【来源】为夹竹桃科植物络石的干燥带叶藤茎。

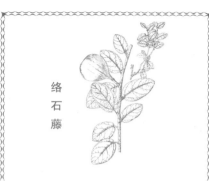

络石藤

【性味功效】味甘苦,性微寒。平肝熄风,活血消肿等。

络 石 藤

【别名】白花络、石藤、爬墙虎、络石。

【生长环境】我国大部分省、区有分布。主要生长于山坡、路边、沟边的杂林中,常攀缘于树上、石上。

【形态特征】常绿缠绕性藤本。嫩枝被灰褐色柔毛,老枝上有气生根。叶对生,革质,椭圆形或卵状披针形,先端短尖或渐尖,基部契形,全缘,上面无毛,下面被短毛;有短叶柄。4～6月开花,伞形花序顶生或腋生,花萼5深裂,反卷,外面被白色柔毛;花冠白色,高脚蝶状,花冠筒中部膨大;雄蕊5枚,着生于花冠管中部;雌蕊有2个分离心皮,子房上位,基部有5裂的花盘,与子房等长;花柱单一。9～10月结蓇葖果,圆柱形,叉生,褐色,无毛,种子多数,顶端有白色光亮的种毛。秋末冬初未落叶时采割,晒干备用或鲜用。

【验方精选】

方一

〔配方〕络石藤30克。

〔用法〕煎水当茶服。

〔主治〕咽喉肿痛。

方二

〔配方〕络石藤叶30克,荠芋、乌韭各15克。

〔用法〕水煎,分2次服。

〔主治〕吐血。

方三

〔配方〕络石藤30克,土牛膝10克。

〔用法〕水煎去渣,加黄酒适量,分2次服。

〔主治〕跌打损伤。

方四

〔配方〕络石藤、川牛膝各12克,威灵仙、木瓜各9克,薏苡仁15克,独活6克。

〔用法〕水煎服。

〔主治〕风湿痹痛。

方五

〔配方〕络石藤30克,地念25克,兰花参、大蓟根各20克,猪肺120克。

〔用法〕加水共炖烂,喝汤吃肺。

〔主治〕肺结核。

方六

〔配方〕络石藤50克,白酒500毫升。

〔用法〕将络石藤切碎,浸泡于酒中,密封15日,每次服10～30毫升。

〔主治〕筋骨酸痛。

方七

〔配方〕络石藤、瓜蒌、皂角刺、制乳没各9克,甘草6克。

〔用法〕水煎服。

〔主治〕痈肿疮毒。

 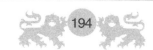

美人蕉

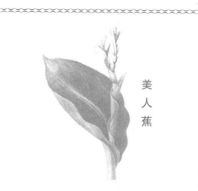

美人蕉

【别名】大花美人蕉、红花蕉。

【生长环境】我国大部分省、区有分布。主要栽培于庭院及园边,但也有野生的。

【形态特征】多年生植物草本。茎粗壮,高1米余,全株绿色具白粉;地下具块茎。叶互生,卵形,长10～30厘米,中脉明显,侧脉羽状。总状花序,单生或二朵簇生,苞片卵形,绿色;萼片披针形,绿色,有时暗紫色,长约1厘米;花瓣红色、黄色或暗紫色,基部连合成管状,长1～3厘米;最外3枚退化雄蕊为鲜红色,倒披针形,长4～5厘米。蒴果绿色,长卵形,具软刺。全年均可采块茎,但以秋季为佳。鲜用或晒干用。

【性味功效】味甘、淡,性凉。清热利湿,祛风通络,拔异物。

【验方精选】

方一

〔配方〕美人蕉根30～60克。

〔用法〕水煎服,每日1次。

〔主治〕黄疸型肝炎。

方二

〔配方〕鲜美人蕉适量。

〔用法〕加食盐、甜酒糟少许,捣烂,外敷患处。

〔主治〕扭挫伤。

方三

〔配方〕鲜美人蕉块茎适量。

〔用法〕捣烂包敷患处,不日即可拔出。

〔主治〕竹木入皮肉。

方四

〔配方〕鲜美人蕉根、苦瓜叶等量。

〔用法〕洗净,捣烂,外敷患处。

〔主治〕疮疡肿毒。

方五

〔配方〕美人蕉花、叶各50克,过路黄30克。

〔用法〕均取鲜药,捣烂,热炒,敷脐上,2小时后去之。

〔主治〕小儿发热腹胀。

方六

〔配方〕美人蕉根、紫茉莉根各30克。

〔用法〕水煎服,每日1剂。

〔主治〕白带多。

方七

〔配方〕鲜美人蕉根茎60克,茵陈、马鞭草各30克,陆英根20克。

〔用法〕水煎去渣,分3次服,每日1剂,连服半月。

〔主治〕急性黄疸型肝炎。

方八

〔配方〕美人蕉块茎30克,羌活、防风、威灵仙、僵蚕各9克。

〔用法〕水煎服。麻木在手臂者加桑枝;麻木在足腿者加牛膝,同时均以生姜为引。

〔主治〕风湿麻木。

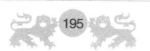

九 画

百草良方 白话精解

【来源】为菊科植物滨蒿或茵陈蒿的干燥幼苗。

茵　陈

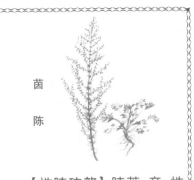

茵陈

【别名】茵陈蒿、绵茵陈、西茵陈、绒篙、猴子毛。

【生长环境】我国大部分地区均产。生于山坡、河岸、沙砾地。

【形态特征】多年生草本。高 30～100 厘米。茎直立,基部木质化,上部多分枝,表面具纵浅槽。基生叶披散地上,有柄,二至三回羽状全裂,或掌状浅裂;茎生叶无柄,无毛,基部抱茎,羽状全裂。小头状花序排成圆锥花序状,球形或卵形,花缘黄色。瘦果长圆形。春季幼苗高 6～7 厘米时,挖出全草,去根,晾干或晒干。

【性味功效】味苦、辛,性微寒。清热利湿,利胆退黄。

【验方精选】

方一

〔配方〕茵陈 30～45 克。

〔用法〕取上药,水煎。每日服 3 次,每日 1 剂。

〔主治〕急性黄疸型肝炎。

方二

〔配方〕茵陈 15 克。

〔用法〕取上药,开水冲泡,代茶饮用,1 个月为 1 个疗程。

〔主治〕高脂血症。

方三

〔配方〕鲜茵陈 50 克,鲜黄荆叶 30 克,鲜青木香 10 克。

〔用法〕捣烂,加冷开水绞汁服。

〔主治〕痧症、腹部绞痛、肢麻。

方四

〔配方〕鲜茵陈叶适量。

〔用法〕捣烂外敷。

〔主治〕蜂螫伤。

方五

〔配方〕茵陈 20 克。

〔用法〕取上药,加水 150 毫升,用文火煮

沸 10 分钟,过滤取药液。代茶饮,3 日为 1 个疗程。

〔主治〕口腔炎、口腔溃疡。

方六

〔配方〕茵陈 30～60 克。

〔用法〕取上药,加水用文火煎至 200 毫升。1 次顿服。小儿视年龄大小、体质强弱可分次服用或酌情减少用量,每天 1 剂。

〔主治〕胆道蛔虫症。

方七

〔配方〕茵陈 30 克,石菖蒲 15 克,苦参、千里光各 20 克。

〔用法〕煎水洗患处。

〔主治〕湿疹。

方八

〔配方〕茵陈 30 克,荷叶 15 克,蜂蜜适量。

〔用法〕将前 2 味烘干,研末,每次 5 克,蜜水送服。

〔主治〕荨麻疹、皮肤肿痒。

胡　　椒

【别名】白胡椒、浮椒、玉椒。

【生长环境】我国华南及西南地区有栽培。生长于荫蔽的树林中。

【形态特征】常绿藤本。茎长达5米,多节,节显著膨大、常生不定根。叶互生,近革质;叶鞘延长,常长为叶柄之半,叶片阔卵形,卵状长圆形或椭圆形,基部稍偏斜,全缘,上面深绿色,下面苍绿色,基出脉5~7条,在下面隆起。通常雌雄同株,排成与叶对生的穗状花序,苞片匙状长圆形,呈浅杯状,浆果球形,果穗圆柱状,幼时绿色,熟时红黄色。种子小。花期4~10月。果期10月至次年4月。胡椒的果实可入药用。

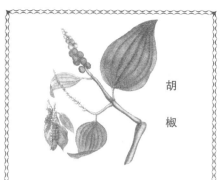

胡椒

【性味功效】味辛,性热。温中,下气,消痰,解毒。

【验方精选】

方一

〔配方〕胡椒20粒,鸡蛋壳2个。

〔用法〕共烘黄,研细末,分为14份,每日1份,开水冲服。

〔主治〕缺钙抽搐。

方二

〔配方〕胡椒7粒,鲜梨1个,蜂蜜30克。

〔用法〕将梨(连皮)去核,切片,胡椒打碎,与蜂蜜同蒸熟食之。

〔主治〕肺寒久咳。

方三

〔配方〕胡椒10粒。

〔用法〕研末,加水2升,煮沸,乘温洗患处,每日2次。

〔主治〕阴囊湿疹。

方四

〔配方〕胡椒、绿豆各3克。

〔用法〕共研末,温开水送服,每次2克。隔3~4小时再服,症状消失后即停药。

〔主治〕胃寒所致吐泻、腹痛。

方五

〔配方〕胡椒适量。

〔用法〕先用胡椒煎水洗涤伤口,再撒以胡椒末,外盖以敷料,每日换药1次。

〔主治〕冻疮溃烂肉腐者。

方六

〔配方〕大红枣7枚,胡椒49粒。

〔用法〕将红枣去核,每个枣内纳入胡椒7粒,用线扎好,饭锅上蒸烂,共捣为丸,绿豆大,烘干。每服7~10丸,温开水送服。服后如胃中出现灼热饥饿感,吃些粥、饭即安。

〔主治〕虚寒性胃痛。

方七

〔配方〕胡椒1克,葡萄糖粉9克。

〔用法〕将胡椒研细末,与葡萄糖和匀。1岁以内每次0.3~0.5克,1~3岁每次0.5~1.5克,每日3次,连服1~3日。同时可用胡椒末适量,填入脐孔,外贴暖脐膏(成药),每日换1次。

〔主治〕小儿消化不良性腹泻。

九画

百草良方 白话精解

【来源】为玄参科独脚金属植物独脚金。

独 脚 金

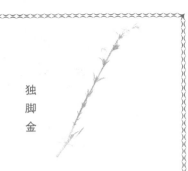

独脚金

【性味功效】味甘、淡,性凉。健胃消食,润肺止咳,清热利水。

【别名】疳积草、黄花草、消米虫、独脚柑、金耳挖、地连枝。

【生长环境】我国南方各省均产。生于低山丘陵、田边、沟谷及丛中,常寄生于其他植物根上。

【形态特征】一年生草本,高8～25厘米。茎直立,纤弱,多单生,少有分枝,粗糙,具短毛,新鲜时黄绿色,干后灰黑色,下部的叶常对生,上部的叶互生,叶片线形。花小,腋生,多黄色,也有红色或白色者。蒴果瓶状。夏、秋采全草,晒干。

【验方精选】

方一

〔配方〕独脚金10克,葫芦茶15克,火炭母12克。

〔用法〕水煎服。

〔主治〕小儿夏日泄泻,偏食消化不良者。

方二

〔配方〕独脚金15克。

〔用法〕水煎服,每日1剂,连服3～5日。

〔主治〕咳嗽,喉痒。

方三

〔配方〕独脚金9克,五谷虫5克,莱菔子(炒)10克。

〔用法〕水煎,分3次服。

〔主治〕小儿厌食,腹胀。

方四

〔配方〕独脚金30克。

〔用法〕与鸡肝或猪肝或鸭肝或羊肝适量煮服。

〔主治〕夜盲。

方五

〔配方〕独脚金10克,西瓜皮、狗肝菜各30克。

〔用法〕水煎服。

〔主治〕小儿夏季热。

方六

〔配方〕独脚金、地耳草、瓜子金、地锦草各等量。

〔用法〕烘干,共研细末,每次6～9克,与猪肝或猪瘦肉30克同蒸,每日3次分服,每日或隔日1剂,连服3～4剂。

〔主治〕疳积。

方七

〔配方〕独脚金1.5克,广金钱草10克,使君子叶、叶下珠各3克。

〔用法〕水煎服。

〔主治〕小儿消化不良,伤食,腹泻。

牵 牛 子

【别名】二丑、黑白丑、丑牛子、黑丑、白丑。

【生长环境】我国各地均有分布。生于田野、路旁、庭院,有栽培。

【形态特征】一年生攀缘草木。茎缠绕,长 2～3 米。叶互生,心脏形,叶片 3 深裂,基部心形或戟形,中裂片卵圆形,先端突尖侧裂片斜卵形,先端突尖或渐尖,全缘,两面均被毛。腋生 2～3 朵花,淡紫色或蓝色,朝开午闭,花冠漏斗状。蒴果球形,3 室,每室含种子 2 枚。7～10 月种子成熟时,将藤割下,打出种子,晒干。

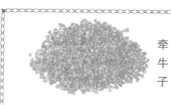

牵牛子

【性味功效】味苦,性寒,有毒。泻水通便,杀虫攻积等。

【验方精选】

方一

〔配方〕生牵牛子、炒牵牛子各 45 克。

〔用法〕取上药,兑在一起粉碎,分成 2 份。晚上睡前及早饭前用温开水各冲服1 份。

〔主治〕急、慢性腰扭伤。

方二

〔配方〕牵牛子 30 克。

〔用法〕将牵牛子烘干,研细末,每晚临睡前取适量,鸡蛋白调匀,涂擦面部有雀斑处,翌晨以温水洗去。连用 5～7 周。

〔主治〕雀斑。

方三

〔配方〕牵牛子适量。

〔用法〕取牵牛子适量,炒熟,研成粉末,用鸡蛋 1 个加油煎至将成块时,指药粉撒在蛋上。于早上空腹服用,成人每次服 3～4.5 克,小儿酌减,每隔 3 日服 1 次,严重者可服 3 次。

〔主治〕蛲虫病。

方四

〔配方〕牵牛子 40 克,小茴香(炒)10 克,制香附 20 克。

〔用法〕共研细末,每服 3 克(重症可用至

6 克),生姜汤调匀,晚间睡前服。

〔主治〕腹水,水肿。

方五

〔配方〕牵牛子 6 克。

〔用法〕烘干,研细末,每次 1 克,温开水送服,每日 3 次。如药后大便仍不通,可加大剂量至每次 2～3 克,大便已通则停止服药。

〔主治〕大便秘结(体质虚弱者慎用)。

方六

〔配方〕牵牛子 10 克。

〔用法〕取上药,研成细粉,加入面粉 100 克(二者比例为1∶10),烙成薄饼。空腹 1 次食尽,半月后重复 1 次。儿童用量减半。

〔主治〕蛲虫病。

方七

〔配方〕牵牛子、大黄各 20 克。

〔用法〕共烘干,研细末,6 个月以下者,每次 0.1 克:6 个月～1 岁,每次 1.5 克;1～3 岁,每次 0.3 克;3～6 岁,每次0.45克;6～12 岁,每次 1～1.5 克。每日 3 次,以泻下为度。随后用山药、莲子等调理脾胃。

〔主治〕小儿内伤乳食,积滞化火。

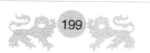

九 画

【来源】为双子叶植物药唇形科植物荆芥的全草。

荆　芥

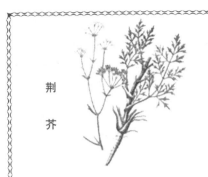

荆芥

【别名】假苏、鼠实、姜芥、稳齿菜、四棱杆蒿。

【生长环境】我国大部分地区有分布。多生于温暖湿润的路旁、山坡、田边。

【形态特征】一年生草本,高60～90厘米。茎直立,四棱形,基部稍带紫色,上部多分枝,全株被短柔毛。叶对生;羽状深裂,茎基部的叶裂片5;中部及上部的叶裂片3～5,线形或披针形,全缘,两面均被柔毛,下面具凹陷腺点。穗状轮伞花序,多密集于枝端;苞片叶状,线形,绿色,无柄;花萼钟形,

【性味功效】味辛,性温。发表,祛风,理血;(炒炭)止血。

具纵脉5条,被毛,先端5齿裂;花冠淡紫色,小坚果4,卵形或椭圆形,长约1毫米,棕色。花期6～8月。果期7～9月。秋冬采根,秋采茎叶,鲜用或晒干备用。

【验方精选】

方一

〔配方〕荆芥穗适量。

〔用法〕取上药,炒至焦黄,研细过筛。每次用6克加童便30毫升口服。

〔主治〕产后血晕。

方二

〔配方〕荆芥穗10克,野菊花15克,薄荷脑(或冰片)3克。

〔用法〕先将前二味药研细末,加入薄荷脑共研匀,瓶装备用。每取少量,吸入鼻内,每日3次。

〔主治〕流行性感冒。

方三

〔配方〕荆芥穗15克,紫苏10克,生姜、陈皮各6克。

〔用法〕水煎服,每日1剂。

〔主治〕风寒感冒,鼻塞、恶寒身痛者等。

方四

〔配方〕荆芥穗炭6克,怀牛膝10克,生山桅、牡丹皮各9克。

〔用法〕水煎,分2次服。

〔主治〕经行吐衄。

方五

〔配方〕净荆芥穗120克。

〔用法〕取上药,研为细末,过筛。每次用30克装入纱布袋内,均匀地撒布于患处,然后用手掌反复揉擦至发热为度。

〔主治〕急慢性荨麻疹及皮肤瘙痒症。

方六

〔配方〕荆芥适量。

〔用法〕将上药放入用清洁棉布制成的长方形小袋中,加固后塞入患儿前胸6小时。1周岁以内5～10克,1周岁以上酌增。

〔主治〕小儿感冒。

方七

〔配方〕荆芥穗30克。

〔用法〕烘干,研细末,纱布袋装,均匀地撒布患处,然后用手掌来回揉搓,使患处产生热感为度。

〔主治〕皮肤瘙痒症。

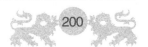

百草良方　白话精解

茜　草

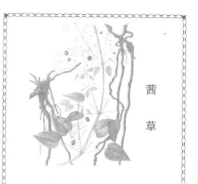

茜草

【别名】小活血、血见愁、红内消、血茜草、地苏木、红根草。

【生长环境】我国大部分地区有分布。生于田边、路旁、低山坡、灌木丛中。

【形态特征】多年生蔓性草本。根细长，金黄色或橙红。茎方形，具四棱，疏生细倒刺。叶 4 片轮生，有长柄；卵形或卵状披针形，先端渐尖，基部心形，全缘，叶柄、叶缘和叶反面均有细刺。秋季，梢头叶腋开淡黄色小花，排成圆锥状聚伞花序。结球形肉质浆果，成熟时黑色。秋冬采根，秋采茎叶，鲜用或晒干。

【性味功效】味苦，性寒。凉血止血，祛瘀通经。

【验方精选】

方一

〔配方〕茜草 10 ~ 20 克。

〔用法〕取上药，水煎。每日 1 剂，分早晚服，连服 12 ~ 42 日。用药期间不加用其他对霉菌有治疗作用的药物。

〔主治〕念珠菌引发的口腔溃疡。

方二

〔配方〕茜草根 60 克，猪脚 1 只。

〔用法〕水和黄酒各半，炖 2 小时，吃猪脚喝汤。

〔主治〕关节痛。

方三

〔配方〕茜草根 120 克，白酒 750 毫升。

〔用法〕将茜草置白酒中浸泡 7 日，每次服 30 毫升，每日 2 次。

〔主治〕跌打损伤。

方四

〔配方〕茜草根 1 克（干品）。

〔用法〕取上药，用纱布包好放在消毒碗内，加乳汁 10 毫升，浸泡数分钟，待液体成淡红色即可应用。用时将浸液用棉球或滴管滴入牙痛病人双眼的泪囊口处，每 1 ~ 2 分钟滴 1 次。

〔主治〕龋齿牙痛。

方五

〔配方〕茜草根 200 克，虎杖 120 克。

〔用法〕用白布包煮 20 分钟，先浸洗，温后敷局部，冷后再加热使用。连续用约 5 ~ 7 日。

〔主治〕软组织损伤。

方六

〔配方〕茜草适量。

〔用法〕炒黑存性，研为细末，加少许红糖。每日 3 次，每次 9 克，饭前服，1 周为 1 个疗程。

〔主治〕慢性腹泻。

方七

〔配方〕茜草 15 克，牡丹皮 10 克，荆芥炭、乌贼骨各 9 克。

〔用法〕水煎服，经前 1 周每日 1 剂，连服 5 ~ 7 日。

〔主治〕月经先期，量多，血色深红。

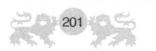

九　画

【来源】为茄科植物宁夏枸杞的干燥成熟果实。

枸杞子

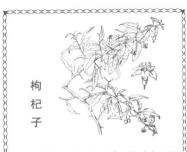

枸杞子

【性味功效】味甘,性平。补肾益精,养肝明目。

【别名】枸杞、枸杞果、枸杞豆。

【生长环境】我国北方有栽培,现在中部和南部一些省份已引种栽培。常生于田埂、宅旁、沟岸和山坡等土层深厚的地方,耐盐碱、沙荒和干旱,栽培或野生。

【形态特征】小灌木,约1厘米多高,枝条细长;叶片披针形或长椭圆状披针形,互生或丛生,叶腋有锐刺;7～8月开淡紫红色或粉红色的花;花萼通常2裂至中部;花冠5裂,裂片边缘无毛,雄蕊5枚;9～10月结果,成熟时红色,卵形或长椭圆形,长6～21毫米,直径3～10毫米,味甜。果实宜在夏、秋二季成熟时采摘,晒干备用。草子随采随用。

【验方精选】

方一

〔配方〕枸杞子30克,猪腰子(猪肾)1～2个。

〔用法〕将猪肾加入枸杞子炖汤,稍加食盐、味精调味,吃猪腰子喝汤。

〔主治〕神经衰弱,阳痿。

方二

〔配方〕枸杞子适量。

〔用法〕每天用枸杞子30克,当茶冲服,早晚各1次,连续服用4个月。用药期间没有禁忌。

〔主治〕降脂减肥。

方三

〔配方〕枸杞子、黄精各15克。

〔用法〕水煎服。

〔主治〕头晕目眩,神疲无力,视物不清。

方四

〔配方〕枸杞子500克。

〔用法〕取上药,用清水洗净,烘干,装瓶备用。每晚临睡前取30克,徐徐嚼碎咽服,连服半个月以上。

〔主治〕老年人经常性夜间口干症。

方五

〔配方〕枸杞子、菊花各10克,熟地黄15克。

〔用法〕水煎服。

〔主治〕肝肾不足,头晕眼花。此方对高血压、糖尿病也有一定疗效。

方六

〔配方〕枸杞子适量。

〔用法〕取上药10粒,用清水洗净后放入口中含化,约半小时后嚼烂咽下,每日3～4次。

〔主治〕年老体衰。

方七

〔配方〕宁夏枸杞子1 200克。

〔用法〕晒干研成粗末,每次空腹嚼服10克,2个月为1个疗程。

〔主治〕慢性萎缩性胃炎(肝胃阴虚型)。

方八

〔配方〕枸杞子1 000克。

〔用法〕烘干,每晚取15克,嚼服,2个月为1疗程。一般精液检查正常后,再服1疗程。

〔主治〕补肾益精、生精嗣育。

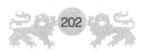

百草良方

白话详解

【来源】为百合科植物韭的叶。

韭 菜

【别名】长生韭、草钟乳、起阳草、壮阳草、扁菜。

【生长环境】我国各地均有栽培。多生于温暖潮湿之处。

【形态特征】多年生草本,高约 20~35 厘米,具有特殊强烈的臭味。根茎横卧,生多数须根,上有 1~3 个丛生的鳞茎,呈卵状圆柱形。叶基生,长线形,扁平,先端锐尖,边缘粗糙,全缘,光滑无毛,深绿色。花茎自叶丛抽出,三棱形;6~7 月开花,白色。7~9 月结果,蒴果倒心状三棱形,绿色,种子黑色,扁平,略呈半卵圆形,边缘具棱。韭菜、韭根可入药,随采随用,多鲜用,韭子秋季成熟时采,晒干备用。

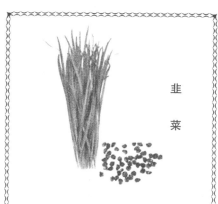

韭菜

【性味功效】性温,味辛酸,无毒。温中,行气,散瘀,解毒。

【验方精选】

方一

〔配方〕鲜韭菜适量。

〔用法〕捣取汁,加红糖少许。每次口服 200 毫升。

〔主治〕鼻出血。

方二

〔配方〕韭菜子 10 克,白背叶根 30 克。

〔用法〕水煎服。

〔主治〕白带异常。

方三

〔配方〕韭菜子 20 克。

〔用法〕煎汤,先趁热熏口腔,待汤稍温后含漱吐出。

〔主治〕龋齿疼痛。

方四

〔配方〕韭菜子 100 克。

〔用法〕烘干,研成细粉,再将蜂蜜 90 克炼至滴水感珠,与药末拌和为丸。早晚空腹各服 10 克,用温开水送下。

〔主治〕虚寒性胃痛。

方五

〔配方〕韭菜子 6 克(研末),粳米 50 克。

〔用法〕先将粳米煮粥,后加入韭菜子末,调匀食之,每日 1 次,连服 3~5 日。

〔主治〕虚劳尿精。

方六

〔配方〕韭菜子 10 克,菟丝子 30 克,淫羊藿 15 克,狗脊 12 克,肉桂 3 克(另焗冲服)。

〔用法〕水煎服。

〔主治〕阳痿。

方七

〔配方〕韭菜子、益智仁、泽泻各 10 克,桑螵蛸、黄芪各 15 克,茯苓 12 克,甘草 3 克。

〔用法〕水煎服。

〔主治〕遗尿。

百草良方 白话精解

九 画

【来源】为葫芦科南瓜属一年生草本。

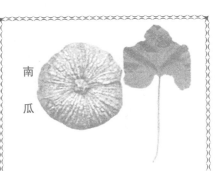

南瓜

南　　瓜

【别名】北瓜、金瓜、金冬瓜、番瓜、窝瓜、饭瓜、老绚瓜、麦瓜。

【生长环境】我国各地均有栽培。多生于温暖肥沃之地。

【形态特征】一年生蔓生藤本。茎长10多米，全体被刚毛。茎呈五角棱，中空，节略膨大。单叶互生；通常阔卵形，先端尖，基部深心脏形，叶缘略呈波状弯曲，具不规则的小齿牙，两面均被稍硬的茸毛；6～7月开花，花单性，腋生，雌雄同株，黄色；雌花柄比雄花柄短粗；雄花的萼管短或几缺，多毛，萼片长，直立，常于顶端扩大而成叶状，先端反卷，花冠钟状漏斗形，裂片具皱纹，向外反卷，花丝顶端连合，密腺盘肥厚；雌花萼管在子房上部平出，花冠漏斗圆形，有假雄蕊3个，密腺盘肥厚，子房下位，花柱直，柱头二纵裂。瓠果大型，扁圆形、长圆形或卵形，形状大小每因品种不同而异；果皮一般暗绿色或绿白相间，成熟时赤褐色；果梗坚硬，呈五角形，表面有深纵沟，基部稍膨大。种子多数，扁平，椭圆状卵形，淡黄白色，边缘粗糙或不粗糙。果期8～9月。夏、秋果实成熟时采收。

【性味功效】味甘，性温。补中益气，消炎止脓，解毒杀虫。

【验方精选】

方一

〔配方〕南瓜子30～150克，槟榔40～150克。

〔用法〕晨起空腹嚼服南瓜子，半小时后服槟榔煎剂，再过0.5～2小时服硫酸镁50～150克，小儿用量酌减。

〔主治〕绦虫病。

方二

〔配方〕南瓜须（茎上卷须）适量，食盐少许。

〔用法〕捣烂，用沸开水冲泡，口服。

〔主治〕妇女乳缩（乳头缩入体内），剧痛。

方三

〔配方〕南瓜根、车前草、灯心草、白茅根各30克。

〔用法〕水煎，分2～3次服。

〔主治〕小便赤热涩痛。

方四

〔配方〕生南瓜子30克。

〔用法〕去壳，嚼服。每日1次，连服1周。

〔主治〕慢性前列腺炎，膀胱炎。

方五

〔配方〕生南瓜子（不可炒）20克。

〔用法〕取仁，捣烂如泥，加白糖少许，开水冲泡，早晚空心各服1次。连服3～5天。

〔主治〕产后缺乳。

方六

〔配方〕南瓜藤汁适量。

〔用法〕秋后，从基部剪断南瓜藤，将瓶套住断茎，接住流出的液汁，每次10～20毫升，开水冲服。

〔主治〕虚劳内热。

  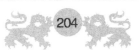

珍珠母

【别名】珠牡、珠母、明珠母。

【生长环境】我国各地的江河湖沼均产。

【形态特征】贝壳2片,壳坚厚,略呈圆形;左右两壳不等,左壳大于右壳。壳的长度与高度几乎相等,通常长约10~15厘米,大者可达20厘米。壳顶向前弯,壳顶前后有两耳,后耳较大。壳表面黑褐色。左壳稍凸,右壳较平,壳顶光滑,绿色。壳内面珍珠层厚,有虹光色彩,边缘黄褐色。铰合线直,在壳顶下有1个或2个主齿,韧带细长,紫褐色。闭壳肌痕大,略呈葫芦状。外套痕简单,足舌状,具足丝。

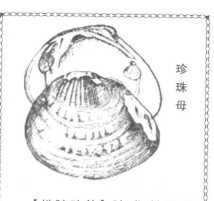

珍珠母

【性味功效】味咸,性平,无毒。平肝,潜阳,定惊止血。

它的珍珠层可入药。全年均可采集。将贝壳用碱水煮过,漂净,洗去外层黑皮,煅后或研成粉末即为"蚌粉"。

【验方精选】

方一

〔配方〕珍珠母30克,苍术10克,人参3克。

〔用法〕水煎服,每日1剂,分2次服。

〔主治〕眼玻璃体混浊,视神经萎缩。

方二

〔配方〕珍珠母30克(先煎),野菊花9克,夏枯草15克,麦冬10克。

〔用法〕水煎服,每日1剂,分2次服。

〔主治〕高血压。

方三

〔配方〕珍珠母20克,女贞子30克,旱莲草10克,牛膝9克。

〔用法〕水煎服,每日1剂,分2次服,连服3~5日。

〔主治〕肝阳上亢,头晕头痛,耳鸣面热。

方四

〔配方〕珍珠母20克,合欢皮15克,夜交藤30克。

〔用法〕水煎服,每日1剂,分2次服,连服3~5日。

〔主治〕心悸不寐。

方五

〔配方〕蚌粉30克,青黛3克。

〔用法〕将两味混合,每次6克,加醋及麻油各2毫升,温开水送服。

〔主治〕痰饮咳嗽。

方六

〔配方〕蚌粉500克。

〔用法〕将蚌粉置铜锅内干炒,炒至颜色转黄褐色,腥味挥发殆尽后取出冷却,过100目筛,瓶装备用。每次1~2克,白天每小时1次,每日12~14次,温开水调蜂蜜送服,4~8周为1疗程。

〔主治〕消化性溃疡。

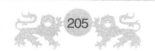

【来源】为桔梗科植物桔梗的根。

桔 梗

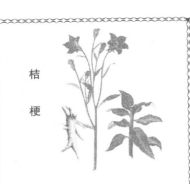

桔梗

【别名】白药、利如、梗草、苦梗、苦桔梗。

【生长环境】我国大部分地区均有分布。野生于山坡草丛中。

【形态特征】多年生草本，高30～90厘米，全株光滑无毛。根呈胡萝卜形，皮淡黄白色。茎高40～120厘米。叶3枚轮生、对生或互生，叶片卵形至披针形，叶背被白粉。花常单生，偶数朵聚生茎面。花冠宽钟状，5裂，现蕾时膨胀呈气球形，外国人常称桔梗为"中国气球"。花通常蓝色，也有白色、浅雪青色。有重瓣变种。花期6月。根在春、秋两季采挖，浸水中，晒去外皮，晒干。

【性味功效】性平，味苦辛。开宣肺气，祛痰排脓。

【验方精选】

方一
〔配方〕桔梗15克，山豆根（或北豆根）9克。
〔用法〕水煎服。
〔主治〕肺脓疡，咳吐脓血。

方二
〔配方〕桔梗、防风、天冬各10克，白芷6克。
〔用法〕水煎服。
〔主治〕感冒咳嗽。

方三
〔配方〕桔梗、白前、荆芥各10克，甘草5克。
〔用法〕水煎服。
〔主治〕感冒咳嗽痰多。

方四
〔配方〕桔梗、甘草各6克。
〔用法〕水煎服。
〔主治〕外感咳嗽，咳痰不爽。

方五
〔配方〕桔梗10克，鱼腥草30克。
〔用法〕水煎服。
〔主治〕支气管哮喘。

方六
〔配方〕桔梗、远志、杏仁、知母各6克，黄芩10克。
〔用法〕水煎服。
〔主治〕急、慢性气管炎。

方七
〔配方〕桔梗、蒲公英、连翘、紫花地丁（或犁头草）各12克。
〔用法〕水煎服。
〔主治〕肺痈，疮毒。

方八
〔配方〕桔梗、陈皮、香附各10克，广木香5克，当归15克。
〔用法〕水煎服。
〔主治〕老伤胸痛。

百草良方 白话诠解

 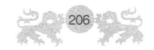

栗　子

【别名】板栗、栗果、大栗、瑰栗、毛板栗、家栗、风栗。

【生长环境】我国大部分地区有分布。生于低山、平地，广泛栽培。

【形态特征】落叶小乔木，高 8～15 米。叶互生，薄革质，卵状椭圆形至椭圆状披针形，边缘有疏锯齿，下面密被白色绒毛。花黄褐色，单性同株，雄花序穗状，生于新枝下部叶腋；雌花生于雄花序下部。总苞球形，外生尖锐毛刺，内藏深褐色坚果 2～3 枚。秋采果，风干或晒干。

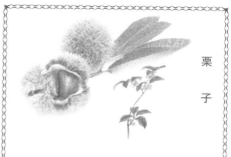

栗子

【性味功效】味甘，性温。健脾养胃，补肾强筋，活血止血。

【验方精选】

方一

〔配方〕板栗 10 克，枸杞 12 克，猪排骨 100 克。

〔用法〕加水共炖烂，加盐或糖少许，食之。

〔主治〕小儿瘦弱，行走乏力。

方二

〔配方〕栗壳（外果皮）150 克。

〔用法〕炒炭存性，研细末，每服 6 克，米汤送服。

〔主治〕鼻衄。

方三

〔配方〕栗树皮 250 克。

〔用法〕水煎，冲铁锈，外洗患处。

〔主治〕漆疮。

方四

〔配方〕栗花、贝母各等份。

〔用法〕烘干，共研末，每次 3 克，水酒送服，每日 1～2 次。

〔主治〕淋巴结核。

方五

〔配方〕板栗、麦芽各 50 克，山药 100 克，鸡内金 20 克。

〔用法〕共烘干，研细末，每次 20～30 克，蒸熟，加糖少许食之。每日 1 次，连服 7 日。

〔主治〕小儿脾虚泄泻。

方六

〔配方〕板栗 500 克。

〔用法〕将板栗风干，每次用 7 枚，空腹细嚼咽下，随即吃猪肾粥 1 碗。每日 1 次，连服 15～20 日。

〔主治〕肾虚腰膝无力。

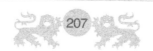

十　画

百草良方 白话精解

【来源】为浮萍科植物紫萍的干燥全草。

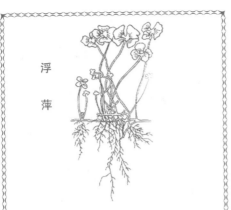

浮萍

【性味特征】性寒,味辛,无毒。发汗,祛风,行水,清热,解毒。

浮　　萍

【别名】水萍、萍子草、水藓、水帘、水白。

【生长环境】我国各地均有分布。生于沼泽、池溏、水田等地。

【形态特征】多年生漂浮植物。叶状茎扁平,倒卵形或椭圆形,先端圆,上面绿色,有光泽,下面紫红色,常3~4片相连,自中央下垂,纤维状须根,中心有明显的维管束一条,束端有根帽。苞短小,唇形。4~6月开花,花序由2个雄花及1个雌花组成,白色或淡绿色。花期夏季。

青萍形态与上种相似而较小,叶状茎倒卵形或矩圆形,两面均呈绿色或暗绿色。根单生下垂于水中,不具维管束,先端有钝头的根帽。花细小白色。6~9月捞取全草、晒干。

【验方精选】

方一

〔配方〕浮萍10克,研细粉。

〔用法〕白糖调服。

〔主治〕急性肾炎。

方二

〔配方〕浮萍、牛蒡子、薄荷各10克。

〔用法〕水煎服。

〔主治〕风热瘾疹。

方三

〔配方〕浮萍、黄芩各3克,白芍10克,当归、生地、千里光各15克。

〔用法〕水煎服。

〔主治〕血虚,皮肤瘙痒。

方四

〔配方〕浮萍、芝麻、皂角刺、蒺藜、海桐皮,偏湿加土茯苓,偏热加连翘、牛蒡子各10克。

〔用法〕水煎服。

〔主治〕荨麻疹。

方五

〔配方〕鲜浮萍适量。

〔用法〕煎汤洗患处或湿敷患处。

〔主治〕急性湿疹、皮炎、丹毒、腮腺炎、汗斑。

方六

〔配方〕浮萍适量。

〔用法〕晒干,研末,每次6克,开水送服,每日服3次。

〔主治〕小便不利,下肢水肿。

方七

〔配方〕鲜浮萍、鲜败酱、鲜红薯茎叶、鲜辣蓼叶各等量。

〔用法〕洗净,共捣烂,加冷开水搅匀,挤汁频频饮之。

〔主治〕蛇咬毒气入腹,腹部肿胀。

【来源】为双子叶植物药玄参科植物阴行草的全草。

铃 茵 陈

【别名】金钟茵陈、灵茵陈、土茵陈、黑茵陈、山茵陈、五毒草、野油麻、阴行草。

【生长环境】我国大部分地区有分布。多生于草坡、荒土坎上。

【形态特征】一年生草本,高25～70厘米。茎直立,上部分枝通常被白色柔毛。叶对生,羽状分裂,边缘常有不整齐的齿状缺刻,基部狭窄下延成叶状柄;苞片披针形至线,近全缘或3浅裂。花单朵腋生及顶生,花集生枝梢成带叶的穗式总状花序,花萼长筒状,有明显棱肋10条,先端5裂,花冠二唇形,黄色。蒴果椭圆形,种子多数,黑色。秋采全草,切段晒干。

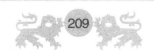

铃茵陈

【性味功效】味苦,性寒。清热利湿,活血祛瘀。

【验方精选】

方一

〔配方〕铃茵陈、白茅根各30克,车前草20克。

〔用法〕水煎,分2次服。连服2～3日。

〔主治〕热闭小便不利。

方二

〔配方〕铃茵陈30克,红糖15克,黄酒适量。

〔用法〕将铃茵陈煎水去渣,加红糖溶化,酌冲黄酒服之。每日1次,连服3～5次。

〔主治〕白带异常。

方三

〔配方〕铃茵陈30克,小蓟20克,蒲黄10克。

〔用法〕水煎,分2次服,连服3～5日。

〔主治〕血尿。

方四

〔配方〕鲜铃茵陈茎、叶各100克。

〔用法〕捣烂,调茶油涂患处。

〔主治〕漆疮(接触性皮炎)。

方五

〔配方〕铃茵陈50克,白酒150毫升。

〔用法〕将铃茵陈烘干,研末,置白酒中浸泡3日后,每次服10毫升。

〔主治〕跌打损伤肿痛。

方六

〔配方〕铃茵陈、马蹄金各30克,大青叶20克,白花蛇舌草15克。

〔用法〕水煎服,每日1剂。

〔主治〕慢性胆囊炎。

方七

〔配方〕铃茵陈30克,地耳草20克,栀子根40克,地骷髅(老萝卜根)15克。

〔用法〕水煎服,每日1剂。

〔主治〕黄疸型肝炎。

十 画

【来源】为睡莲科植物莲的种子。

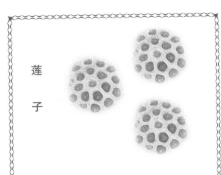

莲子

莲　子

【别名】藕实、水芝芝丹、莲实、莲蓬子。

【生长环境】分布于我国大部分地区。自生或栽培于池塘内。

【形态特征】多年生水生草本。根茎肥厚横走，外皮黄白色，节部缢缩，生有鳞叶与不定根，节间膨大，内白色，中空而有许多条纵行的管。叶盾形，高出水面，粉绿色，下面有粗大的叶脉；叶柄有刺毛。花单生于花梗顶端，早落；花瓣多数，红色、粉红色或白色；雄蕊多数，花药线形，黄色，药隔先端有一棒状附属物；心皮多数，离生、嵌生于平头倒圆锥形的花托内，花托于果期膨大呈莲蓬头状，海绵质。坚果椭圆形或卵形。秋末、冬初割取莲房，取出果实，晒干。

【性味功效】味甘涩，性平，无毒。养心，益肾，补脾，涩肠。

【验方精选】

方一

〔配方〕莲子肉 100 克。

〔用法〕放入砂锅内焖煨 3 小时至透烂；加入冰糖 100 克、麻油 10 毫升。作点心午睡后食用。

〔主治〕体虚多梦、遗精。

方二

〔配方〕莲子、粳米各 120 克(同炒)，茯苓 60 克，共研细末，砂糖调和。每次 30 克。

〔用法〕开水送服。

〔主治〕病后胃弱，不消水谷。

方三

〔配方〕莲子、益智仁、龙骨各等份共研细末，每次服 6 克。

〔用法〕空腹米汤送服。

〔主治〕小便白浊，梦遗泄精。

方四

〔配方〕莲子(去心)、百合各 30 克，瘦猪肉 100 克。

〔用法〕将莲子、百合和猪肉一起煮汤，煮沸改文火煮 2 小时后喝汤吃肉。

〔主治〕慢性内伤咳嗽。

方五

〔配方〕老莲子(去心) 60 克，研细末，每次 3 克。

〔用法〕米汤送服。

〔主治〕久痢不止。

方六

〔配方〕莲子(连心) 180 克，炙甘草30 克。

〔用法〕研细末，每次 6 克，灯心草煎汤调下。

〔主治〕心经虚热，小便赤浊。

方七

〔配方〕莲子 90 克。

〔用法〕劈开去莲子心，将 200 克猪肚切成小块，与莲子一起煲汤，加少许食盐、味精调味服用。

〔主治〕脾虚所致遗精。

百草良方白话注解

十　画

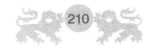

铁 苋 菜

【别名】海蚌含珠、人苋、叶里含珠。

【生长环境】我国大部分地区有分布。生长于荒地、草丛或路旁。

【形态特征】一年生草本。茎直立或倾斜,茎直立,多分枝。叶互生,椭圆状披针形,顶端渐尖,基部楔形,两面有疏毛或无毛,叶脉基部3出;叶柄长,花序腋生,有叶状肾形苞片1～3片,不分裂,合对如蚌;通常雄花序极短,着生在雌花序上部,雄花萼4裂,雄蕊8枚;雌花序生于苞片内。蒴果钝三棱形,淡褐色,有毛。种子黑色。花期5～7月,果期7～11月。夏、秋两季采挖,晒干备用。

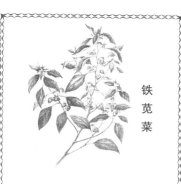

铁苋菜

【性味功效】味苦涩,性凉。清热解毒,止血,止泻。

【验方精选】

方一

〔配方〕鲜铁苋菜30克,淡竹叶12克,仙鹤草20克。

〔用法〕水煎服,每日1剂。

〔主治〕吐血、鼻衄。

方二

〔配方〕铁苋菜、一点红各30克,番桃叶15克。

〔用法〕水煎服。

〔主治〕单纯性消化不良。

方三

〔配方〕鲜铁苋菜40克,荔核9枚(盐水炒)。

〔用法〕水煎,分3次服。每日1剂。

〔主治〕小儿腹胀,睾丸肿大。

方四

〔配方〕铁苋菜适量。

〔用法〕水煎洗患处。

〔主治〕皮炎,湿疹。

方五

〔配方〕鲜铁苋菜30克,猪肝适量。

〔用法〕共煮,吃猪肝并喝汤。

〔主治〕小儿疳积。

方六

〔配方〕鲜铁苋菜30克,鲫鱼2～3条。

〔用法〕鲜铁苋菜煎水,去渣,入鱼煮熟,加盐少许,吃鱼喝汤。

〔主治〕缺乳。

方七

〔配方〕铁苋菜、墨旱莲各30克。

〔用法〕水煎服。

〔主治〕吐血,衄血,便血,牙龈出血,血小板减少性紫癜。

方八

〔配方〕铁苋菜、辣蓼各10克。

〔用法〕水煎服。

〔主治〕小儿腹泻。

百草良方 白话精解

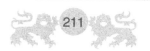

211

十 画

夏 枯 草

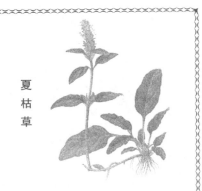

夏枯草

【性味功效】味苦、辛,性寒。清肝,散结。

【别名】麦夏枯、铁色草、大头花、灯笼头、胀饱草、地枯牛、六月干等。

【生长环境】我国大部分地区均有分布。生于荒地、路边及山坡草丛中。

【形态特征】多年生草本。茎方形,基部匍匐,高约30厘米,全株密生细毛。叶对生;近基部的叶有柄,上部叶无柄;叶片椭圆状披针形,全缘,或略有锯齿。轮伞花序顶生,呈穗状;小坚果褐色,长椭圆形,具3棱。花期5~6月。果期6~7月。夏季当果穗半枯时采下,晒干。

【验方精选】

方一

〔配方〕夏枯草50克。

〔用法〕浸入1 000毫升食醋内2~4小时,再煮沸15分钟。待稍凉后浸泡患处20分钟(先熏后洗),每日2~3次,每2日1剂。

〔主治〕足跟痛。

方二

〔配方〕夏枯草90克。

〔用法〕水煎,分3次服,连续服用。

〔主治〕渗出性胸膜炎。

方三

〔配方〕夏枯草、葎草各30克。

〔用法〕水煎服。

〔主治〕肺结核(渗出型、混合型)。

方四

〔配方〕夏枯草150克。

〔用法〕每日1剂,水煎服,连续服用1个月。

〔主治〕淋巴结核。

方五

〔配方〕夏枯草500克。

〔用法〕加水2 000毫升,煎至1 000~1 200

毫升。每次服30~50毫升,每日3次,口服。

〔主治〕渗出性胸膜炎。

方六

〔配方〕夏枯草1 000克。

〔用法〕加水2 500毫升,煎煮去渣取汁,再浓缩至500毫升左右,加红糖适量制成膏。每日3次,每次15毫升,口服。

〔主治〕肺结核。

方七

〔配方〕夏枯草300克,青蒿30克,鳖甲15克。

〔用法〕先将夏枯草、青蒿煎水去渣,浓缩成膏,晒干或烘干,再将鳖甲研成细末,混合拌匀,分成20份,每日早晚各服1份,开水送服。

〔主治〕肺结核。

方八

〔配方〕夏枯草50克。

〔用法〕用沸水浸泡当茶频服,可加适量白糖,每日1剂。

〔主治〕颈部淋巴结结核。

桃　仁

【别名】核桃仁。

【生长环境】桃在我国各地均有栽培。桃主要分布在辽宁、河北、河南、山东、山西、四川、云南、贵州、陕西等地。

【形态特征】桃又名白桃、红桃、毛桃。为落叶小乔木,高达 8 米。小枝绿色或半边红褐色,无毛,冬芽有细柔毛。叶互生,在短枝上呈簇生状;

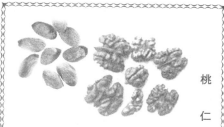

桃仁

【性味功效】味苦、甘、辛,性平。破血行瘀,润燥滑肠。

叶片椭圆状披针形,中部最阔,先端长尖,基部阔楔形,边缘具细锯齿,两面无毛;叶柄长 7~12 毫米,具腺点。花通常单生,具短梗;萼片 5 个,基部合生成短萼筒,红色,外面有绒毛;花瓣 5 片,倒卵形,粉红色;雄蕊多数,着生于萼筒边缘;子房 1 室,花柱细长,柱头小,圆头状。核果近球形,有短绒毛;果肉白色或黄色;核极硬,有棱及深沟。种子 1 枚,扁卵状心形。花期 4 月,先叶开放。果熟期 6~7 月,取出种子晒干,防走油、虫蛀。

【验方精选】

方一

〔配方〕鲜桃树叶适量。

〔用法〕桃叶用口嚼烂敷于伤口即可。未化脓者一般 1 剂即愈;化脓者切不可将伤口敷盖,只宜敷于伤口周围,每天换药 1 次,直至痊愈。

〔主治〕狗咬伤。

方二

〔配方〕桃仁 20~30 克。

〔用法〕捣烂如泥,再以少许熟猪油和之,涂于患处,每日 3~4 次,一般 3~4 日即愈。

〔主治〕冬春之季风寒燥气所致的唇裂。

方三

〔配方〕桃仁、杏仁各 12 克,栀子 3 克,胡椒 7 粒,糯米 14 粒。

〔用法〕共捣烂,加鸡蛋清适量调成糊,每晚睡前敷足的涌泉穴(足心),每天 1 次,左右足交替使用,6 次为 1 疗程。

〔主治〕高血压病。

方四

〔配方〕桃仁、芝麻、胡桃仁各等份,白糖适量。

〔用法〕共炒黄,研碎,加白糖拌匀,每次 10 克,嚼食。

〔主治〕血虚,老人便秘。

方五

〔配方〕桃叶 100 克。

〔用法〕加水 300 毫升,煎至 100 毫升。每日服 2 次,每次服 50 毫升,连服 10 日为 1 个疗程。

〔主治〕萎缩性鼻炎。

方六

〔配方〕桃仁 20 克,雄黄(研细末)1 克。

〔用法〕将桃仁捣烂,加雄黄末调成膏。取鲜鸡肝 1 具,切成连刀片,将药膏涂肝上,塞入阴道内,每日换药 1 次,7 日为 1 疗程。

〔主治〕女阴瘙痒。

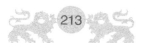

【来源】为唇形科植物益母草的全草。

益 母 草

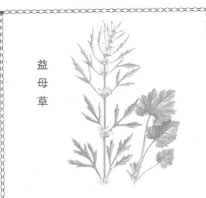

益母草

【别名】苦低草、野天麻、扒骨风、野油麻等。

【生长环境】我国大部分地区均有分布。生于田埂、溪边、山野、荒地也有栽培。

【形态特征】一年或二年生草本。茎直立，方形，单一或分枝，被微毛。叶对生；叶形多种，一年根生叶有长柄，叶片略呈圆形，基部心形；最上部的叶不分裂，线形，近无柄，上面绿色，下面浅绿色，两面均被短柔毛。6~8月开花，花多数，生于叶腋，呈轮伞状；苞片针刺状；花萼钟形，花冠唇形，淡红色或紫红色，上下唇几等长，上唇长圆形，全缘，下唇3

【性味功效】味辛、苦，性凉，无毒。活血，祛瘀，调经，消水。

裂，中央裂片较大，倒心脏形，花冠外被长绒毛，尤以上唇为甚；7~9月结果。小坚果褐色，三棱状（茺蔚子），长约2毫米。夏季旺长，花未开时，割取地上部分，晒干。

【验方精选】

方一

〔配方〕益母草15~20克。

〔用法〕取上药，水煎。每日1剂，连服1周。

〔主治〕月经不调，产后子宫出血、子宫复旧不全等。

方二

〔配方〕童子益母草叶柄7根，人乳适量。

〔用法〕加水少量，隔水蒸，去渣服。

〔主治〕小儿惊悸、抽搐。

方三

〔配方〕益母草120克（干品）。

〔用法〕加水1 000毫升，暴火煎30分钟后取头汁，药渣再加水500~700毫升，煎30分钟，将两次煎液混合。分早晚两次空腹服用，通常15天即可。

〔主治〕中心性视网膜脉络膜炎。

方四

〔配方〕益母草干品15克（或鲜品30克）。

〔用法〕把即将下蛋的黄母鸡1只。杀后去其内脏，将药、盐、姜、米酒放入鸡腹内，将鸡放入大碗内加少量清水，于锅内文火炖熟烂。晚上吃1~2次。一般吃2个即可孕。

〔主治〕妇女不孕症。

方五

〔配方〕茺蔚子12克，青葙子10克，桑叶9克，白菊花6克。

〔用法〕水煎服。

〔主治〕眼睛红肿疼痛。

方六

〔配方〕益母草15克。

〔用法〕取上药，加红糖30克，水煎。每日1剂，连服2~4剂。

〔主治〕闭经。

方七

〔配方〕益母草干品90~120克（鲜品加倍）。

〔用法〕加水700毫升，文火煎至300毫升，去渣。每日分2~3次温服。

〔主治〕急性肾炎。

百草良方 白话精解

十 画

积雪草

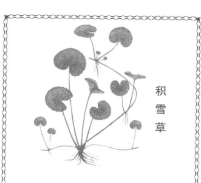

积雪草

【别名】地钱草、马蹄草、地棠草、牛浴菜、铜钱苹、野荠菜、葫瓜草、雷公根。

【生长环境】江苏、安徽及长江以南广大地区。多生于田坎边等稍湿润而肥沃的土地。

【形态特征】多年生匍匐草本。茎光滑或稍被疏毛,节上生根。单叶互生,叶片圆形或肾形,边缘有钝齿,上面光滑,下面有细毛;叶有长柄,伞形花序单生,短于叶柄;每一花梗的顶端有花3~6朵,通常聚生成头状花序,花序又为2枚卵形苞片所包围;花萼截头形;花瓣5片,红紫色,卵形;雄蕊5个,短小,与花瓣互

【性味功效】性寒,味苦,辛。清热利湿,消肿解毒。

生;子房下位,花柱2个,较短,花柱基不甚明显。双悬果扁圆形,光滑,主棱和次棱同等明显,主棱间有网状纹相连。花期夏季。根作药用。夏、秋采收,去净泥杂,晒干。

【验方精选】

方一

〔配方〕积雪草、地耳草、白花蛇舌草各15克。

〔用法〕水煎服。

〔主治〕急性扁桃腺炎。

方二

〔配方〕积雪草30克,酢浆草6克,车前草10克。

〔用法〕水煎服;另用田螺4只,蝼蛄3只,车前草60克,共捣烂敷脐下3寸处。

〔主治〕急性肾炎。

方三

〔配方〕积雪草、蕹菜根各250克。

〔用法〕榨汁,冲开水服。

〔主治〕食物中毒或木薯中毒。

方四

〔配方〕积雪草、小野鸡尾(小叶金花草)、地桃花根各30克,糖适量。

〔用法〕水煎当茶饮。

〔主治〕有机磷农药中毒,误服磷硫中毒。

方五

〔配方〕鲜积雪草60克,白颈蚯蚓4条。

〔用法〕共捣烂,水煎半小时至1小时后取汁服。

〔主治〕外感风热,烦渴谵语。

方六

〔配方〕鲜积雪草适量。

〔用法〕洗净,揉烂出汁,搓成蚕豆大药团,塞入患乳对侧鼻孔中,静卧休息,保留过夜,次早取出。

〔主治〕乳头皲裂。

方七

〔配方〕积雪草240克。

〔用法〕水煎当茶饮。

〔主治〕泌尿系结石。

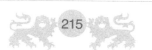

【**来源**】为伞形科植物柴胡的根。

柴　胡

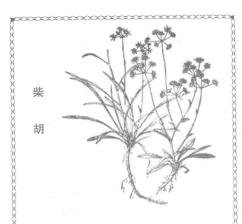

柴
胡

【**性味功效**】味苦,性凉。和解表里,疏肝,升阳。

【**别名**】北柴胡、竹叶柴胡、黑柴胡。

【**生长环境**】北柴胡分布在山东、浙江、湖北、四川、山西、西藏、吉林、辽宁、河南等地。生于干燥的荒山坡、田野、路旁。

【**形态特征**】多年生草本、高40～80厘米。主根粗壮,长圆锥形,表面黑褐色或棕褐色,质坚硬。茎直立,单生或丛生,实心,表面有细纵棱,叶互生,单叶;叶片倒披针形,长3～11厘米,顶端渐尖,有短芒尖头,基部收缩成叶鞘抱茎,叶边缘全缘,有纵向平行叶脉7～9条,叶面绿色,叶背淡绿色,常有白霜;无叶柄;茎顶部叶同形,但较小。9月开花,花鲜黄色8～10月结果,双悬果,长圆形,有果棱,成熟果实的棱槽中油管不明显。

【**验方精选**】

方一

〔配方〕柴胡6克,龙骨、牡蛎各15克。

〔用法〕水煎服。

〔主治〕神经衰弱,烦躁,心悸。

方二

〔配方〕柴胡6克,党参12克,黄芪15克,升麻5克。

〔用法〕水煎服。

〔主治〕子宫下垂,脱肛。

方三

〔配方〕柴胡、当归、枳壳、青皮各10克,白芍12克。

〔用法〕水煎服。

〔主治〕肝郁胸肋,脐腹胀痛。

方四

〔配方〕柴胡、当归、白芍、香附、川楝子各10克。

〔用法〕水煎服。

〔主治〕月经不调,经来胸腹胀痛。

方五

〔配方〕柴胡、当归、白芍、郁金、栀子各10克,板蓝根、夏枯草各15克,枳壳6克。

〔用法〕水煎服。

〔主治〕无黄疸型肝炎(气滞型)。

方六

〔配方〕柴胡12克,党参、黄芩、生姜、甘草各10克,姜制半夏6克,大枣5枚。

〔用法〕水煎服。

〔主治〕寒热往来,胸胁胀满,心烦呕吐。

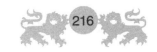

百草良方白话精解

桑　叶

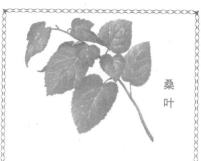

桑叶

【别名】铁扇子、桑、家桑、冬霜叶、霜桑叶。

【生长环境】我国各地均有栽培。江浙一带较多。

【形态特征】落叶乔木,高 3~6 米或更高。树皮黄褐色,枝灰白色或灰黄色,细长疏生,嫩时稍有柔毛。叶互生;卵形或椭圆形,先端锐尖,基部心脏形或不对称,边缘有不整齐的粗锯齿或圆齿;托叶披针形,早落。花单性;雌雄异株;花黄绿色,与叶同时开放;雄花成柔荑花序;雌花成穗状花序;萼片 4 裂;雄花有雄蕊 4 个;雌花无花柱,柱头 2 裂,向外卷。聚合果腋生,肉质,有柄,椭圆形,深紫色或黑色。花期 4~5 月。果期 6~7 月。10~11 月间霜后采收,除去杂质,晒干。

【性味功效】味苦甘,性寒。祛风清热,凉血、明目。

【验方精选】

方一

〔配方〕桑叶、菊花、生地黄、蒺藜各10 克,蝉蜕 6 克。

〔用法〕水煎服。

〔主治〕风热眼红肿痛(急性眼结膜炎)。

方二

〔配方〕桑叶、黑芝麻各 100 克。

〔用法〕将桑叶烘干,黑芝麻炒香,共研细末,每次 15 克,开水送服,每日 2 次,连服5~7日。

〔主治〕产后、病后血虚头痛及头晕。

方三

〔配方〕桑叶、黑芝麻各等份。

〔用法〕分别研细粉,和匀,炼蜜为丸,每丸重 10 克,每次服 1 丸,每日服 3 次,开水送服,10 日为 1 疗程。

〔主治〕神经衰弱。

方四

〔配方〕桑叶适量。

〔用法〕研成极细粉。每次 9 克,用米汤送下,每日 1 剂,连服 3~5 剂。

〔主治〕盗汗。

方五

〔配方〕桑叶 10 克,野菊花 9 克,夏枯草 15 克。

〔用法〕水煎服。

〔主治〕高血压病。

方六

〔配方〕鲜桑叶适量。

〔用法〕捣烂取汁。每次滴耳 1~2 滴,每日 3 次。

〔主治〕化脓性中耳炎。

方七

〔配方〕冬桑叶 12 克,白菊花 9 克。

〔用法〕水煎服,每日 1 剂。同时用桑叶适量,煎水洗眼。

〔主治〕眼结膜炎、角膜炎、虹膜炎所引起的目赤涩痛等。

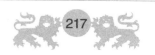

十　画

【来源】为桔梗科植物党参的根。

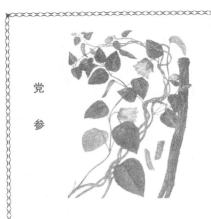

党参

【性味功效】性平，味甘。补中，益气，生津。

党　参

【别名】上党人参、黄参、中灵草。

【生长环境】河南、河北、山西、陕西、青海等地。生于山地灌木丛中及林缘。

【形态特征】草质藤本，有白色乳汁，具浓臭。叶卵形，长 1～6.5 厘米，宽0.5～5厘米，先端钝或微尖，基部近心形，边缘具波状钝齿，两面被疏或密的伏毛。花单生于枝端；花萼贴生于房中部，上部5裂；花冠阔钟状，黄绿色，内面有紫斑，花丝花药近等长，雌蕊柱头有白色刺毛。蒴果短圆锥状。花期7～9月，果期9～10月。秋季挖根，用木板反复搓揉，最后晒干。

【验方精选】

方一

〔配方〕党参30～60克。

〔用法〕水煎2次。早晚各服1次，每日1剂。于月经期或行经第一天开始连续服药5日。

〔主治〕功能性子宫出血。

方二

〔配方〕党参、当归、黄芪、白术、蒲黄、白芍、茜草、制何首乌、酸枣仁各10克。

〔用法〕水煎服。

〔主治〕血小板减少性紫癜(阳虚气弱)。

方三

〔配方〕党参、白术、陈皮各10克，黄芪15克，甘草6克。

〔用法〕水煎服。

〔主治〕体虚无力，胃口不好，大便稀薄。

方四

〔配方〕党参30克，升麻10克，甘草6克。

〔用法〕水煎服；另取芒硝30克，甘草10克，加水2 000～3 000毫升，加热至沸5分

钟，待温坐浴洗肛部，早晚各洗1次。

〔主治〕脱肛。

方五

〔配方〕党参、当归各10克，熟地黄15克，远志3克。

〔用法〕水煎服。

〔主治〕血虚心悸，健忘失眠。

方六

〔配方〕党参、茯苓、白术、炙甘草、山药、莲肉、诃子各10克，赤石脂15克。

〔用法〕水煎服。

〔主治〕慢性腹泻(脾胃虚型)。

方七

〔配方〕潞党参花粉16克。

〔用法〕分2次用温开水冲服，每日1剂，连服30日为1个疗程。

〔主治〕肿瘤病人在接受放疗和化疗过程中出现白细胞、红细胞和血小板下降等造血功能障碍。

百草良方 白话精解

铁 线 草

【别名】铺地草、马根子草、狗牙根、牛马根。

【生长环境】黄河以南各地。生于旷野、溪边和田野间。

【形态特征】狗牙根的全草。多年生草本,具根茎,须根细韧。秆葡匐地面,长达 1 米,向上直立部分高 10 ~ 30 厘米。叶鞘具脊,鞘口通常具柔毛;叶片线形,下部者因节间缩短似为对一,5 ~ 10 月开花,穗状花序长 1.5 ~ 5 厘米,3 ~ 6 枚呈指状簇生于茎顶,小穗灰绿色或带紫色;颖具一中脉以形成背脊,两侧膜质;外稃草质,与小穗同长,具三脉,脊上有毛;内稃约与外稃等长,具二脊,花药黄色或紫色,长 1 ~ 1.5 毫米。夏秋采全草晒干备用。

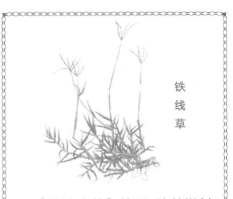

铁线草

【性味功效】性平,味苦微甘。祛风,活络,解热,止血,生肌。

【验方精选】

方一

〔配方〕铁线草 60 克,大金香炉 30 克。

〔用法〕水煎冲糖服。

〔主治〕菌痢。

方二

〔配方〕鲜铁线草 30 克,西瓜翠衣 50 克,冬瓜皮 15 克,天花粉 12 克。

〔用法〕水煎服,每日 1 剂,连服 5 ~ 7 日。

〔主治〕糖尿病。

方三

〔配方〕铁线草 30 克,五加皮 50 克,杜仲 20 克,大血藤 25 克,白酒 1 000 毫升。

〔用法〕将上列各药浸泡于白酒中,密封半个月,每服 10 ~ 30 毫升,每日 2 次。

〔主治〕风湿筋骨痛。

方四

〔配方〕铁线草 60 克,车前草 30 克。

〔用法〕水煎服。

〔主治〕肠炎。

方五

〔配方〕铁线草、救必应各 10 克,凤尾草 15 克。

〔用法〕水煎服。

〔主治〕胃热痛。

方六

〔配方〕铁线草、凤尾草、大叶桉叶、番石榴叶各 60 克。

〔用法〕水煎服。

〔主治〕菌痢,急性胃肠炎。

方七

〔配方〕铁线草、南天竹根、岗梅根各 30 克。

〔用法〕水煎,去渣,频频含咽。

〔主治〕风火牙痛。

方八

〔配方〕铁线草 60 克,糖适量。

〔用法〕水煎,当茶饮。

〔主治〕农药中毒。

十 画

百草良方 白话精解

【来源】为豆科胡枝子属植物截叶铁扫帚。

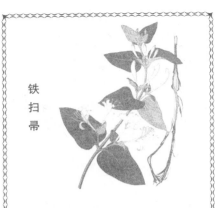

铁扫帚

【性味功效】味苦、涩,性凉,无毒。

铁 扫 帚

【别名】金银花、野绿豆、女儿红、铁扫竹。

【生长环境】山东、河北、山西、陕西、甘肃、四川、贵州、云南等地。多生于山坡、路旁、荒坪隙地。

【形态特征】灌木。羽状复叶,矩形至窄矩形,两面有毛。总状花序顶生或腋生,比叶长,疏松,萼5齿披针形,较花萼简短,花冠蝶形,紫色或丁香紫色;旗瓣近于圆形至阔倒卵形,几无爪;翼瓣与龙骨瓣几等长,龙骨瓣的爪上有距。雄蕊10个,雌蕊1个。荚果线形而直,有平贴毛。夏秋采全草(带根),切段、晒干。

【验方精选】

方一

〔配方〕铁扫帚60克,红枣10只。

〔用法〕水煎服。

〔主治〕腹泻。

方二

〔配方〕铁扫帚、积雪草、白花蛇舌草、益母草各30克。乌药10克。

〔用法〕水煎,分2次服,每日1剂。

〔主治〕急性肾炎。

方三

〔配方〕铁扫帚30克,夜交藤25克,合欢皮15克。

〔用法〕水煎,每晚临睡前服。

〔主治〕失眠多梦。

方四

〔配方〕鲜铁扫帚60克,鲜阴行草100克,瘦肉120克。

〔用法〕加水同炖,服汤食肉。

〔主治〕湿热。

方五

〔配方〕铁扫帚根30克,蜂蜜30毫升。

〔用法〕水煎去渣,加蜂蜜调服,每日1剂。

〔主治〕劳伤脱力。

方六

〔配方〕铁扫帚60克,猪直肠一段。

〔用法〕水煎煮服食。

〔主治〕脱肛(脾气下陷者适用)。

方七

〔配方〕铁扫帚30克,猪瘦肉120克。

〔用法〕同煮服汤食肉。

〔主治〕妇女白带异常。

方八

〔配方〕鲜铁扫帚60克,小茴香(盐水炒)10克。

〔用法〕水煎服。

〔主治〕睾丸肿大。

 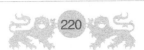

盐肤木

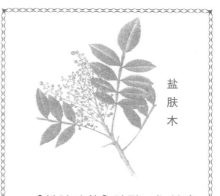

盐肤木

【别名】盐霜柏、五倍子树、红盐柴、老公担盐。

【生长环境】我国大部分地区有分布。生于向阳山坡、灌丛中。

【形态特征】落叶灌木,高 2～8 米,树冠圆球形,枝开展。枝条密布赤褐色斑点、皮孔和残留的三角形叶痕。小枝、叶柄及花序都密生褐色柔毛。奇数羽状复叶,互生,纸质,小叶 7～13 枚,边缘有粗钝锯齿。叶背面密被棕褐色毛,叶轴有狭翅,入秋叶变橙黄红,温差大时变鲜红。全株具有毒乳汁。花序圆锥关顶生,花小,乳白色。果扁圆形,橘红色。夏、秋采叶,四季采根,鲜用或晒干。盐肤木的幼芽或叶柄,受五倍子蚜的刺伤而生成的囊状虫瘿,称"五倍子"。

【性味功效】味酸、咸,性寒。清热解毒,散瘀止血。

【验方精选】

方一

〔配方〕鲜盐肤木根 30 克。

〔用法〕水煎,加红糖调服,于疟疾发作前 2 小时服。

〔主治〕疟疾。

方二

〔配方〕盐肤木根、牛尾菜、藤杜仲各15 克。

〔用法〕水煎服。

〔主治〕风湿骨痛。

方三

〔配方〕盐肤木果研细粉,每日早晨服10 克。

〔用法〕开水送服。

〔主治〕肺虚久咳胸痛。

方四

〔配方〕盐肤木根二层皮适量。

〔用法〕用第 2 次洗米水浸出液,洗患处。

〔主治〕湿疹。

方五

〔配方〕盐肤木根 60 克。

〔用法〕酒、水煎服。

〔主治〕劳倦乏力,腰膝酸痛,跌打损伤。妇女白带,腹泻。

方六

〔配方〕盐肤木叶、金银花藤、葫芦茶、千里光、小飞扬草各适量。

〔用法〕水煎洗患处。

〔主治〕小儿白泡疮。

方七

〔配方〕鲜盐肤木根皮(去粗皮)12 克,叶下珠全草 6 克,用猪瘦肉 60 克。

〔用法〕炖汤,用猪瘦肉汤同药煎服。

〔主治〕小儿疳积。

百草良方白话精解

十画

【来源】为十字花科植物莱菔的新鲜根。

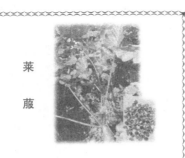

莱
菔

【性味功效】味辛、甘、性凉。消积滞，化痰热，宽中下气，解毒。地骷髅：利水消肿。

莱　菔

【别名】萝卜、萝白、萝卜子、卜子、白萝卜。

【生长环境】我国各地普遍栽培。

【形态特征】本品即常供菜用的萝卜，为莱菔的新鲜根。冬季挖取鲜根，生用。将萝卜刨丝，榨取自然汁，称"莱菔汁"。莱菔的老叶，称"莱菔甲"，又叫"莱菔英"。莱菔的成熟种子，称"莱菔子"，呈椭圆形或近卵圆形而稍扁，表面红棕色，一侧有数条纵沟，一端有种脐，夏季成熟时割取全珠，晒干，搓出种子，炒去皮用或生用。种子收获后的老根，称"地骷髅"。

【验方精选】

方一

〔配方〕莱菔子30～40克。

〔用法〕微火炒黄。分2～3次用温开水送服，每天1剂。

〔主治〕老年性便秘。

方二

〔配方〕莱菔子120～150克。

〔用法〕水煎。每日1剂，分3次服，连服1～2剂。

〔主治〕功能失调性子宫出血(崩漏)。

方三

〔配方〕红皮萝卜(大者)1 000克，蜂蜜100克，明矾9克。

〔用法〕将萝卜切片，加水煮烂至100毫升时，去渣，加入明矾、蜂蜜，煮沸。分4次早晚空腹服。

〔主治〕肺结核咯血。

方四

〔配方〕莱菔子500克。

〔用法〕炒黄去皮，研细末，每次25克，开水送服，每日2次，连服7～10日。

〔主治〕高血压病。

方五

〔配方〕白萝卜500克。

〔用法〕切片，加水1 000毫升，煮至500毫升，去渣顿服。每日1剂。

〔主治〕结核性、粘连性、机械性肠梗阻。

方六

〔配方〕莱菔子30克，生姜10克。

〔用法〕将莱菔子炒黄去皮，研细末，分2次用生姜煎水送服。

〔主治〕咳嗽气喘，痰涎壅盛，

方七

〔配方〕萝卜500克，米酒10毫升。

〔用法〕将萝卜刨丝，绞汁，加米酒调匀，煮沸后服。

〔主治〕鼻衄。

方八

〔配方〕萝卜1 000克。

〔用法〕切片，捣烂，绞汁，分数次服。

〔主治〕胃热口臭，口渴。

百草良方 白话精解

【来源】为猕猴桃科植物中华猕猴桃的果实。

猕 猴 桃

【别名】山洋桃、阳桃、藤梨、猕猴梨、狐狸桃。

【生长环境】生长于河南、江苏、安徽、浙江、湖北、湖南、陕西、福建、广东、广西、西南等地,山坡、林缘或灌木丛中。

【形态特征】藤本。幼枝及叶西柄密被褐色毛或刺毛;老枝红褐色,光滑无毛。叶互生,营养枝上的阔卵圆形至椭圆形;花枝上的近圆形,边缘有纤毛细尖,上面常仅叶脉上被疏毛,下面灰白色,密被星状绒毛。花通常 3 ~ 6 朵,成腋生聚伞花序,少数为单生,初开时乳白色,后变为橙黄色,芳香;雄蕊多数;子房上位。浆果卵状或近球形。花期 4 ~ 6 月,果期 8 ~ 10 月。可采摘果子。秋季采果,秋冬采根鲜用或晒干。

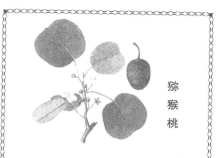

猕猴桃

【性味功效】味甘酸,性寒。解热,止渴,通淋。

【验方精选】

方一

〔配方〕鲜猕猴桃叶适量,红糖、酒糟少许。

〔用法〕共捣烂,加热外敷患处(保持乳汁通畅)。

〔主治〕急性乳腺炎。

方二

〔配方〕猕猴桃、白酒各 30 克,金橘根 9 克。

〔用法〕水煎去渣,冲入白酒,分 2 次服。

〔主治〕偏坠。

方三

〔配方〕猕猴桃根 30 克,乌药 15 克。

〔用法〕水煎,分 2 次饭前服。

〔主治〕胃溃疡。

方四

〔配方〕猕猴桃干果 60 克。

〔用法〕水煎服。

〔主治〕食欲不振,消化不良。

方五

〔配方〕鲜猕猴桃根 80 克,鲜水杨梅根 60 克,鲜野葡萄根 50 克,半枝莲、白花蛇舌草、白茅根各 30 克。

〔用法〕水煎服,每日 1 剂,连服 15 日为 1 疗程,停药 3 日再服。

〔主治〕食管癌、胃癌、乳腺癌。

方六

〔配方〕猕猴桃根 60 ~ 90 克。

〔用法〕水煎,分 2 ~ 3 次服。

〔主治〕乳汁不足。

方七

〔配方〕猕猴桃根 30 克,五加皮 15 克,威灵仙 10 克。

〔用法〕水煎,每日 1 剂,分 2 ~ 3 次服,连服 3 ~ 5 日。

〔主治〕风湿关节痛。

百草良方 白话精解

十一画

【来源】为双子叶植物药菊科植物三七草的根。

菊 三 七

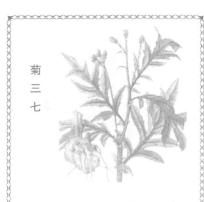

菊三七

【性味功效】味甘、微苦，性温。活血消肿，止血。

【别名】菊叶三七、土三七、狗头七、金不换、铁罗汉、水三七、血当归。

【生长环境】我国南方各省均有分布。生于阴湿肥沃的山谷中，或栽培于园圃中。

【形态特征】多年生草本。宿根肉质、肥大。茎直立，多分枝，带肉质，有细纵棱，嫩时紫绿色，基生叶丛生，羽状分裂，正面深绿色，背面紫绿色，茎生叶生，形大，羽状分裂，边缘有疏锯齿，基部抱茎，幼叶背面紫色。头状花金黄色，多数，生于茎梢。瘦果线形，细小，有棱，褐色。秋、冬采根，鲜用或晒干。

【验方精选】

方一

〔配方〕三七草 15 克。

〔用法〕水煎服。

〔主治〕扁桃体炎，喉炎，乳痈，衄血。

方二

〔配方〕菊三七、地胆草各 15 克。

〔用法〕白酒炖服。

〔主治〕急性肾炎。

方三

〔配方〕菊三七根 15 克，米酒适量。

〔用法〕捣烂，沸开水冲泡，米酒适量冲服。

〔主治〕产后腹痛。

方四

〔配方〕菊三七根 25 克。

〔用法〕水煎服。或取鲜品捣取自然汁，每周 30 毫升，兑白酒少量内服。

〔主治〕跌打损伤、经闭、咯血、吐血。

方五

〔配方〕鲜菊三七根（或叶）适量。

〔用法〕春夏取叶，秋冬取根，捣烂取汁，加酒少许，含吞。

〔主治〕急性扁桃体炎。

方六

〔配方〕菊叶三七适量。

〔用法〕取上药，浸泡于 30% 酒精中，制成 10% 的酊剂；或水煎配成 12.5% 及 6.25% 糖浆供儿童服用，每次 20～30 毫升，每日 2 次。

〔主治〕大骨节病。

方七

〔配方〕菊三七根、叶适量。

〔用法〕将鲜品加甜酒糟适量，捣烂敷伤处（骨折、脱臼要先行复位）。

〔主治〕骨折、脱臼、软组织扭挫伤。

方八

〔配方〕新鲜菊叶三七枝叶适量。

〔用法〕第 1 日取上药 250 克，煎汤内服，第 2 日后改用 50 克，早晚各用 1 次，连续 3 日维持治疗。

〔主治〕肺结核大咯血。

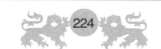

【来源】为菊科植物婆婆针的干燥全草。

婆 婆 针

【别名】针刺草、一包针、鬼针草。

【形态特征】一年生草本,高 30～120 厘米。茎直立,下部略具四棱,无毛或上部有疏柔毛。叶对生,二回羽状复叶,裂片三角状披针形,先端渐尖,边有粗锯齿。8～10 月开花,花小,组成头状花序生于枝顶;总苞外层苞片披针形;边缘为舌状花,黄色。9～11 月结果,果实条形,长约 18 毫米,有小刚毛和小瘤点,顶端有芒刺,芒刺上有倒刺毛。全草于夏、秋采收为佳,鲜用或晒干备用。

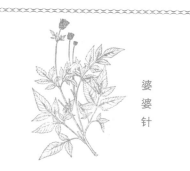

婆婆针

【性味功效】味苦,性寒。清热解毒、散瘀活血,消肿止痛。

【生长环境】我国大部分省区有产。多生于草丛、荒地、山坡、田间、屋边空地、山地林边等地。

【验方精选】

方一

〔配方〕婆婆针 10 克。

〔用法〕水煎服。呕吐加生姜 2 片,腹泻加车前草 6 克。

〔主治〕小儿单纯性消化不良。

方二

〔配方〕婆婆针适量。

〔用法〕切碎,白酒浸泡过药面,浸 2～3 日可用,搽患处。

〔主治〕疖肿。

方三

〔配方〕婆婆针 30 克,大枣 3 枚。

〔用法〕水煎服。

〔主治〕偏头痛。

方四

〔配方〕婆婆针 30 克。

〔用法〕水煎服。

〔主治〕咽喉肿痛。

方五

〔配方〕婆婆针、连钱草各 60 克。

〔用法〕水煎服。

〔主治〕急性黄疸型肝炎。

方六

〔配方〕婆婆针 30 克,车前草 10 克。

〔用法〕水煎服。呕吐加生姜 5 片,腹痛加酒曲适量。

〔主治〕急性胃肠炎。

方七

〔配方〕婆婆针 30 克。

〔用法〕水煎服。

〔主治〕风湿关节痛,跌打损伤,咽痛,肠炎,腹泻。

方八

〔配方〕婆婆针、薏苡仁各 30 克,大黄 10 克。

〔用法〕水煎服。

〔主治〕阑尾炎。

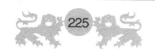

十 一 画

百草良方 白话精解

【来源】为川续断科植物川续断或续断的根。

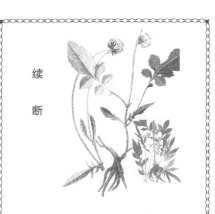

续断

续　　断

【别名】川断、山萝卜、接骨。

【生长环境】四川、西藏、贵州、云南、广西、湖南、湖北、江西等省区有出产。多生于山坡、路旁、草地、田野沟边、林边。

【形态特征】多年生草本。根圆柱形,表面黄褐色。茎直立,中空,有6~8条纵棱,棱上疏生下弯粗短硬刺和细柔毛。基生叶丛生,叶片琴状羽裂,顶端裂片大,卵形,两侧裂片3~4对,叶面密生白色刺毛或乳头状刺毛,叶背沿叶脉密生刺毛;茎生叶在茎之中下部为羽状深裂,中裂片披针形,边缘有粗锯齿,上部叶披针形,不裂或基部3裂。花白色或淡黄色,组成头状花序球形,生于枝顶,基部有叶状总苞片;花萼4裂;花冠管长9~11毫米,基

【性味功效】味苦、辛,性微温,能补肝肾、强筋骨、续折伤、利关节、安胎、止崩漏。

部狭缩成细管,顶端4裂;雄蕊4枚。果实倒卵柱状,包藏在小总苞内。花期7~9月,果期9~11月。根于秋季采挖为佳,晒干备用。

【验方精选】

方一
〔配方〕续断10克,白背叶根30克。
〔用法〕水煎服。
〔主治〕白带异常。

方二
〔配方〕续断30克,猪腰1对。
〔用法〕炖服。
〔主治〕水肿。

方三
〔配方〕续断适量。
〔用法〕研细粉敷患处。
〔主治〕外伤出血,伤口发炎疼痛。

方四
〔配方〕鲜续断30克。
〔用法〕水煎服。另取鲜续断适量捣烂敷患处。

〔主治〕筋骨痛,跌打损伤。

方五
〔配方〕续断、女贞子各12克,桑寄生15克。
〔用法〕水煎服。
〔主治〕先兆流产。

百草良方　白话精解

黄 药 子

【别名】黄药根、大苦、木药子。

【生长环境】安徽、湖北及长江以南大部分地区。生于山谷、河岸、路边或杂林边缘。

【形态特征】多年生草质缠绕藤本。块茎单生,球形,外皮暗黑色,密生须根。茎圆柱形,长可达数米,紫色,光滑无毛;叶腋内有紫棕色的球形或卵形的珠芽。叶互生;叶片广心状卵形,先端尾状,基部宽心形,全缘;花单性,雌雄异株;小花多数,黄白色,呈穗状花序,腋生;花基部均有苞片2个,卵形,先端锐尖;雌雄花花被均6片,披针形,雄蕊6枚,花丝很短;子房下位,3室,花柱3裂。蒴果下垂,长椭圆形,有3个膜质的翅。花期8~9月。果期9~10月。块茎冬初可挖,晒干。

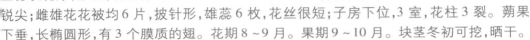

黄药子

【性味功效】性平,味苦。凉血,降火,消瘿,解毒。

【验方精选】

方一

〔配方〕黄药子300克。

〔用法〕捣碎,加65度白酒1 500克,装坛内封固,用糠火围绕4小时后,将坛放入水中浸1周,过滤。每次服10毫升,2小时1次,每日6~7次。

〔主治〕肉瘿。

方二

〔配方〕黄药子250克。

〔用法〕加水煎熬。趁热熏洗双手指。

〔主治〕MCTD双手硬皮样改变和雷诺氏症者。

方三

〔配方〕黄药子100克。

〔用法〕与大枣10枚同水煎2次,取汁混合加入冰糖20克,浓缩至150毫升。1日内分次服完,3剂为1疗程。

〔主治〕顽固性哮喘。

方四

〔配方〕黄药子60克。

〔用法〕浸泡于500毫升的酒中,待药出味。每次服5毫升,每日2次。

〔主治〕气瘿。

方五

〔配方〕黄药子30克。

〔用法〕切片烘干,研细末,每日0.3克,1次或2次分服。10日为1疗程,停药3~5日再进行第2、第3疗程。

〔主治〕甲状腺肿大。

方六

〔配方〕黄药子250克。

〔用法〕水煎2次,再加白酒400毫升,组成药液2 400毫升。每次5毫升,每日2次,饭后服。

〔主治〕地方性甲状腺肿。

方七

〔配方〕黄药子250克。

〔用法〕取上药,水煎。熏洗患处。

〔主治〕硬皮病。

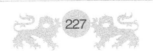

十一画

【来源】为天南星科植物犁头草的块茎及全草。

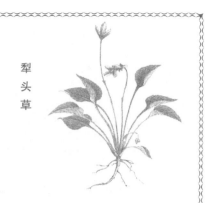

犁头草

犁 头 草

【别名】地丁香、紫地丁。

【生长环境】我国中部以及南方诸省有分布。多生于湿润沟边、荒地、路边、草地。

【形态特征】一年生小草本。茎不明显,无毛,无铺地的分枝。主根直生。叶基生;叶片三角状卵形,先端钝或短尖,基部心形,叶缘锯齿状,均无毛;托叶草质,下部与叶柄合生,边全缘。春季开花,花紫色,单朵由基部抽出;萼片5片;花瓣5片。果5~8月,果实椭圆形,长5~7毫米,无毛,有三枝。种子细小,卵圆形,褐色。全草于夏、秋采为佳,鲜用或晒干。

【性味功效】味甘、微苦,性凉。清热去湿、凉血解毒。

【验方精选】

方一

〔配方〕犁头草、菊花、金银花各10克。

〔用法〕水煎服。

〔主治〕麻疹高热不退。

方二

〔配方〕鲜犁头草30克(切碎),鸡蛋2个。

〔用法〕同搅匀于锅内加油略炒,再加水煎服。

〔主治〕妇女产后瘀血腹痛。

方三

〔配方〕鲜犁头草适量。

〔用法〕搓碎纳入龋齿洞内。

〔主治〕龋齿痛。

方四

〔配方〕鲜犁头草5份,了哥王1份。

〔用法〕共捣烂敷患处。

〔主治〕背花疮。

方五

〔配方〕鲜犁头草适量,冰片少许。

〔用法〕共捣烂,加入青蛙胆汁调匀敷患眼。

〔主治〕热眼上膜。

方六

〔配方〕犁头草、凤尾草、广金钱草、马蹄金各15克。

〔用法〕水煎服。

〔主治〕急性肠道感染。

方七

〔配方〕鲜犁头草、鲜地耳草、鲜桐油树嫩叶各等量。

〔用法〕捣烂敷患处。

〔主治〕疔疮。

方八

〔配方〕犁头草适量。

〔用法〕研细粉,用冷茶汤敷患处,保持湿润,每日换药1次。

〔主治〕疖痈,无名肿毒,乳腺炎。

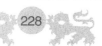

【来源】为蔷薇科植物蛇莓的全草。

蛇　　莓

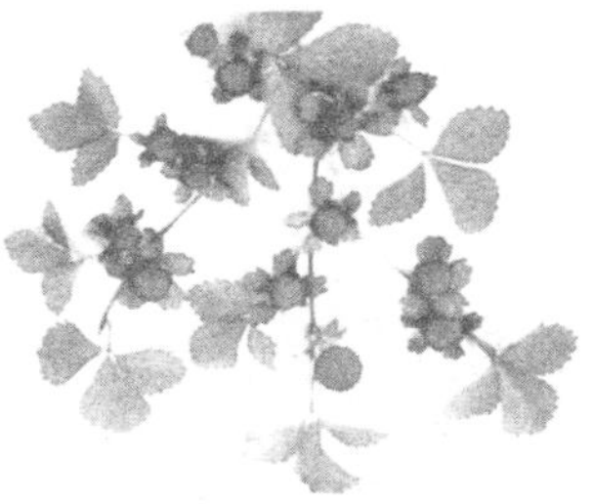

蛇莓

【别名】野杨梅、狮子尾、三爪龙、三脚虎、金蝉草、龙球草等。

【生长环境】生长于辽宁、河北、河南、江苏、安徽、湖北、湖南、浙江、江西、广东、广西及西南等地，山坡、路旁及杂草间。

【形态特征】多年生草本，全株有白色柔毛。茎粗壮。有多数长而纤细的匍匐枝。掌状复叶具长柄，疏离；4月开花，花单生于叶腋，花柄通常长于叶柄，柔弱，被疏长毛；萼片卵形或披针形，小苞处阔，通常长于萼片，三角状倒卵圆形，3～5裂，很少全缘；花瓣黄色，倒卵形。花托球形或长椭圆形，鲜红色，覆以无数红色的瘦果，并为宿萼所围绕。果熟期5月。全草全年可采，鲜用。

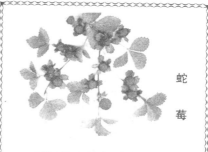

【性味功效】味苦，性凉，有毒。清热，凉血，消肿，解毒。

【验方精选】

方一

〔配方〕鲜蛇莓20克，地锦草15克，金银花叶20克，凤尾草30克，车前草15克。

〔用法〕水煎，分3次服，每日1剂，连服4～6日。

〔主治〕细菌性痢疾。

方二

〔配方〕鲜蛇莓30克。

〔用法〕将鲜草洗净，捣烂取汁，煮沸，每次服1匙。

〔主治〕新生儿破伤风。

方三

〔配方〕鲜蛇莓50克，夏枯草30克。

〔用法〕水煎服，每日1剂。

〔主治〕淋巴结核、高血压病。

方四

〔配方〕蛇莓15克，蒲公英20克，枇杷叶（去毛）10克。

〔用法〕水煎服。

〔主治〕风热咳嗽。

方五

〔配方〕蛇莓20克，大青叶15克，香薷9克。

〔用法〕水煎，分2次服。

〔主治〕暑日感冒。

方六

〔配方〕鲜蛇莓60克。

〔用法〕狂犬咬伤后，取鲜草洗净，捣烂，冲入米泔水（淘米水）200毫升，取澄清液服。除此之外，应及早注射狂犬病疫苗。

〔主治〕狂犬咬伤。

方七

〔配方〕蛇莓20克，夏枯草30克，黄药子15克。

〔用法〕水煎服（本方还对肺癌、胃癌、肝癌有治疗作用）。

〔主治〕甲状腺癌。

方八

〔配方〕鲜蛇莓适量。

〔用法〕捣烂绞汁，加开水稀释，分次服。

〔主治〕夏日口内生疮。

【来源】为鸢尾科植物射干的干燥根茎。

射　干

【别名】乌扇、金锁匙、铁扁担、老君扇、鱼翅草、金蝴蝶、冷水丹、开喉箭。

【生长环境】我国各地均有分布。生于山坡、旷野,有栽培。

【形态特征】多年生草本。叶2列,叶片对折,呈刀马形,长达60厘米,宽达4厘米。茎直立,高40～120厘米。聚伞花序顶生,二歧状分枝;花被片6.2轮,基部合生成短管,橘黄色,有红色斑点;子房下位,花柱棒状,3浅裂,被短柔毛。蒴果三角状倒卵形。种子黑色,近球形。秋冬采根茎,晒干。

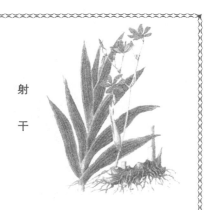

射干

【性味功效】味苦,性寒。解毒利咽,祛痰止咳。

【验方精选】

方一
〔配方〕鲜射干10克,土茯苓、葛花各6克。
〔用法〕水煎服。
〔主治〕肺热咳嗽多痰。

方二
〔配方〕射干15克,白茅根10克。
〔用法〕酒、水各半煎服。
〔主治〕跌打损伤。

方三
〔配方〕射干150克。
〔用法〕加入猪油300毫升中,文火煎至射干焦黄,去渣冷却成膏。每次1匙,每日4～5次,含服,连用1个月。
〔主治〕慢性单纯性咽喉炎。

方四
〔配方〕射干适量。
〔用法〕病程长及体质壮实者用20～25克,病程短及体弱者用12～15克,加水煎汤。分3次服,每日1剂。
〔主治〕乳糜尿。

方五
〔配方〕鲜射干30克。
〔用法〕水煎服;另取鲜射干、鲜茜草叶各适量,捣烂敷患处。
〔主治〕腮腺炎,乳腺炎。

方六
〔配方〕射干750克,加水13千克。
〔用法〕煎约1小时,加盐120克,保持药液温度在30～40℃,搽患处。
〔主治〕水田皮炎。

百草良方 白话精解

淫 羊 藿

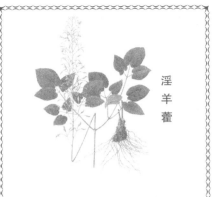

淫羊藿

【别名】铁菱角、三枝九叶草、铜丝草、刚前仙灵脾、千两金。

【生长环境】山西、陕西、甘肃、青海、广西、湖南、安徽等地均有分布。多生于阴湿的山沟中。

【形态特征】淫羊藿为多年生草本，根茎长，横走，质硬，须根多数。叶为2回3出复叶，小叶9片，有长柄，小叶片薄草质，卵形至长卵形，先端尖，边缘有刺毛状细齿，侧生叶，外侧呈箭形，叶面无毛，叶背面有短伏毛。3月开花，花白色，组成圆锥形花序生于枝顶；花瓣4片；雄蕊4片。秋季结果，果卵圆形，长约1厘米，内有多数黑色种子。地上部分于夏、秋季采收，晒干备用。

【性味功效】味辛、甘，性温。补肾阳，强筋骨，祛风湿。

【验方精选】

方一

〔配方〕淫羊藿30克，大血藤15克，茜草□克，下肢伤加牛膝10克。

〔用法〕水煎服。

〔主治〕跌打损伤、关节痛。

方二

〔配方〕淫羊藿10克，连钱草12克，柏子仁10克(炒)，白茅根3克。

〔用法〕水煎服。

〔主治〕风湿性心脏病。

方三

〔配方〕淫羊藿30克，猪瘦肉60克。

〔用法〕水炖，服汤食肉。

〔主治〕夜尿多。

方四

〔配方〕淫羊藿15克，紫金牛5克。

〔用法〕水煎服。

〔主治〕慢性气管炎。

方五

〔配方〕淫羊藿、九龙藤各10克，威灵仙6克。

〔用法〕水煎服。

〔主治〕手足麻木。

方六

〔配方〕淫羊藿、当归、仙茅、知母、黄柏各10克，巴戟天15克。

〔用法〕水煎服。

〔主治〕更年期高血压病。

方七

〔配方〕淫羊藿、补骨脂各10克，巴戟天、枸杞子、黄精各15克，菟丝子6克。

〔用法〕煎服。

〔主治〕男子精少不育。

方八

〔配方〕淫羊藿、韭菜子各15克，熟地黄、枸杞子各30克。

〔用法〕水煎服。

〔主治〕肾虚阳痿。

百草良方 白话精解

【来源】为豆科植物绿豆的种子。

绿　　豆

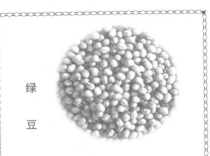

绿

豆

【别名】青小豆。

【生长环境】我国大部分地区均有栽培。

【形态特征】一年或多年生草本，大部缠绕状，有淡褐色长硬毛。小叶 3，阔卵形至棱状卵形，托叶阔卵形；小托叶线形。总状花序腋生；花冠黄色，旗瓣近方形，顶端微缺，翼瓣卵形，龙骨瓣镰刀状；花萼斜钟状，萼齿 4，近无毛。花期 8～10 月，果期 9～11 月。荚果圆柱状，成熟时黑色，被稀长硬毛。

【性味功效】味甘，性凉。清热解毒，消暑，利水。

种子短矩形，绿色或暗绿色。立秋后种子成熟时采，晒干。

【验方精选】

方一

〔配方〕绿豆皮（发芽时残留的皮壳）、白糖各 15 克。

〔用法〕水煎，加白糖服，每日 1 剂，连服 5～7 日。

〔主治〕麻疹合并肠炎。

方二

〔配方〕绿豆粉（绿豆经水磨加工所得的淀粉）30 克。

〔用法〕冷开水调化，加蜜适量服。须多食有效。

〔主治〕解酒清毒。

方三

〔配方〕绿豆适量。

〔用法〕研细末，干洒患处。

〔主治〕小儿痘疹溃烂，久不结痂。

方四

〔配方〕绿豆 120 克，生甘草 60 克。

〔用法〕水煎服。

〔主治〕生乌头中毒初起，四肢、舌尖发麻。

方五

〔配方〕绿豆 100 克。

〔用法〕将生绿豆研末，豆浆或糯米泔水调服。

〔主治〕金石丹、火药毒、烟毒、酒毒、煤毒。

方六

〔配方〕绿豆 60～100 克。

〔用法〕将绿豆淘净、下锅加水煮，大火一滚，取碧绿色豆汤服之。若久煮则解热、解毒之力减弱。

〔主治〕感受暑热、头昏、口渴、尿黄。

方七

〔配方〕绿豆 60～100 克，鸡蛋 1 个。

〔用法〕将绿豆置铝锅（忌铁锅）中，冷水浸泡 15 分钟，再煮沸 5～8 分钟，取绿豆水冲鸡蛋糊吃，每日早晚各 1 次，连服 3～5 日。

〔主治〕复发性口疮。

方八

〔配方〕绿豆粉 30 克，葱根 15 克，黄连 6 克，甘草 5 克。

〔用法〕将后 3 味煎水，冲绿豆粉服。

〔主治〕误服、过服热性药物和食物，烦躁闷乱。

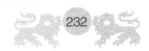
百草良方

白话精解

【来源】为马鞭草科植物黄荆的果实。

黄　荆

【别名】黄金子、布荆子、五指柑、五叶黄荆。

【生长环境】南部各省及长江流域。生于向阳山地。

【形态特征】落叶灌木或小乔木，高可达 6 米，有香气。新枝方形，灰白色，密被细绒毛。叶对生；掌状复叶，具长柄；小叶片椭圆状卵形，中间的小叶片最大，两侧渐小，先端长尖，基部楔形，全缘或浅波状，或每侧具浅锯齿，上面淡绿色，下面白灰色。夏开紫色小花，组成顶生圆锥花序。核果球形，褐色。秋季采果实，夏采叶，秋冬采根，鲜用或晒干。

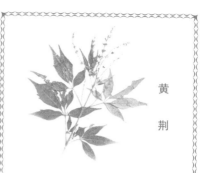
黄荆

【性味功效】味辛苦，性温。祛风，除痰，行气，止痛。

【验方精选】

方一

〔配方〕黄荆叶 30 克，黄皮果叶 15 克。

〔用法〕水煎服，连服 5 日。

〔主治〕预防疟疾。

方二

〔配方〕黄荆适量。

〔用法〕捣烂搽患处。

〔主治〕荨麻疹。

方三

〔配方〕黄荆叶 15 克。

〔用法〕水煎当茶饮。

〔主治〕感冒。

方四

〔配方〕鲜黄荆、鲜鬼针草各 60 克，金银花 15 克。

〔用法〕水煎服。

〔主治〕急性胃肠炎。

方五

〔配方〕黄荆子 500 克，酒曲 30 克，白糖 250 克。

〔用法〕黄荆子、酒曲分别炒黄，共研细粉，加白糖拌匀，每次服 6 克，小儿 1～2 克，

每日服 4 次，开水送服。

〔主治〕痢疾，肠炎，消化不良。

方六

〔配方〕黄荆嫩叶适量。

〔用法〕捣烂，睡前夹入脚趾间，维持 1 晚。

〔主治〕脚癣。

方七

〔配方〕黄荆子、蒲公英各 15 克，胡颓子叶 10 克，陈皮 6 克。

〔用法〕水煎，分 2 次服，每日 1 剂，连服 5～7 日。

〔主治〕慢性气管炎。

方八

〔配方〕黄荆枝叶适量。

〔用法〕水煎，熏洗患处。

〔主治〕风湿骨痛。

百草良方 白话精解

【来源】为禾本科植物淡竹叶的茎叶。

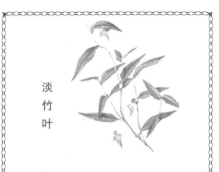

淡竹叶

【性味功效】味甘、淡,性寒。清热利尿、生津止渴、除烦。

淡 竹 叶

【别名】山鸡米、竹叶、竹叶麦冬。

【生长环境】浙江、安徽、江苏、江西、湖南、湖北、福建、台湾、广东、广西、海南、四川、贵州、云南等地区均有出产。此物多生于山坡林下阴湿处。

【形态特征】多年生草本,根茎短缩而木化。须根稀疏,中部常膨大为纺锤形。秆直立,中空,节明显。叶互生,广披针形,长 5 ～ 20 厘米,宽 1.5～3.5厘米,先端渐尖,基部收缩成柄状,两面有小刺毛,脉平行并有小横脉;叶鞘包秆,边缘光滑或略被纤毛;叶舌短小,质硬,具缘毛。7～9月开花,圆锥花序;小穗条状披针形,有短柄。9～10月结果,果实椭圆形。茎叶或全草于夏季未抽花穗前采收,洗净,除去杂质,晒干备用。

【验方精选】

方一

〔配方〕淡竹叶 30 克,木通、车前草各 15 克。

〔用法〕水煎服。

〔主治〕小便不利,淋沥疼痛。

方二

〔配方〕淡竹叶、冬瓜皮、白茅根、荷叶各 10 克。

〔用法〕水煎服。每周 2～3 次。每次 1 剂。

〔主治〕预防流行性乙型脑炎。

方三

〔配方〕淡竹叶 15 克。

〔用法〕加白糖煮豆腐适量吃。

〔主治〕火眼痛。

方四

〔配方〕淡竹叶 30 克,栀子根 10 克,茵陈 15 克。

〔用法〕水煎服。

〔主治〕黄疸。

方五

〔配方〕淡竹叶 30 克,栀子根 15 克。

〔用法〕水煎服。

〔主治〕咽喉肿痛。

方六

〔配方〕淡竹叶 30 克,薄荷 6 克,岗梅根 10 克,葛根、路边青各 15 克。

〔用法〕水煎服。

〔主治〕感冒发热。

百草良方

白话精解

【来源】为双子叶植物药百合科植物黄精、卷叶黄精等的根茎。

黄　精

【别名】黄姜、老虎姜、鸡头参、节节高。

【生长环境】分布于我国各地。可栽培。生于阴湿山坡林中。

【形态特征】多年生草本,高 50～120 厘米。全株无毛。根状茎黄白色,肥厚,横走,直径 3 厘米左右,由多个形如鸡头的部分连接而成,节明显,节部有少数须根。茎单一,圆柱形。叶 4～7 片轮生,无柄,叶片条状披针形,长 8～12 厘米,宽 5～12 毫米,先端卷曲,下面有灰粉,主脉平行。夏开绿白色花,腋生,下垂,顶端 2 分叉,各生花 1 朵;花被筒状,6 裂;雄蕊 6 个。浆果球形,熟时黑色。根状茎入药,秋、冬采收,切块,置蒸笼中蒸至呈现油润时,取出晒干或烘干。

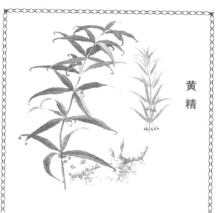

黄精

【性味功效】味甘,性平。补脾润肺,养阴生津。

【验方精选】

方一

〔配方〕黄精、杜仲、伸筋草各 15 克。

〔用法〕水煎服。

〔主治〕肾虚腰痛。

方二

〔配方〕黄精 30 克,猪瘦肉 120 克。

〔用法〕水炖。

〔主治〕骨蒸痨热。

方三

〔配方〕黄精 10 克。

〔用法〕取上药,水煎服,每日 1 剂,连续用药 2 个月以上。可同时口服黄精片。

〔主治〕药物中毒性耳聋。

方四

〔配方〕黄精 30 克。

〔用法〕水煎 2 次,得药液约 100 毫升,加入冰糖 30 克。每日 1 剂,分 3 次服,连服 2 日。

〔主治〕小儿蛲虫病。

方五

〔配方〕黄精 100 克。

〔用法〕加入 75% 的酒精 250 毫升,密闭浸泡半个月,过滤取汁,与普通米醋 150 毫升和匀,涂擦患处,每日 3 次。

〔主治〕手足癣。

方六

〔配方〕黄精、百合各 20 克,陈皮 3 克。

〔用法〕水煎服。

〔主治〕肺虚咳嗽。

方七

〔配方〕黄精干品 15 克。

〔用法〕切细,与大米 50 克、水 500 毫升、冰糖适量同煮,用小火煮至汤汁油亮,调入陈皮末 2 克,再煮片刻即可。每日早晚温热服之。

〔主治〕动脉粥样硬化、脂肪肝。

十一画

【来源】为毛茛科植物小毛茛的干燥块根。

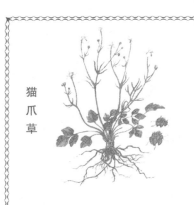

猫爪草

猫 爪 草

【别名】小毛茛、之散草。

【生长环境】江苏、浙江、江西、安徽、湖北、河南及西南地区。生于路旁、田边、洼地及山坡、草丛中。

【形态特征】一年生小草。块根肉质,卵球形或纺锤形,顶端质硬,形似猫爪,故名猫爪草,通常3～6个簇生。茎铺散,无毛。基生叶丛生,单叶或三出复叶,小叶片3浅裂或3深裂,或多次细裂,圆形或阔倒卵形,边缘有钝齿,两面均无毛。3月开花,花黄色,后变白色,单朵生于茎顶或分枝顶端;4～7月结果,果为聚合果,近球形,直径约6毫米,无毛,成熟时淡棕色,果熟后全株枯死。根全年可采,晒干备用。

【性味功效】味甘、辛,性温。消肿与截疟。

【验方精选】

方一
〔配方〕猫爪草60克。
〔用法〕水煎服。
〔主治〕肺结核。

方二
〔配方〕猫爪草15克,天葵子、七叶一枝花各10克。
〔用法〕水煎服。
〔主治〕淋巴结结核。

方三
〔配方〕猫爪草15克。
〔用法〕水煎,冲糯米甜酒服;另取猫爪草适量捣烂敷患处。
〔主治〕淋巴结结核。

方四
〔配方〕鲜猫爪草根适量,食盐少许。
〔用法〕共捣烂,敷于患侧太阳穴(用硬纸壳剪3厘米直径圆块,中间穿1个0.5厘米直径小孔,将纸壳贴于太阳穴以保护皮肤,药敷其上),敷1～2小时,局部感灼痛时取下,若起小泡,不必刺破,待其自行消退。
〔主治〕偏头痛。

方五
〔配方〕鲜猫爪草适量。
〔用法〕洗净,捣烂敷患处。痛时即取,稍休息一会儿,再将原药敷上。
〔主治〕疔疮。

方六
〔配方〕鲜猫爪草叶适量。
〔用法〕取鲜叶1片,再取细盐少许,挤烂,敷于患眼对侧耳背及对眼外角处,暴痛时敷之。
〔主治〕眼急性结膜炎暴痛生翳。

百草良方 白话精解

黄花倒水莲

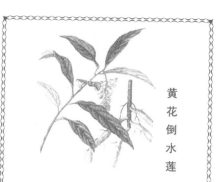

黄花倒水莲

【别名】黄花参、鸡仔树、黄花吊水莲、观音串。

【生长环境】广东、广西、湖南、江西等地。生于山坡树林下或沟谷、丛林中。

【形态特征】落叶灌木,高1~3米,全株有甜味。根粗壮,淡黄色,肉质。树皮灰白色。叶互生;膜质,倒卵状披针形,先端渐尖,基部渐狭,全缘;具短柄。总状花序顶生,下垂;花黄色,左右对称;萼片5个;花瓣3片;雄蕊8个,花丝下部合生;子房上位,2室。蒴果阔肾形,扁平。种子有毛,一端平截,一端突起。花期夏季。它的全株可入药,夏、秋采收。

【性味功效】味甘,性平。补益,强壮,祛湿,散瘀。

【验方精选】

方一
〔配方〕黄花倒水莲30克,鸡肉60克。
〔用法〕水煎服。
〔主治〕妇女产后虚弱。

方二
〔配方〕黄花倒水莲、千斤拔、鸡血藤各0克。
〔用法〕水煎服,或与鸡肉适量煎服。
〔主治〕气血两虚的子宫脱垂,脱肛。

方三
〔配方〕鲜黄花倒水莲叶适量。
〔用法〕捣烂敷伤处。
〔主治〕外伤出血。

方四
〔配方〕黄花倒水莲、续断各30克,土党10克。
〔用法〕水煎服。
〔主治〕阳痿。

方五
〔配方〕黄花倒水莲、鸡血藤、土党参各0克。

〔用法〕水煎服。
〔主治〕贫血。

方六
〔配方〕黄花倒水莲30克,童雌鸡1只。
〔用法〕共炖烂,分次食之。
〔主治〕病后体弱,气血虚亏。

方七
〔配方〕黄花倒水莲15克,地耳草、广金钱草各30克。
〔用法〕水煎服。
〔主治〕急慢性肝炎。

方八
〔配方〕黄花倒水莲10克,栀子15克,淡竹叶、灯心草各6克。
〔用法〕水煎服。
〔主治〕失眠。

【来源】为伞形科植物蛇床的果实。

蛇床子

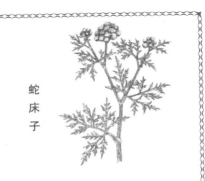

蛇床子

【性味功效】味辛、苦,性温,有小毒。祛风燥湿、温肾壮阳等。

【别名】蛇床仁、野胡萝卜子、蛇床实。

【生长环境】东北、华北、西北、华东、中南、西南各省区有出产。多生于草地、河边湿地、田边、路旁、沟边、低丘陵地。

【形态特征】一年生草本。茎直立,有分枝,表面有纵沟纹,疏生细柔毛。叶互生,二至三回羽状全裂,末回裂片线形或线状披针形,边缘及叶脉粗糙,两面无毛。4～7月开花,花白色,排成复伞形花序,生于枝顶或侧生;总苞片6～10片,线形,边缘有细睫毛;小总苞片多数,线形,边缘有细睫毛;萼齿不明显;花瓣5片;雄蕊5枚。果实长圆形,长约3毫米,宽约2毫米,有5棱,果棱翅状。果期6～10月。果实于夏、秋二季成熟时采收,除去杂质,晒干备用。

【验方精选】

方一

〔配方〕蛇床子、大叶桉叶、马缨丹叶各30克。

〔用法〕水煎温洗患处,每晚洗1次。

〔主治〕阴囊湿疹。

方二

〔配方〕蛇床子12克,菟丝子15克,五味子10克。

〔用法〕水煎服。

〔主治〕肾虚阳痿,遗精,尿频。

方三

〔配方〕蛇床子、大叶桉叶、苦楝树皮、鸭脚木、地肤子、苦参各等量。

〔用法〕煎水泡洗患处,每日2次。

〔主治〕漆树过敏,过敏性皮炎,湿疹,手足癣。

方四

〔配方〕蛇床子、铁冬青、石仙桃各等量。

〔用法〕水煎洗患处。

〔主治〕湿疹,外阴瘙痒。

方五

〔配方〕蛇床子100克,五味子、雄黄各60克,枯矾、海螵蛸各30克。

〔用法〕共研细粉,每次用3克,用消毒纱布包裹成小球状或条状,塞入阴道,3日更换1次,连用2～3次见效;另取艾叶适量煎水,每晚洗1次,连洗7晚。

〔主治〕妇女白带病。

方六

〔配方〕蛇床子60克,乌梅3枚。

〔用法〕水煎熏洗脱出的子宫,每日洗数次。

〔主治〕子宫脱垂。

百草良方 白话精解

黄毛耳草

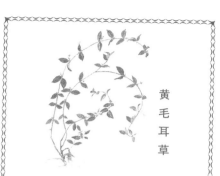

黄毛耳草

【别名】地蜈蚣、扑地蜈蚣、石打穿、过路蜈蚣。

【生长环境】我国南方各省均有分布。生于山坡、林地、灌木丛下。

【形态特征】多年生草本，长20～50厘米。全株密被黄绿色细长柔毛。茎细长，呈铺散、匍匐状，节上有须根。叶对生，叶片卵形或椭圆形，先端尖，有时稍钝，基部稍圆，或为广楔形，托叶连合成披针状，膜质，有齿。花淡紫白色，数朵丛生于叶腋，蒴果扁球形。全草入药，四季可采，鲜用或晒干。

【性味功效】味辛、苦，性平。清热解毒，祛湿通络。

【验方精选】

方一

〔配方〕黄毛耳草30克。

〔用法〕水煎服；另取鲜黄毛耳草适量捣烂敷患处。

〔主治〕乳腺炎。

方二

〔配方〕鲜黄毛耳草适量。

〔用法〕捣烂，火上烘热，趁温搽患处，每日2次。

〔主治〕跌打损伤。

方三

〔配方〕黄毛耳草60克。

〔用法〕水煎服。

〔主治〕中暑吐泻。

方四

〔配方〕黄毛耳草、马鞭草各6克。

〔用法〕水煎服。

〔主治〕疟疾。

方五

〔配方〕黄毛耳草30克，金樱子根15克，贯众、车前草各9克。

〔用法〕水煎，分2次服，每日1剂，连服5～7日。

〔主治〕丝虫病乳糜尿。

方六

〔配方〕黄毛耳草、贯众、车前草各30克，金樱子根15克。

〔用法〕水煎服。

〔主治〕乳糜尿。

方七

〔配方〕黄毛耳草30克，夏枯草、紫花地丁、龙葵、半枝莲各25克。

〔用法〕水煎服，每日1剂。

〔主治〕食管癌。

方八

〔配方〕鲜黄毛耳草150克。

〔用法〕水煎服，酒为引。

〔主治〕毒蛇咬伤。

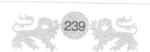

百草良方白话精解

十一画

【来源】为菊科植物旋覆花的头状花序。

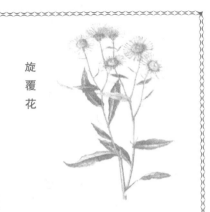

旋覆花

旋覆花

【别名】金沸花、六月菊、金沸草。

【生长环境】我国大部分省区均有分布。多生于湿润草地、河岸、田埂、海滨、平原旷野、山坡路旁。

【形态特征】多年生草本,高30～70厘米。茎直立,有细纵棱和长伏毛,根茎粗状。基生叶及下部叶较小,中部叶披针形、长椭圆状披针形或长圆形,顶端尖,基部渐狭,边缘有疏齿或全缘,叶面有疏毛或近无毛,叶背有伏毛和腺点。6～10月开花,花小,组成头状花序生枝顶,排成伞房状;总苞半球形;边缘为舌状花,舌片黄色,线形,长约13毫米,

【性味功效】味苦、辛、咸,性微温。降气、消痰、行水、止呕。

中央为管状花,黄色。9～11月结果,果实圆柱形,长约1毫米,顶端有短柔毛。头状花序于夏秋二季花开放时采收,阴干或晒干备用。全草于夏、秋二季采挖,晒干备用。

【验方精选】

方一

〔配方〕旋覆花、制半夏各10克,前胡、荆芥各6克,细辛1克。

〔用法〕水煎服。

〔主治〕咳嗽痰喘,发冷发热。

方二

〔配方〕旋覆花、青皮、郁金各10克,葱叶5克。

〔用法〕水煎服。

〔主治〕肝郁胁痛。

方三

〔配方〕旋覆花、桑白皮、紫苏子各10克,杏仁6克。

〔用法〕水煎服。

〔主治〕咳嗽痰喘,胸闷气急。

方四

〔配方〕旋覆花(或金沸草)、前胡、制半夏、枳壳各10克。

〔用法〕水煎服。

〔主治〕咳嗽痰喘胸闷。

方五

〔配方〕旋覆花12克,桑白皮15克,桔梗、盐肤木各10克。

〔用法〕水煎服。

〔主治〕慢性气管炎,咳嗽、气喘、痰多。

方六

〔配方〕旋覆花12克,制半夏、杏仁各10克,白前6克。

〔用法〕水煎服。

〔主治〕急慢性气管炎,咳嗽、痰多、气喘。

方七

〔配方〕旋覆花、党参、制半夏、陈皮各10克,代赭石15克。

〔用法〕水煎服。

〔主治〕脾胃虚寒,暖气呕逆。

百草良方 白话注解

 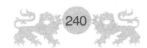

黄　　连

【别名】王连、支连。

【生长环境】陕西、湖北、四川、贵州等地栽培或野生。

【形态特征】多年生草本,高 15 ~ 25 厘米。根茎黄色,常分枝,密生须根。叶基生,坚纸质,卵状三角形,三全裂,中央裂片卵状菱形,羽状深裂,边缘有锐锯齿,侧生裂片不等 2 深裂;叶柄长 5 ~ 12 厘米。聚伞花序顶生;萼片 5,黄绿色;花瓣倒披针形,长约为萼片的 1/2,中央有蜜槽;雄蕊多数。花期 2 ~ 4 月,3 ~ 6 月结果,种子椭圆形,褐色。立冬后采收为宜,晒干,撞去粗皮。

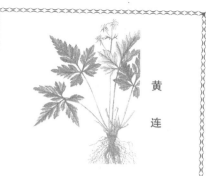

黄

连

【性味功效】味苦,性寒。泻火,燥湿,解毒,杀虫。

【验方精选】

方一

〔配方〕黄连 15 克。

〔用法〕用乳汁浸泡药物,浸泡 1 天后,点涂患处,每日 3 ~ 4 次。

〔主治〕麦粒肿。

方二

〔配方〕黄连粉 0.6 克。

〔用法〕每天 4 ~ 6 次,口服、并用 1% 黄连液漱口。

〔主治〕白喉。

方三

〔配方〕黄连素适量。

〔用法〕口服,每次 300 毫克,每日 3 次,3 个月为 1 个疗程。

〔主治〕肺结核。

方四

〔配方〕黄连 6 克,菖蒲 3 克。

〔用法〕水煎服。

〔主治〕鹅口疮。

方五

〔配方〕黄连 10 克。

〔用法〕用 250 毫升开水浸泡,冷却后,每日早晚洗患脚。

〔主治〕脚湿气。

方六

〔配方〕黄连、白糖各 500 克,食醋 500 毫升,山楂片 1 000 克,加开水 4 000 毫升。

〔用法〕混合浸泡约 7 日,即可服用。每日 3 次,每次 50 毫升饭后服。

〔主治〕萎缩性胃炎。

方七

〔配方〕黄连适量。

〔用法〕磨成黄连粉口服,每次 0.6 克,每日 4 ~ 6 次。

〔主治〕大叶性肺炎。

方八

〔配方〕黄连素适量。

〔用法〕口服每次 0.4 克,每日 3 次,连服 1 ~ 3 个月为 1 个疗程。

〔主治〕Ⅱ型糖尿病。

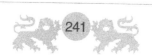

【来源】为双子叶药豆科植物望江南的茎叶。

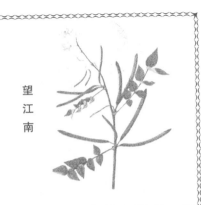

望江南

【性味功效】性寒,味苦。肃肺,清肝,和胃,消肿解毒。

望 江 南

【别名】野扁豆、金豆子、金花豹子、喉百草、夜关门、山咖啡、山绿豆、大羊角菜。

【生长环境】河北、山东、江苏、浙江、福建、广东、广西、云南等地。生于沙质土壤或栽培。

【形态特征】一年生或多年生半灌木状草本,茎直立,上部多分枝。羽状复叶互生;小叶 3~5 对,卵形,长 2~6 厘米,宽 1~2 厘米,边缘有细柔毛。伞房状总状花序腋生或顶生;花瓣5,黄色,上面 1 片于花蕾中排列在最内轮;雄蕊10;子房被白色硬毛。荚果圆柱形,带状,淡棕色。花期 7~8 月,果期 9~10 月。种子卵形而一端稍尖,扁平,中央微凹。8 月间采收茎叶,晒干。

【验方精选】

方一

〔配方〕鲜望江南叶适量。

〔用法〕洗净,捣烂,外敷患处,每日换药 1~2次。

〔主治〕蜂窝组织炎、毛囊炎。

方二

〔配方〕鲜望江南嫩茎、叶适量。

〔用法〕洗净,捣烂,外敷伤处。

〔主治〕跌打扭伤、毒虫咬伤、蜂螫伤。

方三

〔配方〕望江南子 30 克。

〔用法〕水煎浓汁含漱,每日数次,连用 5~7日。

〔主治〕口腔黏膜发炎糜烂。

方四

〔配方〕望江南子 20~30 克。

〔用法〕水煎服,每日 1 剂,连服 3~5 日。

〔主治〕眼结膜炎。

方五

〔配方〕鲜望江南根 30 克。

〔用法〕水煎服。另采鲜望江南叶,捣烂敷伤口周围。

〔主治〕一般毒蛇咬伤。

方六

〔配方〕望江南子 30 克。

〔用法〕将望江南子炒焦,研粗末,水煎去渣,或用滚开水泡,当茶饮。每日 1 剂,连服 7~10 日。

〔主治〕高血压头痛、习惯性便秘。

方七

〔配方〕望江南叶 30 克,猪瘦肉 100 克。

〔用法〕加水炖烂,加盐少许,喝汤吃肉。每日 1 剂,连服 3~5 日。

〔主治〕顽固性头痛。

 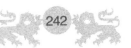

百草良方 白话精解

【来源】为唇形科植物黄芩的根。

黄　芩

【别名】经芩、腐肠、元芩、空肠。

【生长环境】东北、华北、西南及山西、陕西、甘肃等地。多生长于向阴坡地、路边、灌木丛下。

【形态特征】多年生草本。茎丛生，具细条纹，近无毛或被上曲至开展的微柔毛。叶对生，披针形至条状披针形，全缘，下面密被下陷的腺点。总状花序顶生，花偏生于花序一侧；花萼二唇形，盾片高约1.5毫米，果时增大；花冠紫色、紫红色至蓝紫色，花冠筒近基部明显膝曲。小坚果卵球形，黑褐色，具瘤。花期7～8月，果期8～9月。长3～4年的树根为佳，挖取晒半干，去皮，再晒至全干。

黄芩

【性味功效】味苦，性寒。泻实火，除温热，止血，安胎。

【验方精选】

方一

〔配方〕黄芩、白术各10克。

〔用法〕水煎服。

〔主治〕孕妇内热，胎动不安。

方二

〔配方〕黄芩适量。

〔用法〕选子芩去皮，用米泔水浸泡一夜，次日炙干。如此浸炙7次，然后研为细末，用醋糊为丸，如绿豆大，晾干。每日70丸，早晚温开水各服1次。

〔主治〕妇女更年期月经紊乱。

方三

〔配方〕黄芩3～5克。

〔用法〕加水煎服，每日1剂。

〔主治〕小儿急性呼吸道感染。

方四

〔配方〕黄芩12克，白芍10克，甘草6克，大枣5枚。

〔用法〕水煎服。

〔主治〕急性痢疾，急性肠炎。

方五

〔配方〕黄芩10克，夏枯草15克。

〔用法〕水煎服。

〔主治〕高血压。

方六

〔配方〕黄芩30～40克。

〔用法〕加水煎成200～400毫升。分次频服。

〔主治〕妊娠呕吐。

方七

〔配方〕黄芩适量。

〔用法〕每日取上药9克，水煎后分2～3次服，连服3日。

〔主治〕猩红热。

方八

〔配方〕黄芩10克。

〔用法〕水煎服。

〔主治〕预防猩红热。

百草良方 白话精解

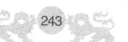

十一画

【来源】为菊科植物野菊的头状花序。

野 菊 花

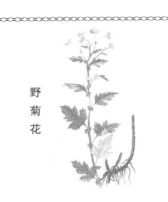

野菊花

【性味功效】苦、辛、微寒。清热解毒，消肿止痛，疏散风热，平肝明目。

【别名】山黄菊、野菊。

【生长环境】我国大部分地区有分布。生于低山脚下、溪边、路旁。

【形态特征】多年生草本。茎基部常匍匐，上部多分枝。叶互生，卵状三角形或卵状椭圆形，长3~9厘米，宽1.5~5厘米，羽状分裂，裂片边缘有锯齿，两面有毛，下面较密；叶柄下有明显的假托叶。秋季开花；头状花序顶生或腋生；花金黄色。花、叶揉碎有浓烈香气。菊花花冠比野花大，白色或黄色。均于花初放时采收，阴干用。

【验方精选】

方一
〔配方〕野菊花15克，大青叶20克。
〔用法〕水煎去渣，加少许白糖调匀，代茶饮。
〔主治〕流行性腮腺炎。

方二
〔配方〕菊花、金银花各10克，玄参15克，甘草3克。
〔用法〕开水泡当茶饮。
〔主治〕睡眠不足，虚火上炎。

方三
〔配方〕菊花、山楂、葛根各30克，甘草10克。
〔用法〕水煎去渣，分3次服。
〔主治〕酒精中毒。

方四
〔配方〕野菊花、紫花地丁各15克，甘草3克。
〔用法〕水煎服，每日1剂。
〔主治〕急性结膜炎(火眼)。

方五
〔配方〕野菊花15克，青木香6克。
〔用法〕水煎服，每日1剂。
〔主治〕高血压病。

方六
〔配方〕野菊花、鲜荷花各30克，五味子3克。
〔用法〕水煎分3次服，每日1剂。
〔主治〕肺脓肿。

方七
〔配方〕野菊花、金银花叶、白茅根各30克。
〔用法〕水煎服。
〔主治〕大叶性肺炎。

方八
〔配方〕野菊花、土茯苓各30克，大青叶20克。
〔用法〕冷水浸泡20分钟，煎2次，去渣合并2次药液，分2次服。
〔主治〕丹毒。

 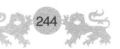

黄　芪

【别名】东北黄芪、北芪、白芪、膜荚黄芪。

【生长环境】我国大部分省区有栽培。生于旱山坡、森林边缘、疏林下、灌木丛中、草甸中。

【形态特征】多年生草本。茎直立,上部有分枝。奇数羽状复叶互生,小叶 12～18 对;小叶片广椭圆形或椭圆形,下面被柔毛;托叶披针形。总状花序腋生;花萼钟状,密被短柔毛,具 5 萼齿;花冠黄色,旗瓣长圆状倒卵形,翼瓣及龙骨瓣均有长爪;雄蕊 10,二体;子房有长柄。荚果膜质,半卵圆形,无毛。花期 6～7 月,7～9 月结果,果为荚果,半椭圆形,稍扁,半透明膀胱状鼓起,长 20～30 毫米,宽 8～12 毫米,顶端有刺尖,内有几粒黑色种子。根于春秋二季挖,晒干备用。

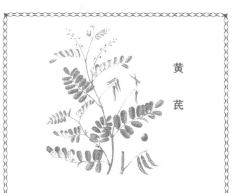

黄芪

【性味功效】味甘,性温。补气固表、利尿托毒、排脓、敛疮生肌。

【验方精选】

方一

〔配方〕黄芪 100 克。

〔用法〕加水 3 000 毫升,煎至 1 000 毫升,取上清液加适量防腐剂。每侧鼻孔滴 3～4 滴,揉鼻使药液分布均匀,每天 2 次。

〔主治〕平日经常容易感冒。

方二

〔配方〕黄芪适量。

〔用法〕研为极细粉。取适量外敷溃疡处。

〔主治〕慢性溃疡久不收口者。

方三

〔配方〕黄芪 30～90 克。

〔用法〕水煎服,连服 2～12 个月。

〔主治〕系统性红斑狼疮。

方四

〔配方〕黄芪 30 克。

〔用法〕水煎服,每日 3 次,连服 60 日。

〔主治〕病毒性心肌炎并发室性期前收缩。

方五

〔配方〕黄芪 15 克,防己、白术各 10 克,甘草 3 克。

〔用法〕水煎服。

〔主治〕面目四肢浮肿,小便不利。

方六

〔配方〕黄芪 15 克。

〔用法〕水煎服,隔日 1 剂,10 日为 1 个疗程,停药 5 日后再行第 2 个疗程。

〔主治〕体虚自汗、平日经常容易感冒。

方七

〔配方〕黄芪 30 克,当归 15 克,王不留行、丝瓜络、炮山甲、路路通(枫香树果实)各 6 克。

〔用法〕水煎服。

〔主治〕产妇乳汁缺乏。

【来源】为麻黄科植物草麻黄的草质茎。

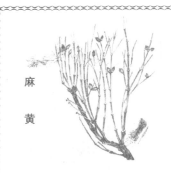

麻黄

【性味功效】味甘,性平。止汗祛热。

麻　黄

【别名】草麻黄、川麻黄、哲里根。

【生长环境】辽宁、吉林、内蒙古、宁夏、山西、河北、河南等省区有分布。多生于山坡、平地、河床、干燥荒地、干旱草原及固定沙丘上,常成片生长。

【形态特征】多年生草本,高 20 ~ 40 厘米。木质茎短,常匍匐;草质茎绿色,长圆柱形。小枝圆状,对生或轮生,干后截面髓部呈棕红色。叶对生,叶片退化成膜质鞘状,下部合生,上部 2 裂,裂片呈三角形。5 ~ 6 月开花,雄球花多成复穗状;雄蕊 7 ~ 8 枚。8 ~ 9 月种子成熟肉质红色,卵圆形或半圆形,直径 6 ~ 7 毫米。根及根茎于秋末采挖,晒干备用。

【验方精选】

方一
〔配方〕麻黄 15 克。

〔用法〕加清水 1 小碗,武火煮沸 5 分钟。温服,每日 2 剂。

〔主治〕顽癣。

方二
〔配方〕麻黄子、生姜各 3 克,牛蒡子、防风、荆芥各 10 克,甘草 6 克。

〔用法〕水煎服。

〔主治〕感冒风寒,头痛鼻塞。

方三
〔配方〕麻黄、细辛、干姜各 3 克,姜制半夏 10 克。

〔用法〕水煎服。

〔主治〕慢性气管炎及支气管炎。

方四
〔配方〕生麻黄适量。

〔用法〕水煎 1 次睡前顿服,5 ~ 7 岁儿童每剂用 3 克,8 ~ 15 岁每剂用 5 克,15 岁以上每剂用 10 克,连服 1 个月。

〔主治〕遗尿。

方五
〔配方〕麻黄、桂枝、炙甘草各 3 克,杏仁 6 克。

〔用法〕水煎服。

〔主治〕感冒风寒、咳喘无汗。

方六
〔配方〕麻黄、杏仁各 6 克,生石膏 12 克,炙甘草 3 克。

〔用法〕水煎服。

〔主治〕肺热喘咳。

方七
〔配方〕麻黄根 10 克,浮小麦 12 克,牡蛎 15 克。

〔用法〕水煎服。

〔主治〕自汗,盗汗。

方八
〔配方〕麻黄 2 ~ 4 克,前胡 4 ~ 8 克。

〔用法〕水煎成 300 毫升左右,稍加白糖频频口服,每日 1 剂。

〔主治〕小儿腹泻。

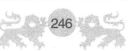

救 必 应

【别名】熊胆木皮、九层皮。

【生长环境】江苏、福建、湖北、海南等省区均有出产；多生于村旁、旷野、山谷、河旁较肥沃湿润处。

【形态特征】常绿乔木。树皮灰白色或灰褐色，粗糙，有横纹和细圆点状突起。嫩枝有棱，无毛，绿色或浅紫红色。叶互生，单叶，叶片稍厚，椭圆形、卵形，先端尖，基部狭，边缘全缘，两面均无毛。5～6月开花，花白色，雌雄异株，排成伞形花序生于叶腋；花萼4～5片，边缘有毛；花瓣4～5片，雄蕊4～5枚。9～10月结果，果实球形，成熟时红色。分核5～7粒，背部有3条纹和2浅槽。树皮于夏秋季剥取为佳，除去杂质，鲜用或晒干备用。

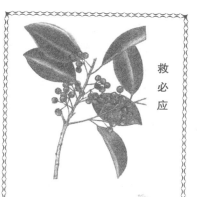

救必应

【性味功效】味苦，性寒。清热、凉血、消炎、止痛、解毒、利湿。

【验方精选】

方一

〔配方〕救必应、三叶香茶菜根、山芝麻根各10克。

〔用法〕水煎服。

〔主治〕斑痧热症。

方二

〔配方〕救必应适量。

〔用法〕水煎，洗患处，并用铁冬青叶研细粉撒患处。

〔主治〕烧烫伤。

方三

〔配方〕救必应、墨旱莲、车前草各30克。

〔用法〕水煎服。

〔主治〕外感高热头痛。

方四

〔配方〕救必应100克。

〔用法〕水煎洗患处，连用30日。

〔主治〕神经性皮炎。

方五

〔配方〕救必应6克，研细粉，白糖30克。

〔用法〕开水冲服；另用铁冬青鲜叶适量捣烂敷患处。

〔主治〕跌打肿痛。

方六

〔配方〕救必应（二层皮）、黑老虎根各30克，两面针根皮3克，共研细粉，每次服2克，每日服2次。

〔用法〕开水送服。

〔主治〕胃炎、胃溃疡及十二指肠溃疡。

方七

〔配方〕救必应、白茅根、地胆草各15克，广金钱草30克。

〔用法〕水煎服。

〔主治〕肾炎水肿。

方八

〔配方〕救必应30克，钩藤、豨莶草各15克。

〔用法〕水煎服，药渣加入黄柏60克煮水洗患处。

〔主治〕过敏性皮炎。

【来源】为银杏科植物银杏的种子。

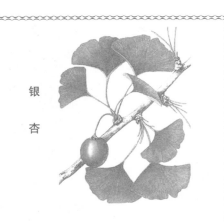

银杏

银　杏

【别名】白果。

【生长环境】我国除高山和草原地区外，其他各省、区有分布，为栽种植物，极少野生的。

【形态特征】落叶高大树木。茎干笔直，树皮灰色，老时变黄褐色，枝条有长短两种。叶在短枝上簇生，叶片扇形，具长柄。3～4月开花，单性异株；雄花成葇黄花序状，雄蕊多数，各具2花药；雌花有长梗，梗端常生2个胚珠，只有1个发育成种子。种子核果状，10月果熟，椭圆形至近球形，外层种皮肉质，淡黄

【性味功效】味甘、苦、涩，性平，有小毒。敛肺定喘，收涩止带。

色，有白粉，带臭气，中层种皮坚硬，骨质，白色，具2～3棱，内层种皮膜质；胚乳丰富，胚绿色。9～10月种子成熟时打下，让其外皮沤烂，以水洗净，蒸熟后晒干备用。

【验方精选】

方一

〔配方〕白果、莲肉、红米各25克，胡椒7～8克。

〔用法〕制成末。用一只乌骨鸡，把内脏取出后装上药，放在瓦器中煮烂，空腹食用。

〔主治〕赤白带下，下元虚惫。

方二

〔配方〕银杏仁(炒)、麻黄、苏子、杏仁、黄芩、甘草、桑白皮、款冬花、制半夏各适量。

〔用法〕水煎服。

〔主治〕风寒外束、痰热内蕴的喘咳。

方三

〔配方〕生白果适量。

〔用法〕嚼细后，频频搽上。

〔主治〕阴虱作痒(阴毛间生虫如虱，或红或白，痒不可忍)。

方四

〔配方〕银杏15克，车前子6克，黄柏9

克，山药10克，芡实12克。

〔用法〕水煎服，每日1剂。

〔主治〕湿热带下。

方五

〔配方〕生白果适量。

〔用法〕先刺患处的四周，再取浸在油中多年的银杏去壳后捣烂敷上。

〔主治〕水疗暗疔。

方六

〔配方〕生白果适量。

〔用法〕嚼烂，每晚涂。

〔主治〕手足皲裂。

方七

〔配方〕生白果适量。

〔用法〕嚼生白果涂上。

〔主治〕狗咬伤。

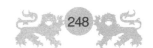

盘 龙 参

【别名】鸡爪参、肥儿参。

【生长环境】我国各省区均有分布。多生于山坡、田边、草地肥沃湿润处。

【形态特征】多年生草本,高15~40厘米。根茎短,根簇生,纺锤形,肉质。茎直立,圆柱形。叶数片生于茎的基部;叶片条状倒披针形或条形,先端尖,基部略抱茎,边缘全缘,两面均无毛,茎上部的叶退化为鞘状苞片。夏季开花,花小,粉红色,花序似穗生于茎顶,长10~20厘米,有多数密生的小花,呈螺旋状排列;苞片卵形;唇瓣近长圆形,中部以上表面有皱波状和长硬毛。夏季结果,果实椭圆形,有柔毛。根及全草入药,夏秋采收,鲜用或干用。

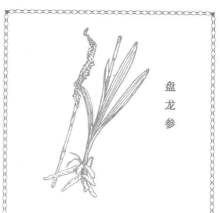

盘龙参

【性味功效】味甘、淡,性平。滋阴清热,润肺止咳,益气生津。

【验方精选】

方一

〔配方〕盘龙参6克,大蒜2瓣。

〔用法〕捣烂,开水冲服。

〔主治〕胃痛。

方二

〔配方〕盘龙参30克,仙茅、淫羊藿各15克。

〔用法〕水煎服。

〔主治〕肾虚腰酸头晕。

方三

〔配方〕盘龙参30克,加冰片0.6克。

〔用法〕水煎,徐徐含咽。

〔主治〕咽喉肿痛。

方四

〔配方〕盘龙参15克,贝母10克。

〔用法〕水煎服。

〔主治〕肺痨虚热咳血。

方五

〔配方〕盘龙参15克。

〔用法〕水煎服,每日1剂。

〔主治〕虚热咳嗽。

方六

〔配方〕盘龙参30克,墨鱼1只。

〔用法〕同煮服。

〔主治〕妇女白带异常。

方七

〔配方〕盘龙参根30克,白果6克,猪胰1条。

〔用法〕水煎分2次服,每日1剂。

〔主治〕糖尿病。

方八

〔配方〕盘龙参30克,百合15克,天冬、铁苋菜、野荞麦根各10克,大蓟根30克。

〔用法〕水煎服。

〔主治〕肺结核。

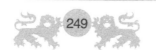

十一画

百草良方 白话精解

【来源】为双子叶植物药旋花科菟丝子或大菟丝子的全草。

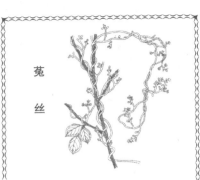

菟丝

菟 丝

【别名】赤网、兔丘、金钱草、缠豆藤、盘死豆、豆寄生、无根草、兔儿须。

【生长环境】我国大部分地区均有分布。生于田边、荒地及灌木丛中,寄生于别的草本植物上。

【形态特征】一年生寄生草本。茎细柔呈线状,左旋缠绕,多分枝,黄色,随处生吸器,侵入寄主组织内。无绿色叶,而有三角状卵形的鳞片叶。花白色,簇生;小花梗缺或极短;苞片及小苞片鳞状,卵圆形;花萼环状,裂片卵形或椭圆形;花冠短钟形,5浅裂,裂片三角形;雄蕊5个,花药长卵圆形,花丝几无;雌蕊短,子房2室,每室有2胚珠,花柱圆形,柱头头状。蒴果扁球形,褐色,有宿存花柱;种子2~4粒,卵圆形或扁球形,黄褐色。花期7~9月,果期8~9月。秋季采全草及种子晒干。

【性味功效】味甘、苦,性平。清热,凉血,利水,解毒。

【验方精选】

方一
〔配方〕菟丝子30克。
〔用法〕水煎3次。每日1剂,分早、中、晚3次服。
〔主治〕尿路感染。

方二
〔配方〕鲜菟丝适量。
〔用法〕洗净,捣取自然汁滴眼。
〔主治〕眼睛赤痛。

方三
〔配方〕菟丝子9克。
〔用法〕浸入95%酒精60毫升内,浸2~3天。取汁,外涂患处,每日2~30次。
〔主治〕白癜风。

方四
〔配方〕菟丝子10克,桑寄生15克,续断12克,阿胶(烊化)。
〔用法〕水煎服。
〔主治〕孕妇体弱腰酸,易流产,习惯性流产。

方五
〔配方〕菟丝子250克,枸杞100克。
〔用法〕酒渍3日,晒干研末,枸杞煮烂,捣如泥,拌匀。鸡蛋白为丸,每日早晚各服10克。
〔主治〕劳伤肝气,视物模糊。

方六
〔配方〕菟丝子30克。
〔用法〕加水500毫升,煎取300毫升。取汁外洗或外敷患处均可,每天1~2次,7天为1个疗程。酌用1~2个疗程。
〔主治〕痤疮。

方七
〔配方〕菟丝子(酒浸后晒干)。杜仲(盐水炒)等量。
〔用法〕共研细末,用山药末煮糊,与药末拌匀制丸,烘干,每日早晚各服10克,淡盐开水送服。
〔主治〕肾虚腰痛。

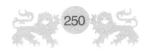

【来源】为豆科植物野葛的干燥根。

葛　根

【别名】甘葛、葛条根、黄葛根、葛子根、粉葛。

【生长环境】分布于我国大部分省区（西藏、新疆除外）。多生于山坡草丛较阴湿处。

【形态特征】多年生藤本，长达10米。全株被黄褐色长硬毛。三出复叶互生，托叶盾状着生，卵状椭圆形；中央小叶菱状卵形或宽卵形，侧生小叶斜椭圆形，两面被糙毛。背面较密；托叶盾形，小托叶针状。总状花序腋生，花密集；小苞片卵形或披针形；花萼钟状，萼齿5，上面2齿合生，下面1齿较长，内外面均被黄色柔毛；花冠蝶形，蓝紫色。荚果线形，扁平，密生黄褐色长硬毛。花期5～9月，果期8～10月。块根、叶花、种子分别入药。初春、晚秋采挖块根，洗净，刮去外皮，切片，晒干。

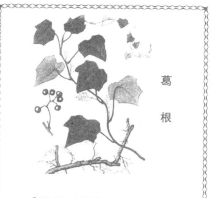

葛
根

【性味功效】味甘、辛，性平。解肌透热，生津止渴，透疹止泻。

【验方精选】

方一

〔配方〕葛根30克。

〔用法〕水煎2次分服，每日1剂，连服15日。

〔主治〕高血压病、颈项强痛。

方二

〔配方〕葛花10克。

〔用法〕水煎服。

〔主治〕慢性酒精中毒。

方三

〔配方〕葛根、毛冬青各30克，枸杞20克，菊花15克。

〔用法〕水煎2次分服，每日1剂。

〔主治〕中央性视网膜炎。

方四

〔配方〕葛根100克。

〔用法〕加水浓煎。先热敷患处30分钟，后浸洗患处。

〔主治〕跌打损伤。

方五

〔配方〕葛根15克，鲜凤尾草30克。

〔用法〕水煎服。

〔主治〕痢疾。

方六

〔配方〕生葛根适量。

〔用法〕捣烂取汁，每次服30毫升，日服2～3次。

〔主治〕鼻衄不止。

方七

〔配方〕葛根10～15克。

〔用法〕水煎，分2次口服，每日1剂，连用2～8周为1个疗程。

〔主治〕高血压病。

方八

〔配方〕葛根50克，瓜蒌壳20克，延胡索、郁金各15克，川芎6克。

〔用法〕水煎2次分服，每日1剂。

〔主治〕冠心病、心绞痛。

百草良方
白话精解

251

十二画

【来源】为双子叶植物药豆科落花生的种子。

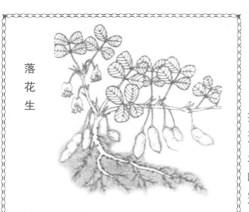

落花生

落 花 生

【别名】花生、落花参、南京豆、长生果。

【生长环境】我国各地均有栽培。

【形态特征】一年生草本。根部有很多根瘤。茎基部匍匐,再斜上,多分枝。羽状复叶,通常 4 小叶,小叶长圆形,倒卵形,长 2 ~ 4 厘米,宽 1.3 ~ 2.5 厘米。花单生或数朵集生于叶腋;花萼与花托合成托管,呈花梗状;蝶形花冠黄色;花后花托管下垂伸长,子房藏于托顶,随托管伸长而进入土中。荚果在土中成熟,即花生。秋末挖取果实,剥去果壳,取种子晒干,俗称"花生米"。

【性味功效】性平,味甘。润肺,和胃;宁心安神;敛肺止咳。

【验方精选】

方一

〔配方〕花生米适量。

〔用法〕加醋泡七日,每晚睡前嚼服,7 粒。

〔主治〕高血压病。

方二

〔配方〕花生米 90 克,猪前脚 1 只。

〔用法〕加水炖烂,分 2 次服。隔日 1 次,连服 3 ~ 5 次。

〔主治〕乳汁不足。

方三

〔配方〕落花生叶 30 克。

〔用法〕水煎,分 2 次于下午、晚睡前服,连服 5 ~ 7 日。

〔主治〕失眠。

方四

〔配方〕生花生米 50 克,鲜牛奶 250 毫升,炼蜂蜜 30 毫升。

〔用法〕先将花生米加水泡 30 分钟,捣烂,加牛奶煮几分钟,加入蜂蜜,调匀,晚上临睡时服之,每日 1 次,可长期服用。

〔主治〕胃、十二指肠溃疡,胃纳不佳,大便秘结者。

方五

〔配方〕花生米、大枣各 30 克,芝麻 15 克。

〔用法〕加水共炖烂,加蜂蜜少许调服,每日 1 剂,连服 3 ~ 5 日。

〔主治〕燥咳。

方六

〔配方〕花生米 50 克,大枣 30 克,白糖 10 克。

〔用法〕先将花生米、大枣炖烂,加白糖调服。

〔主治〕血小板减少性紫癜、血友病。

方七

〔配方〕熟花生油 80 毫升。

〔用法〕顿服。6 小时后未见好转,再服 1 次。小儿剂量酌减。

〔主治〕蛔虫性肠梗阻。

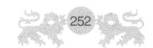

葱　白

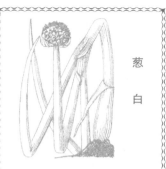

葱白

【别名】葱茎白、葱白头。

【生长环境】我国各地均有栽植。

【形态特征】多年生草本。全体具辛臭,折断后有辛味之黏液。须根丛生,白色。鳞茎圆柱形,鳞叶成层,白色,上具白色纵纹。叶基生,圆柱形,中空,先端尖,绿色,具纵皱;叶鞘绿色。7～9月开花,花茎自叶丛抽出,通常单一,中央部膨大,中空,绿色,亦有纵纹;伞形花序圆球状;总苞膜质,卵形或卵状披针形;花被6个,披针形,白色,花被片中央有一条纵脉;雄蕊6个,花丝伸出,花药黄色,丁字着生;子房3室。果期8～10月。蒴果三棱形。种子黑色,三角状半圆形。采挖后切去须根及叶,剥除外膜。

【性味功效】味辛,性温。发表,通阳,解毒。

【验方精选】

方一

〔配方〕葱白450克。

〔用法〕先取上药200克,煎汤熏洗乳房20分钟,再用上药250克,捣烂如泥敷患处,每日2次。

〔主治〕急性乳腺炎(瘀乳期)。

方二

〔配方〕鲜葱白20根。

〔用法〕与鸡蛋用油共煎鸡蛋饼1块,用纱布包裹,乘热外敷神阙穴。

〔主治〕寒性呕吐、温胃止吐。

方三

〔配方〕葱白30克,食盐10克。

〔用法〕将葱白切碎,加食盐炒热,趁热熨敷脐上。

〔主治〕缩阳症(阴茎突然向腹内抽缩)。

方四

〔配方〕鲜葱白30克,麻油30毫升。

〔用法〕将葱白捣烂取汁,调入麻油,空腹1次服下(小儿酌减),每日2次,连服4～6次。

〔主治〕蛔虫性急腹痛、蛔虫性不全肠梗阻。

方五

〔配方〕连须葱白20根。

〔用法〕水煎,置盆中待温坐泡之。

〔主治〕痔疮疼痛。

方六

〔配方〕连须葱白1根。

〔用法〕捣烂如泥,加入蜂蜜少许调匀,敷患处,先把患处温洗削去外老皮,外用纱布包扎固定,3日换药1次。

〔主治〕鸡眼。

方七

〔配方〕葱白3根,生姜15克,茴香粉9克。

〔用法〕将葱白、生姜同捣烂,加入茴香粉拌匀,炒热,纱布包敷于脐部,每日1～2次。

〔主治〕小儿消化不良。

【来源】为马鞭草科植物大叶紫珠的叶。

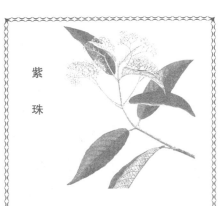

紫珠

【性味功效】味苦,性平。活血,止血,除热,解毒。

紫　珠

【别名】雅鹊板、紫荆、白毛柴、杜记花、雅草、紫珠草等。

【生长环境】我国南部各地。生于林间、山地。

【形态特征】落叶灌木。叶对生;卵状椭圆形或椭圆形,基部钝圆形或阔楔形,上面有细小粗毛,下面有黄褐色星毛,边缘有齿牙及细锯齿;叶柄密被黄褐色星毛。复聚伞花序腋生,花序梗长约1.5～3厘米;萼短钟形,萼和柄均被星毛;花冠短筒状,紫色,雄蕊 4 个,长于花冠两倍;雌蕊 1 个,子房4 室,花柱细长,高于雄蕊,柱头单一。小核果,紫红色,花期夏、秋间。根四季可采,切片,晒干,春、夏、秋可采嫩叶及嫩梢,鲜用或晒干。

【验方精选】

方一

〔配方〕紫珠草适量。

〔用法〕紫珠草研为粉,送入阴道,每日1 次,5 次为 1 个疗程。

〔主治〕妇科炎症。

方二

〔配方〕鲜紫珠叶 60 克,冰糖 30 克。

〔用法〕加水炖,去渣,分 2 次服,每日 1 剂。

〔主治〕跌打内伤出血。

方三

〔配方〕紫珠叶适量。

〔用法〕烘干,研末,每次 6 克,冷开水调服,每日 3 次。

〔主治〕胃肠出血。

方四

〔配方〕紫珠叶 60 克,侧柏叶 15 克(炒炭),仙鹤草 30 克。

〔用法〕水煎,分 2～3 次服,每日 1 剂,连服 5～7 日。

〔主治〕血小板减少性出血症(紫癜及出血)。

方五

〔配方〕紫珠叶、白及各 50 克。

〔用法〕将白及用沙拌炒,使之松脆,紫珠叶烘干,共研细末,每服 6 克,每日 3 次,温开水送服。

〔主治〕肺结核咯血、消化性溃疡出血。

方六

〔配方〕裸花紫珠干叶 1 000 克。

〔用法〕加水分别煮 3 次,药液合并浓缩至 1 000 毫升。把单层纱布剪成与创面等大面积浸药液后覆盖创面,用胶布固定,每日换 1 次。

〔主治〕化脓性皮肤溃疡。

方七

〔配方〕紫珠草叶适量。

〔用法〕研成细粉,经高温烘干后,撒患处包扎,每日或隔日换药 1 次。

〔主治〕烧伤。

黑 芝 麻

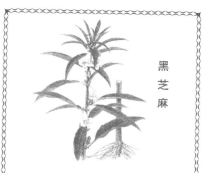

黑芝麻

【别名】黑脂麻、脂麻、乌麻子、巨胜子。

【生长环境】我国各省均有栽培。

【形态特征】一年生草本,高约1米,全株有短柔毛。茎直立,四棱形,稍有柔毛。叶对生或上部叶互生;上部叶披针形或狭椭圆形,全缘,中部叶卵形,有锯齿,下部叶3裂。两面有柔毛,叶脉上的毛较密。6～8月开花,花白色,常杂有淡紫以或黄色,单朵或数朵生于叶腋;花萼5裂;花冠唇形。8～9月结果,呈四棱,六棱或八棱,长筒状。种子扁卵圆形,表面黑色,平滑或有网状皱纹,一端尖,另一端圆,富含油性。种子于秋季成熟时采收,晒干备用。

【性味功效】味甘,性平。补肝肾、养血、润燥。

【验方精选】

方一

〔配方〕黑芝麻10克。

〔用法〕微炒,研细粉,加入冰糖适量,开水冲服。

〔主治〕肺燥咳嗽。

方二

〔配方〕黑芝麻、桑叶各10克。

〔用法〕研细粉,蜜糖适量调服。

〔主治〕肝肾亏虚,头昏,眼花,耳鸣。

方三

〔配方〕黑芝麻适量。

〔用法〕捣溶涂患处。

〔主治〕诸虫叮咬,阴痒生疮。

方四

〔配方〕黑芝麻15克,微炒。

〔用法〕研细粉,蜜糖30克调服。

〔主治〕肠燥便秘。

方五

〔配方〕黑芝麻微炒。

〔用法〕研细粉,加入食盐少许拌匀,每日服1～2匙,开水冲服。

〔主治〕产妇乳汁不足,乳汁稀少。

方六

〔配方〕黑芝麻30克。

〔用法〕炒香,研烂,加白糖适量,热米汤冲服,每日1次,连服5～7日。

〔主治〕乳汁分泌不足。

方七

〔配方〕黑芝麻油适量。

〔用法〕每日50毫升,冲入菜汤或面条中服,连续服用。

〔主治〕白癜风。

百草良方 白话精解

【来源】为锁阳科植物锁阳的干燥肉质茎。

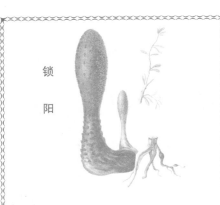

锁阳

【性味功效】味甘,性温。补肾阳、益精血、润肠通便。

锁　阳

【别名】黄骨狼、琐阳、不老药、锈铁棒。

【生长环境】新疆、青海、宁夏、甘肃、内蒙古、陕西等省区有分布。多生于沙丘下半部、干燥多沙地带,多寄生于植物红柳和白刺的根上。

【形态特征】多年生肉质寄生草本,高30～60厘米,全株棕红色。茎圆柱形,大部分埋于沙中,基部稍膨大,具互生鳞片。肉穗花序顶生,长圆柱状,暗紫红色,花杂性。果实坚果状。种子有胚乳。花期5～6月,果期8～9月。肉质茎于春季采挖为佳,除去花序,切段,晒干备用。

【验方精选】

方一

〔配方〕锁阳、茯苓、桑螵蛸各10克,龙骨15克。

〔用法〕共研细粉,每次服6克,每日服3次,开水送服。

〔主治〕肾虚遗精。

方二

〔配方〕锁阳、忍冬藤(金银花藤)各15克,白茅根30克。

〔用法〕水煎服。

〔主治〕泌尿系感染尿血。

方三

〔配方〕锁阳、龙骨、肉苁蓉、桑螵蛸、茯苓各等份。

〔用法〕共研细粉,炼蜜为丸,每丸重10克,每日服2次,早晚各1次,每次服1丸,开水或淡盐开水送服。

〔主治〕肾虚遗精,阳痿。

方四

〔配方〕锁阳、莲须、菟丝子、韭菜子、鹿角霜、肉苁蓉、龙骨各30克。

〔用法〕共研细粉,炼蜜为丸,每丸重10克,每次服1丸,每日服3次,淡盐水或开水送服。

〔主治〕梦遗,滑泄。

方五

〔配方〕锁阳、桑椹各15克。

〔用法〕水煎取汁加蜜糖30克,分2次服。

〔主治〕老年气弱阴虚,大便燥结。

方六

〔配方〕锁阳、桑螵蛸各10克,龙骨30克,党参15克。

〔用法〕水煎服。

〔主治〕肾虚白带多,腰膝酸软。

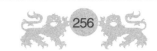

百草良方 白话精解

【来源】为唇形科植物紫苏的叶和茎枝。

紫　苏

【别名】苏叶、赤苏、红紫苏、野紫苏、鸡苏。

【生长环境】我国长江流域至南部各省均有分布。生于山坡路旁、庭院,亦有栽培。

【形态特征】一年生草本,高30～100厘米。茎直立,四棱形,多分裂,四面有槽。叶对生,有长柄,叶片卵圆形,微皱,边缘有粗锯齿,两面紫色,或上面绿色,下面紫色;两面疏生柔毛,下面有细油点。茎叶有芳香气。夏秋开花,总状花序顶生和腋生,花红色或淡红色。坚果小,倒卵形,有网状皱纹。夏、秋采叶,深秋采梗、子,晒干。

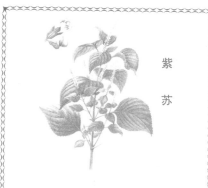

紫苏

【性味功效】味辛,性温。发汗解表,行气和胃,解鱼蟹毒。

【验方精选】

方一

〔配方〕鲜紫苏叶适量。

〔用法〕把疣体消毒挑破,用净鲜紫苏叶与食盐一起揉擦疣体15分钟后包扎。每日1次,一般3～6日可愈。

〔主治〕寻常疣。

方二

〔配方〕紫苏梗25克,大蒜10克,老姜皮15克,冬瓜皮30克。

〔用法〕水煎,分2次服,每日1剂,连用3～5日。

〔主治〕下肢水肿。

方三

〔配方〕紫苏叶10克,生姜5克。

〔用法〕水煎服。

〔主治〕风寒感冒。

方四

〔配方〕紫苏叶30克,生姜9克,大蒜头10克。

〔用法〕水煎服。

〔主治〕进食鱼蟹中毒:腹痛、呕吐、腹泻。

方五

〔配方〕紫苏叶适量研细粉,先用苦参、蛇床子、葱头各30克。

〔用法〕水煎洗患处,再将紫苏叶细粉撒于患处。

〔主治〕阴囊湿疹。

方六

〔配方〕苏子10克,萝卜子9克(炒去皮),陈皮6克。

〔用法〕水煎服。

〔主治〕咳嗽痰喘。

方七

〔配方〕紫苏叶适量。

〔用法〕煎汤洗患处。

〔主治〕漆疮。

方八

〔配方〕紫苏梗9克,竹茹、陈皮各6克,制半夏5克,生姜3片。

〔用法〕水煎服,每日1剂。

〔主治〕妊娠呕吐。

百草良方 白话详解

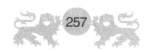

十二画

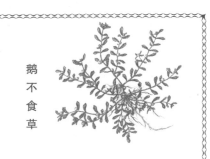

鹅不食草

【别名】球子草、地胡椒、食胡荽、猪屎草。

【生长环境】东北、华北、华中、华东、华南、西南各省区均有出产。此物多生于湿润的田野、园边、草地、路旁、荒地、阴湿的屋边、沟边。

【形态特征】一年生草本。茎基部多分枝,铺地生长,有蛛丝状微毛或无毛。叶互生,单叶;叶片小,楔状倒披针形或匙形,长7~18毫米,先端钝,基部楔形,边缘有3~5个锯齿,无毛或叶背有蛛丝状微毛,无叶柄,新鲜时揉之有辛辣味。6~10月开花,花小,淡黄绿色或淡紫红色,组成头状花序扁球形,单个花序生于叶腋;花序梗极短或无;全部为管状花。6~10月结果,果实小,四棱形,长约1毫米,棱上有长毛。全草于夏秋二季花开时采挖为佳,鲜用或晒干备用。

鹅不食草

【性味功效】味辛,性温。祛风、散瘀、消疳、通鼻窍等。

【验方精选】

方一

〔配方〕鹅不食草15克。

〔用法〕水煎,加冰糖或蜜糖适量调服。

〔主治〕百日咳。

方二

〔配方〕鲜鹅不食草30克,猪瘦肉120克,米酒适量。

〔用法〕水炖,喝汤食肉。

〔主治〕关节炎,跌打损伤。

方三

〔配方〕鹅不食草50克。

〔用法〕研末,每次2克,温酒冲服,每日3次(不喝酒者,用开水加酒少许冲服)。

〔主治〕软组织损伤。

方四

〔配方〕鹅不食草、野菊花各15克。

〔用法〕水煎服,白糖为引。

〔主治〕目赤肿痛。

方五

〔配方〕鹅不食草10克(研细粉),猪肝60克(切碎)。

〔用法〕共拌匀蒸服。

〔主治〕小儿疳积。

方六

〔配方〕鹅不食草30克。

〔用法〕烘干,研细末,每用少许,用吹管吹入鼻腔,每日2~3次,连续使用。

〔主治〕萎缩性鼻炎。

方七

〔配方〕鲜鹅不食草、鲜石韦各60克,枇杷叶30克。

〔用法〕水煎,冲糖服,每日1剂,10日为1个疗程。

〔主治〕慢性气管炎。

方八

〔配方〕鹅不食草、甘草各6克,两面针9克。

〔用法〕水煎服。

〔主治〕慢性胃炎。

百草良方
白话精解

蛤　　蚧

【别名】大壁虎、仙蟾、蛤蚧蛇。

【生长环境】广西、广东、海南、福建、台湾、贵州、云南等省区均有分布。多栖息在山岩的石缝、石洞、树洞内或屋檐上、墙壁上，或人工养殖。

【形态特征】动物全长约 30 厘米，头体长与尾长略相等或尾略长。头略呈三角形，吻端圆凸，鼻孔近吻端，眼大突出。口大，上下颌有许多细小牙齿。全身密生细小粒鳞，其间杂有较大疣鳞，缀成纵行；背面紫灰色，有砖红色和蓝色斑点，腹面灰色，散有粉红色或黄色斑点，尾部有白色环纹 6～7 条。四肢

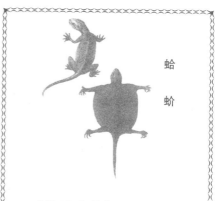

蛤

蚧

【性味功效】味咸，性平，有小毒。补肺益肾、助阳益精等。

的指、趾膨大成扁平状，底部有单列皮肤褶襞，能吸附峭壁。全年可捕，除去内脏，拭净（不要用水洗），放扁平，低温烘干备用。

【验方精选】

方一

〔配方〕蛤蚧 6 对。

〔用法〕研成细末，口服，每次 5 克，每日 3 次。

〔主治〕功能性不射精。

方二

〔配方〕蛤蚧 1 对，海螵蛸 250 克。

〔用法〕研成细粉，混合调匀，每次服 10 克，每日服 2 次，早、晚用开水调白糖适量送服，连服 30 日为 1 疗程。

〔主治〕急、慢性气管炎。

方三

〔配方〕蛤蚧 5 克，人参 6 克，五味子 3 克。

〔用法〕水煎服。

〔主治〕小儿先天性心脏病，神昏，汗出气短。

方四

〔配方〕蛤蚧 6 克，北沙参、桑白皮、知母、杏仁各 10 克。

〔用法〕水煎服。

〔主治〕虚劳咳嗽痰血，呼吸短速。

方五

〔配方〕蛤蚧 1 对，白及 60 克。

〔用法〕研细粉，每次服 10 克，每日服 2 次，开水送服。

〔主治〕咳嗽咯血。

方六

〔配方〕蛤蚧尾 6 克，人参 3 克。

〔用法〕研细粉吞服，开水送服。

〔主治〕肺弱肾亏，呼吸短速不能平卧，肢冷畏寒，脸白自汗。

方七

〔配方〕鲜蛤蚧 1 条。

〔用法〕去皮和内脏，切碎，同猪瘦肉 30 克，共剁碎，放少量油、盐蒸熟吃。

〔主治〕小儿疳积，哮喘。

十二画

百草良方 白话精解

朝 天 罐

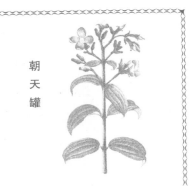

朝天罐

【性味功效】味酸、涩，性微寒。收敛止泻、活血解毒。

【别名】张天刚、大金钟、痢疾罐、倒罐草等。

【生长环境】湖南、湖北、西藏、四川、贵州、云南、广西等省区均有分布。多生于向阳的山坡草地、地埂、路旁、山脚下、森林边缘湿润处。

【形态特征】灌木，高 0.2～1.5 米。根粗壮，紫红色。茎四棱形，有平展的刺毛。叶对生，叶片长圆状披针形、卵状披针形或椭圆形，边缘有毛，叶两面有糙伏毛。8～11 月开花，花紫红色，排成总状花序生于枝顶；花萼长约 2 厘米，通常紫红色或紫黑色，生有许多刺毛状的有柄星状毛，花萼裂片线状披针形或钻形，花瓣通常 4 片，倒卵形，边缘有毛；雄蕊通常 8 枚，花丝和花药等长。10～12 月结果，果实卵形，近中部收缩成颈，上部有斑点，下部密生有柄的刺毛状星状毛，成熟时紫黑色。根夏秋采收为佳，鲜用或晒干。

【验方精选】

方一

〔配方〕朝天罐根 60 克。

〔用法〕水煎服。

〔主治〕痢疾，肠炎。

方二

〔配方〕朝天罐根 15 克。

〔用法〕炖猪瘦肉适量服。

〔主治〕肺结核咳嗽咯血。

方三

〔配方〕朝天罐根 15 克。

〔用法〕水煎服。

〔主治〕白浊。

方四

〔配方〕朝天罐根 15 克。

〔用法〕酒、水各半煎服。

〔主治〕风湿关节痛，下肢酸软，筋骨拘挛。

方五

〔配方〕朝天罐根 60 克，鸡肉 120 克。

〔用法〕炖服，饮汤食肉。

〔主治〕妇女闭经。

方六

〔配方〕朝天罐根 120 克。

〔用法〕炖猪骨或猪瘦肉适量，饮汤食肉。

〔主治〕肝炎，鼻咽癌，乳腺癌。

方七

〔配方〕朝天罐根、鸡冠花各 15 克，山药 12 克，陈皮 3 克。

〔用法〕水煎服。

〔主治〕妇女脾虚白带。如兼有肾虚腰痛者加扶芳藤 15 克，菟丝子 10 克，共煎服。

方八

〔配方〕朝天罐叶适量。

〔用法〕研粉撒患处，或鲜朝天罐叶适量捣烂敷患处。

〔主治〕外伤出血。

 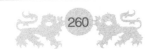

百草良方（白话精解）

酢 浆 草

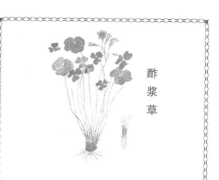
酢浆草

【别名】酸浆草、三叶酸、斑鸠酸、酸咪咪、老鸦酸、黄瓜草。

【生长环境】我国各地均有分布。生于路旁、荒地或田野阴湿之地。

【形态特征】多年生草本。根茎细长,茎细弱,常褐色,匍匐或斜生,多分枝,被柔毛。叶互生,掌状复叶,形小;小叶 3 枚,倒心脏形。5～7 月开花,伞形花序,苞片线形;萼片,花瓣,黄色,倒卵形;雄蕊10 个,花丝下部联合成筒;子房心皮 5 个,花柱 5个,柱头头状。蒴果近圆柱形,有 5 棱,熟时裂开将种子弹出。种子小,扁卵形,褐色。全草入药,四季可采,夏秋为佳,鲜用或干用。

【性味功效】性寒,味酸微涩。消热利湿,消肿解毒。

【验方精选】

方一

〔配方〕鲜酢浆草 60 克。

〔用法〕洗净,捣烂,绞汁炖开服。1 日 2 次。

〔主治〕腕管综合征(手指麻木、疼痛,以拇指、食指、中指为重)。

方二

〔配方〕酢浆草、半边莲、水蜈蚣各 30 克,海金沙 10 克。

〔用法〕水煎服。

〔主治〕上呼吸道感染,支气管炎。

方三

〔配方〕鲜酢浆草 50 克,松针 15 克,大枣10 枚。

〔用法〕水煎服,每日 1 剂。

〔主治〕神经衰弱、失眠。

方四

〔配方〕酢浆草 60 克,野菊花叶、龙眼树叶各 30 克。

〔用法〕水煎服。

〔主治〕感冒发热。

方五

〔配方〕鲜酢浆草 50 克,蜀椒 49 粒(去目)。

〔用法〕将蜀椒研末,与酢浆草共捣烂,搓合成黄豆大小 1 块,干燥备用。每用 1 块,塞龋孔中。

〔主治〕龋齿疼痛,遇冷痛甚。

方六

〔配方〕鲜酢浆草 30 克。

〔用法〕晾至半干,切碎,加水炖汁服,服至水肿消退。忌食盐四个月。

〔主治〕肾炎水肿。

方七

〔配方〕酢浆草 30 克,黄荆 15 克。

〔用法〕水煎服。

〔主治〕流感。

方八

〔配方〕鲜酢浆草 30 克。

〔用法〕加大米少许煮服。

〔主治〕喘咳。

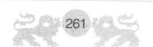

十二画

百草良方 白话精解

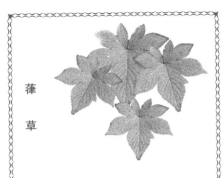

葎草

葎 草

【别名】黑草、五爪龙、拉拉秧、涩萝蔓等。

【生长环境】我国大部分地区均有分布。夏、秋采收,晒干。生于路旁、沟边及荒地。

【形态特征】一年生或多年生蔓性草本,有倒钩刺。叶对生;边缘有锯齿,上面生刚毛,下面有腺点,脉上有刚毛;7~8月开花,花单性,雌雄异株;花序腋生;雄花成圆锥状花序,黄绿色小花;萼片披针形;雄蕊5个,花药大,花丝甚短;雌花集成短穗,腋生,有白毛刺和黄色腺点的苞片,无花被,花柱2个。果穗呈绿色,鳞状苞花后成卵圆形,先端短尾尖,外侧有暗紫斑及长白毛。8~9月结果,瘦果卵圆形,质坚硬。

【性味功效】味甘、苦,无毒,性寒。清热,利尿,消瘀,解毒。

【验方精选】

方一

〔配方〕葎草100克,千里光50克。

〔用法〕煎水外洗患处。

〔主治〕湿疹、皮肤瘙痒。

方二

〔配方〕鲜葎草茎250克。

〔用法〕捣烂,酌加开水擂汁服。

〔主治〕砂石淋。

方三

〔配方〕新鲜葎草150克。

〔用法〕加水15000毫升,煎至500~600毫升,分4~6次服完,每日1剂。

〔主治〕胆石症、胆囊炎疼痛。

方四

〔配方〕鲜葎草嫩梢7枚,食盐少许。

〔用法〕取鲜草嫩梢洗净,加盐搓成团,温开水送服。

〔主治〕痧症腹痛、水泻。

方五

〔配方〕新鲜葎草500克。

〔用法〕加水煎,待温洗脚,每天早晚各洗1次,每日1剂,15日为1个疗程,间隔5日后再进行第2个疗程。

〔主治〕慢性结肠炎、清热解毒、利湿止泻。

方六

〔配方〕新鲜葎草500克。

〔用法〕加水煎30分钟,熏脚心,浸泡双足。每日3~4次,每日1剂。

〔主治〕小儿腹泻。

方七

〔配方〕新鲜或干葎草500克。

〔用法〕加水煮,加调味剂。分4~6次服。

〔主治〕肺脓疡、大叶性肺炎、上呼吸道感染与扁桃体炎等呼吸道炎症。

方八

〔配方〕鲜葎草60克,鲜满天星50克,车前草30克。

〔用法〕水煎服。每日1剂,连服5~7日。

〔主治〕泌尿系结石。

 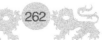

百草良方
白话精解

紫　草

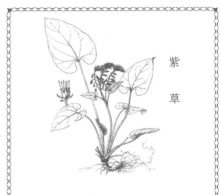
紫草

【别名】紫根、紫丹、硬紫草、东紫草。

【生长环境】我国东北三省、西北地区、中原地区，以及贵州、四川、广西等省区均有分布。多生于草坡、林边、路旁、草丛中。

【形态特征】多年生草本，有平伏状粗毛。根粗大，圆锥形，干时紫色。茎直立，上部分枝。叶互生，披针形，无柄或具柄。花萼裂片线性；花冠白色，喉部有 5 鳞片，鳞片顶端微凹。小坚果卵形，长约 3 毫米，灰白色，光滑。花期 5～6 月，果期 9～10 月。根于春、秋季挖出晒干备用。

【性味功效】味甘、咸，性寒。有凉血、活血、解毒透疹。

【验方精选】

方一

〔配方〕紫草 3 克。

〔用法〕芝麻油 40 毫升煎炸，取紫色油液，用药前先将双氧水溶液滴入耳内，再用棉签将脓液沾干，而后滴入紫草油数滴，每日 2～3 次。

〔主治〕急慢性脓耳。

方二

〔配方〕紫草、金银花、连翘各 10 克，甘草 3 克。

〔用法〕水煎服。

〔主治〕热毒发斑，发疹。

方三

〔配方〕紫草 60 克。

〔用法〕水煎分 2 次服，每日 1 剂。

〔主治〕绒毛膜上皮癌。

方四

〔配方〕紫草 200 克。

〔用法〕放入麻油 750 毫升，炸枯滤过，呈油浸剂，备用。用消毒棉签蘸紫草油涂搽宫颈及阴道上端，隔日 1 次，10 次为 1 个疗程，连用 1～2 个疗程。治疗期间禁止性生活，行经期间停药。

〔主治〕宫颈糜烂。

方五

〔配方〕紫草、蒲黄各 10 克，蒲公英 15 克，甘草 6 克。

〔用法〕水煎服。

〔主治〕尿路感染。

方六

〔配方〕紫草 30 克，黄柏 15 克，香油 500 毫升，冰片 3 克。

〔用法〕先将紫草、黄柏捣碎，放入香油中熬后去渣，待凉后加入冰片，用时涂患处或用纱布条敷患处。

〔主治〕水火烫伤，湿疹。

方七

〔配方〕紫草 10 克。

〔用法〕轧碎，浸泡在 100 毫升麻油内 6 小时，或将紫草浸泡在热沸的麻油内，冷后用。每日涂敷 2～6 次。

〔主治〕肌注后局部硬结。

十二画

百草良方 白话精解

【来源】为葡萄科植物葡萄的成熟果实。

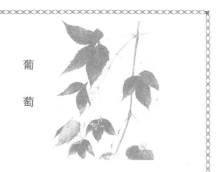

葡
萄

【性味功效】味甘、酸,性平。补气血,强筋骨,除风湿,续筋,解毒,利尿。

葡 萄

【别名】草龙珠、蒲陶、山葫芦。

【生长环境】长江流域以北主产,我国各省区有栽培。

【形态特征】落叶攀援木质藤本。藤茎粗壮,树皮成片状剥落。嫩枝无毛或有柔毛。卷须与叶对生,分枝。叶互生,单叶,叶片近圆形或卵圆形,基部心形,边缘有粗锯齿,两面均无毛或叶背有短柔毛。6 月开花,花黄绿色,排成圆锥花序与叶对生;花萼 5 片;花瓣 5 片,上部合生成帽状,早落,雄蕊 5 枚,着生于花盘上,花盘由 5 个腺体组成。9～10 月结果,果实球形或椭圆状球形,富含汁液,成熟时紫红色或绿色,有白色粉霜。此物为栽培植物。果实于夏末秋初成熟时采收,鲜用或阴干备用,根、茎于秋季采收为佳,鲜用或晒干备用。

【验方精选】

方一

〔配方〕葡萄根 30 克。

〔用法〕水煎服。

〔主治〕妊娠呕吐。

方二

〔配方〕白葡萄根 60 克,猪蹄 1 个。

〔用法〕酌加水炖,食肉喝汤。

〔主治〕筋骨关节痛。

方三

〔配方〕葡萄根 100 克,猪脚 1 只。

〔用法〕酒、水各半炖服。

〔主治〕风湿关节痛。

方四

〔配方〕葡萄干 20～30 粒。

〔用法〕分 3 次饭前嚼服。连服 1 个月。亦可每次饮真正葡萄酒 15 毫升。

〔主治〕慢性胃炎。

方五

〔配方〕葡萄嫩叶、荷叶各 60 克。

〔用法〕水煎服。

〔主治〕胎热。

方六

〔配方〕鲜葡萄、鲜藕、生地黄各适量,蜂蜜 150 克。

〔用法〕先将前 3 味药,分别捣烂绞汁各 1 000 毫升,与蜂蜜混匀,煎为稀糊。每日 3 次,每次 100 毫升,饭前半小时服。

〔主治〕热淋,小便涩少,尿血刺痛。

方七

〔配方〕葡萄煎:葡萄(绞取汁)、耦汁、生地黄汁各 300 克,蜂蜜 150 克。

〔用法〕混匀,煎为稀汤,于饭前服 60 克。

〔主治〕热淋,小便涩少,尿血。

方八

〔配方〕葡萄干适量。

〔用法〕每次 15 克,细嚼慢咽,每日 2 次,早晚温淡盐水送下,连服 1 个月。

〔主治〕肾虚腰痛,头昏。

十二画 　　　264

百草良方 白话精解

紫茉莉根

【别名】水粉头、花粉花、胭脂花头。

【生长环境】我国大部分地区有栽培。

【形态特征】多年生草本。块根纺锤形,肉质。茎直立,分枝多,有膨大的节。叶对生,卵状,先端锐尖,基部截形或心脏形,全缘;叶柄长。7~9月开花,花1朵或数朵同生于枝梢,总苞5裂,萼状;花萼呈花冠状,萼管细长,5裂,色白或紫红;花瓣缺;雄蕊5~6个,花丝细长,雌蕊1个,子房上位,1室,花柱线状,柱头头状。果实狭卵形。秋、冬挖取块根,洗净泥沙,晒干。

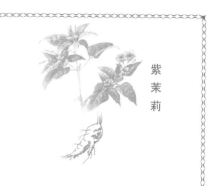

紫茉莉

【性味功效】味淡,性平。利尿,泻热、活血散瘀。

【验方精选】

方一

〔配方〕鲜紫茉莉根100克,猪瘦肉60克。

〔用法〕用水3碗煎至1碗,连服2~4日。

〔主治〕内痔炎症出血。

方二

〔配方〕鲜紫茉莉块根(去粗皮)60克。

〔用法〕水煎,分2次服。每日1剂。

〔主治〕前列腺炎。

方三

〔配方〕鲜紫茉莉根及茎叶适量。

〔用法〕捣烂敷患处。

〔主治〕痈肿,疮毒,跌打损伤。

方四

〔配方〕鲜紫茉莉根、板蓝根各30克,韩信草15克。

〔用法〕水煎服。

〔主治〕宫颈糜烂。

方五

〔配方〕紫茉莉花果仁30克,蜂蜜适量。

〔用法〕将紫茉莉花果剥去壳,研细末,蜂蜜调成软膏,洗脸后涂搽患处,每日早、中、晚各1次。

〔主治〕雀斑。

方六

〔配方〕鲜白胭脂花根(去粗皮)60克,热加豆腐2块,体寒加猪脚1只。

〔用法〕加水炖烂,吃肉喝汤。

〔主治〕急性关节炎。

方七

〔配方〕鲜紫茉莉根120克,白鸡冠花、白木槿花各15克。

〔用法〕水煎服。

〔主治〕湿热白带。

方八

〔配方〕鲜紫茉莉根60克。

〔用法〕水煎服。

〔主治〕前列腺炎,糖尿病,尿路感染,宫颈糜烂,痢疾。

百草良方
白话精解

【来源】为蓼科植物萹蓄,但植物体无白色粉霜,叶具柄。

萹　　蓄

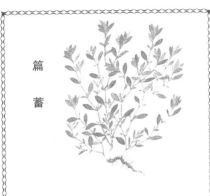

萹蓄

【别名】扁竹、百节草、路柳、扁蔓、白辣柳。

【生长环境】我国南北各地均有分布。生于路旁、旷野、庭院中。

【形态特征】一年生草本,高可达 60 厘米。茎绿色,平卧地上或向上斜升,表面具纵条纹。叶互生,柄极短,托鞘膜质,淡褐色,先端二裂;叶片椭圆形或披针形,全缘或略带波状起伏。茎、叶有时有白粉。花小,数个簇生于叶腋,绿白色,花蕾带红色;自茎基部直至顶端,均生有花。瘦果三角形,黑色。夏、秋采茎叶,鲜用或晒干。

【性味功效】味苦,性微寒。利尿通淋,杀虫止痒。

【验方精选】

方一

〔配方〕萹蓄 30 克。

〔用法〕水煎服,每日 1 剂。

〔主治〕热淋、淋浊。

方二

〔配方〕萹蓄 50 ～ 100 克(鲜品不拘多少)。

〔用法〕水煎。分 2 次服,每日 1 剂。

〔主治〕牙痛。

方三

〔配方〕萹蓄、海金沙藤各 15 克,车前草 30 克。

〔用法〕水煎服。

〔主治〕尿道炎,小便不畅,尿道涩痛。

方四

〔配方〕萹蓄 100 克。

〔用法〕水煎,分 2 次服,每日 1 剂。

〔主治〕蛲虫病、驱虫止痒。

方五

〔配方〕萹蓄 200 克。

〔用法〕水煎。熏洗患处,每日 2 次,每日

1 剂。

〔主治〕肛门湿疹、利湿止痒。

方六

〔配方〕鲜萹蓄 30 克。

〔用法〕捣烂,加入适量生石灰水,再调入鸡蛋清 1 个。涂敷患处。

〔主治〕流行性腮腺炎。

方七

〔配方〕萹蓄 50 克(或鲜品 250 克)。

〔用法〕加水煎汁,每日服 3 次,4 ～ 7 日为 1 个疗程。临床症状消失后继续治疗 4 日,17 岁以下者用量根据年龄酌减。

〔主治〕细菌性痢疾。

方八

〔配方〕萹蓄 100 克。

〔用法〕水煎去渣,乘温熏洗患处,可使用 2 ～ 3 次,下次加温再洗。

〔主治〕湿疹、阴道滴虫、妇女外阴部瘙痒。

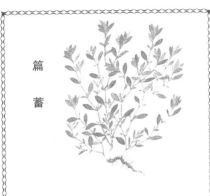

百草良方

白话精解

十二画

鼠 曲 草

【别名】佛耳草、清明菜、白头艾，田艾。

【生长环境】我国大部分省区有分布。多生于稻田、耕地、草地。

【形态特征】一年生草本，高 10～40 厘米。茎基部分枝多，直立或斜生，密生白色绵毛。叶片匙状倒披针形或倒卵状匙形，两面均有白色绵毛。1～4 月开花，花小，黄色或淡黄色，组成头状花序，在枝顶密集成伞房花序。8～11 月结果，果实小，倒卵形，顶端有冠毛，冠毛污白色，长约 1.5 毫米，基部联合成 2 束。茎叶或全草于春、夏季花开时采收，鲜用或晒干备用。

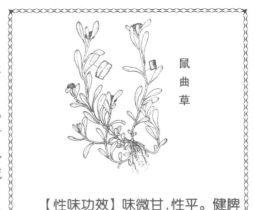

鼠曲草

【性味功效】味微甘，性平。健脾利湿、宣肺止咳、祛风湿。

【验方精选】

方一

〔配方〕鼠曲草 30 克。

〔用法〕水煎，红糖调服。

〔主治〕痢疾，肠炎，泄泻。

方二

〔配方〕鼠曲草、胡颓子、盐肤木各 15 克，枇杷叶、白前各 10 克。

〔用法〕水煎服。

〔主治〕急慢性支气管炎。

方三

〔配方〕鲜鼠曲草 30 克。

〔用法〕水煎服；另取鲜鼠曲草叶调米饭捣烂敷患处。

〔主治〕无名肿毒，对口疮。

方四

〔配方〕鲜鼠曲草 60 克。

〔用法〕水煎服。

〔主治〕脾虚浮肿。

方五

〔配方〕鲜鼠曲草 30 克。

〔用法〕水煎，加红糖 15 克调服，于每年春初服，连服 7～10 日。

〔主治〕预防肝炎。

方六

〔配方〕鲜鼠曲草 100 克，用猪瘦肉 120 克煮汤。

〔用法〕以汤煎药服。

〔主治〕白带异常。

方七

〔配方〕鼠曲草、金樱根各 30 克，芡实 20 克。

〔用法〕用猪瘦肉 120 克煮汤，以汤煎药服。

〔主治〕遗精。

百草良方 白话精解

【来源】为蜈蚣科动物少棘巨蜈蚣的干燥体。

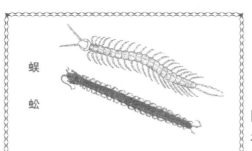

蜈
蚣

【性味功效】味辛、咸,性温;有毒。熄风止痉,解毒散结,通络止痛。

蜈　　蚣

【别名】天龙、百脚、蜘蛆。

【生长环境】我国各地均有分布。

【形态特征】体型扁平而长,全体由22个同型环节组成,长6~16厘米,宽0.5~1.1厘米。栖居于潮湿阴暗处。头部红褐色,头板近圆形,有1对多节的长触角。步肢21对。夏季捕捉,用沸水烫过,晒干或烘干;用两端削尖(长于虫体)的竹片,插入头尾两部,绷直晒干。

【验方精选】

方一

〔配方〕蜈蚣1条。

〔用法〕研末。冲服,每日3次。

〔主治〕偏头痛。

方二

〔配方〕蜈蚣270条。

〔用法〕去头、足,烘干,研细末,每次3克,每日3次,开水送服,连服1个月。如进行第二疗程,中间停药休息1周。

〔主治〕空洞型肺结核。

方三

〔配方〕蜈蚣1条。

〔用法〕取鸡蛋1个,捅入蜈蚣蒸熟。服食,每日2~3次。

〔主治〕坐骨神经痛。

方四

〔配方〕蜈蚣6条。

〔用法〕浸入白酒300毫升。每日喝药酒2~3次,每次10~20毫升。

〔主治〕雷诺氏病。

方五

〔配方〕蜈蚣适量。

〔用法〕研粉,每日服3次,每次1克。另取蜈蚣粉20克放入250克生桐油内浸泡10日后,外搽患处。

〔主治〕骨髓炎。

方六

〔配方〕蜈蚣3条。

〔用法〕置瓦片上焙干,研末,加适量鸡蛋清调匀。涂在皮损处,每日5~6次。

〔主治〕带状疱疹。

方七

〔配方〕蜈蚣15条。

〔用法〕焙干,研末,每次1条,每日3次,连服3~5日。如无副作用,可再服。

〔主治〕食管癌、乳腺癌,皮肤癌、子宫颈癌。

方八

〔配方〕蜈蚣适量。

〔用法〕置于瓦片上,用文火焙干,研为细末,加适量香油调成糊状。外搽患处,一般每天搽3~5次。

〔主治〕带状疱疹。

【来源】为大戟科植物蓖麻的干燥成熟种子。

蓖麻子

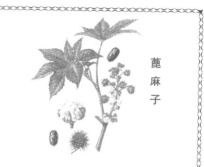

蓖麻子

【别名】蓖麻仁、大麻子、金豆、红大麻厂、千斤吊、红蓖麻等。

【生长环境】我国大部分地区有栽培。生于村边、路旁等地。

【形态特征】一年生或多年生常绿灌木状草本，高2~4米。茎绿色或紫红色，有白粉。单叶互生；叶片掌状5~11分裂，长可达50厘米，边缘有不规则锯齿。花单性；红色。蒴果球形；有刺，成熟时开裂，种子扁广卵形，平滑，有光泽，有淡红棕色的斑纹。花期7~9月，果期10月。秋季采子，晒干。

【性味功效】味甘、辛，性平，小毒。消肿拔毒，通经导滞。

【验方精选】

方一

〔配方〕红蓖麻根（红茎红叶者）60克，鸡蛋1~2个，黑醋适量。

〔用法〕先将鸡蛋破壳煮熟，再放入蓖麻根、黑醋，水煎服。每日1剂，连服数日。

〔主治〕癫痫。

方二

〔配方〕蓖麻子适量。

〔用法〕先用热水将鸡眼周围角质层浸软，用刀刮去。然后取上药，用铁丝将其串起置火上烧去外壳，待出油时趁热按在鸡眼上，包扎固定。

〔主治〕鸡眼。

方三

〔配方〕蓖麻子仁20粒，猪大肠头250克。

〔用法〕用砂锅装好，加水炖2小时，去渣，分4次2日内服完。隔日再服1~2剂。

〔主治〕脱肛。

方四

〔配方〕鲜蓖麻茎叶适量。

〔用法〕水煎，乘热熏洗患处。

〔主治〕风湿关节痛，肌肤麻痹，疥癣瘙痒。

方五

〔配方〕蓖麻子适量。

〔用法〕去壳取仁，捣成泥状。敷于患侧下颌关节及口角部（厚约0.3厘米），外加纱布绷带固定，每日换药1次。

〔主治〕面神经麻痹。

方六

〔配方〕蓖麻子14粒。

〔用法〕将蓖麻子敲去壳，捣烂，分做2个小饼，分别敷于产妇两足心（涌泉穴），外用胶布固定，嘱产妇仰卧片刻，胎盘可下。胎盘下后即去掉药饼。

〔主治〕产后胎盘滞留。

方七

〔配方〕鲜蓖麻叶、鲜一点红、鲜酢浆草、鲜地胆草各适量，黄糖少许。

〔用法〕捣烂敷患处。

〔主治〕疖肿，无名肿毒。

十三画

百草良方 白话精解

【来源】为双子叶药豆科植物槐的花朵或花蕾。

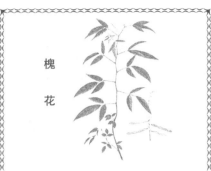

槐花

【性味功效】味苦,性微寒。凉血、止血,清肝泻火。

槐　花

【别名】槐米、豆槐、白槐、细叶槐、金药树。

【生长环境】我国大部分地区有分布。生于山坡、平地,多栽培于庭园。

【形态特征】落叶乔木。树皮粗糙纵裂,内皮鲜黄色,有臭气;幼枝绿色,皮孔明显。羽状复叶互生,长达 25 厘米,叶柄基部膨大;小叶 7 ~ 17 片,卵状长圆形或卵状披针形,表面深绿色,无毛,背面苍白色,贴生短细毛,主脉于下面显著隆起。花蝶形黄白色。荚果(槐角)长而有节,呈连珠状,绿色,无毛,肉质,不开裂。种子肾形。花蕾,果实入药,夏、秋采收晒干。

【验方精选】

方一

〔配方〕槐花适量。

〔用法〕炒黄,研为细末。每次 3 克,每日 2 次,饭后用温开水服用。

〔主治〕银屑病。

方二

〔配方〕槐米 200 克,糯米 100 克。

〔用法〕共炒黄研末,每日清晨开水送服 10 克,连续服用。服药期间忌糖。

〔主治〕颈淋巴结核。

方三

〔配方〕鲜槐花、鲜白茅根、鲜小蓟根、鲜生地各 30 克,侧柏叶 15 克,牡丹皮 10 克,红枣 10 枚。

〔用法〕水煎服。

〔主治〕出血性紫癜。

方四

〔配方〕槐花 12 克,白茅根 30 克,仙鹤草 15 克。

〔用法〕水煎服。

〔主治〕吐血,鼻衄,尿血,便血,子宫出血。

方五

〔配方〕槐花、草决明各 12 克,菊花 15 克。

〔用法〕水煎服。

〔主治〕高血压,头晕目赤。

方六

〔配方〕槐花 15 克。

〔用法〕煎水当茶常饮。

〔主治〕预防和治疗血管硬化。

方七

〔配方〕槐花适量。

〔用法〕取上药 2 份,另取糯米 1 份,炒黄研末。每日早晨空腹服 10 克,服药期间禁止服糖。

〔主治〕颈淋巴结核。

方八

〔配方〕槐角、地榆、黄芩、当归各 10 克,防风 5 克。

〔用法〕共研细粉,吞服。

〔主治〕大便出血,痔疮出血。

百草良方 白话精解

【来源】为菊科植物蒲公英的全草。

蒲公英

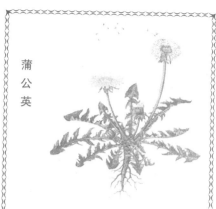

蒲公英

【性味功效】味苦、甘,性寒。清热解毒,利尿散结。

【别名】蒲公英、仆公罂、地丁、黄花郎、白鼓、狗乳草、鬼灯笼、茅萝卜。

【生长环境】我国大部分地区均有分布。生于田野、路旁、山坡草地及深岸沙地。

【形态特征】多年生草本,含白色乳汁,根深长,单一或分枝。叶根生,排成莲座状;叶片矩圆状披针形、倒披针形或倒卵形,先端尖或钝,基部狭窄,下延成叶柄状,边缘浅裂或作不规则羽状分裂,裂片齿牙状或三角状,全缘或具疏齿,绿色,被白色丝状毛。花茎上部密被白色丝状毛;4~5月开花,全部为舌状花。6~7月结果,瘦果倒披针形,外具纵棱,有多数刺状突起,顶端具喙,着生白色冠毛。

春、夏开花前或刚开花时连根挖取,除净泥土,晒干。

【验方精选】

方一

〔配方〕蒲公英适量。

〔用法〕研末。用甘油与75%酒精按1:3比例调成糊状敷于患处,每日换药1次。

〔主治〕痈疖疮疡、急性乳腺炎等。

方二

〔配方〕蒲公英根(或全草)15克,甜酒10毫升。

〔用法〕水煎二次去渣,混合后分3次饭后半小时服。

〔主治〕慢性胃炎。

方三

〔配方〕蒲公英60克。

〔用法〕加水煎煮取汁2碗。温服1碗,剩下1碗趁热熏洗。

〔主治〕甲亢术后突眼加重症。

方四

〔配方〕鲜蒲公英20克。

〔用法〕捣烂,加鸡蛋清1个搅匀,再加白糖少许,共捣成糊状。摊于纱布上外敷患处,每日换药1次。

〔主治〕流行性腮腺炎。

方五

〔配方〕鲜蒲公英100~200克(干品50~100克)。

〔用法〕水煎服,每日1剂。有便血者,将蒲公英干品炒至微黄用。一般使用2~4剂即可止血消肿止痛。对内痔嵌顿、血栓外痔及炎性外痔,则配合水煎熏洗。

〔主治〕痔疮。

方六

〔配方〕蒲公英根30克。

〔用法〕水煎分3次服,连服三日。

〔主治〕产后宫缩疼痛。

百草良方白话精解

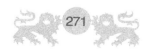

十三画

【来源】为金缕梅科植物枫香树的干燥成熟果序。

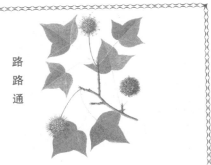

路路通

路路通

【别名】枫果、枫实、枫香果、枫球子、狼眼等。

【生长环境】我国中原地带及西南、华南、东南等地均有分布。生于湿润及土壤肥沃的地方。

【形态特征】落叶乔木。树皮幼时灰白,平滑,老时褐色、粗糙。叶互生;托叶线形,叶片心形,3～4月开花,花单性,雌雄同株,无花被;雄花淡黄绿色,成总状序,有锈色细长毛。9～10月结果,复果圆球形,表面有刺,蒴果多数,密集于复果之内,长椭圆形,成熟时顶孔开裂。种子多

【性味功效】味苦,性平。祛风通络,利水除湿。枫香树根:味辛、苦,性平。祛风除湿、消肿。枫香树皮:味辛、涩,性平,有小毒。解毒、止泻。枫香树叶:味苦、辛、涩,性微温。行气消肿、活血散瘀。

数,细小,扁平,棱上有时略有翅。根于秋冬采挖,鲜用或晒干备用。根脂春季采收,树皮夏季采收。

【验方精选】

方一

〔配方〕路路通7只。

〔用法〕水煎去渣,加鸭蛋3只(去壳)同煮,服汤食蛋。

〔主治〕荨麻疹。

方二

〔配方〕路路通15克,猪瘦肉80克。

〔用法〕加水炖,去滓,食肉喝汤。

〔主治〕头痛、头晕、耳鸣。

方三

〔配方〕路路通、薜荔果(王不留行)、土党参、麦冬各15克,通草6克。

〔用法〕水煎服。

〔主治〕产妇乳汁不通。

方四

〔配方〕鲜枫香树嫩叶捣烂加白茅根花适量塞鼻孔,另用白茅根、栀子根各15克。

〔用法〕水煎服。

〔主治〕鼻衄。

方五

〔配方〕枫香脂10克。

〔用法〕研细粉,温开水冲服。

〔主治〕胃痛。

方六

〔配方〕鲜枫香树根30克,鲜桃金娘根100克,百草霜6克。

〔用法〕将上药炒干,水煎冲酒服。

〔主治〕妇女血崩。

方七

〔配方〕鲜枫香树二层皮、鲜枫香树节各30克,鸡蛋2只。

〔用法〕共炖服。

〔主治〕腰痛。

十三画

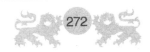

【来源】为楝科植物香椿树皮或根皮的韧皮部。

椿 白 皮

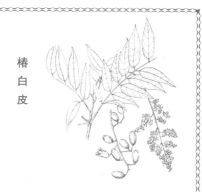

椿白皮

【别名】香椿皮、春颠皮、椿根白皮、香树。

【生长环境】我国各地有栽培。野生于中山区以下林中,栽培于屋旁、田园。

【形态特征】乔木。高可达 15 米。树皮赭褐色,小枝幼时具柔毛。双数羽状复叶互生,有特殊气味;对生或近对生,具短柄;长圆形至披针状长圆形,基部偏斜,圆或阔楔形,先端尖,全缘或有稀疏锯齿,叶脉或脉间有长束毛;叶柄红色,基部肥大。夏季开花,白色,圆锥花序顶生。花、叶均有特殊香气。蒴果椭圆形或卵圆形,顶端开裂为 5 瓣。种子翅。全年可采树皮,除去粗皮,鲜用或晒干。

【性味功效】味苦、涩,性凉。清热燥湿,涩肠,止血。

【验方精选】

一
〔配方〕椿根白皮 60 克。
〔用法〕水煎,分 2 次服。每日 1 剂,连服~5 日。
〔主治〕淋浊、白带。

二
〔配方〕鲜香椿果 30 克,猪瘦肉 100 克。
〔用法〕水炖服。
〔主治〕胃脘胀闷。

三
〔配方〕香椿树根皮 20 克。
〔用法〕水煎分 2 次服,每日 1 剂,连服~5 日。
〔主治〕胃溃疡出血。

四
〔配方〕香椿子 15 克。
〔用法〕水煎服。
〔主治〕疝气痛。

五
〔配方〕鲜椿白皮 60 克,猪瘦肉 50 克。

〔用法〕加水炖烂,喝汤食肉。
〔主治〕痔疮出血。

方六
〔配方〕椿花(椿树果)10 克,猪瘦肉 30 克。
〔用法〕加水炖烂,喝汤食肉。
〔主治〕风湿性关节炎,关节疼痛。

方七
〔配方〕椿白皮 10 克,粟米 15 克。
〔用法〕椿白皮煎水去渣与粟米同煮粥吃。
〔主治〕小儿消化不良,腹泻。

方八
〔配方〕椿根白皮 100 克,金银花、地榆炭各 50 克。
〔用法〕共烘干,研细末,每服 6 克,温开水送服,每日 3 次,连服 3~5 日。
〔主治〕便血。

百草良方白话精解

【来源】为膜翅目蜜蜂科昆虫中华蜜蜂所酿的蜜。

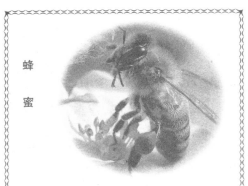

蜂 蜜

蜂 蜜

【别名】白蜜、蜜糖、蜂糖。

【生长环境】我国大部分地区都适合蜜蜂生长。蜂蜜主产于湖北、河南、江苏、浙江、广东、四川、云南等省。

【形态特征】由蜜蜂采的花粉所酿。以水分少、有油性、稠如凝脂、用木棍挑起时蜜汁下流如丝状不断,并且盘曲如折叠状、味甜不酸、气芳香、洁净无杂质为佳品。蜜于春至秋季采收,滤过备用。蜂蜡于采蜜后将蜂巢置水中加热,滤过,冷凝取蜡或再精制后备用。贮藏宜放罐内盖紧,置阴凉干燥处,防灰尘,防高热。

【性味功效】味甘,性平。补中、润燥、止痛、解毒。蜂蜡:味甘,性微温。收涩、敛疮、生肌、止痛。

【验方精选】

方一

〔配方〕蜂蜜适量。

〔用法〕开水冲服,每日早、晚各1次。

〔主治〕肠燥便秘,干咳无痰。

方二

〔配方〕蜂蜜30克,食盐6克。

〔用法〕开水冲服。

〔主治〕习惯性便秘。

方三

〔配方〕蜂蜜30克(冲服),甘草15克。

〔用法〕水煎甘草取汁冲蜂蜜服。

〔主治〕十二指肠溃疡。

方四

〔配方〕蜂蜜30克。

〔用法〕每日早晨用开水冲服。

〔主治〕妊娠便秘。

方五

〔配方〕蜂蜜适量。

〔用法〕蒸熟常服,每次服1匙,每日服3次。

〔主治〕高血压,低色素性贫血,心脏病,

肝脏病,冠状动脉硬化,胃及十二指肠溃疡(用于溃疡宜饭前空腹服)。

方六

〔配方〕杏仁10克,核桃仁30克,蜂蜜60克。香油少许。

〔用法〕香油炸杏仁、桃仁,研细粉,用蜂蜜炼拌。分2次调开水口服。或用蜂蜜30克,开水调服。

〔主治〕肺燥咳嗽,大便燥结,习惯性便秘。

方七

〔配方〕蜂蜜30克(冲服),沙参、茯苓各10克,生地黄15克。

〔用法〕水煎冲蜂蜜服。

〔主治〕虚劳干咳。

方八

〔配方〕蜂蜡30克,豆油290克,煮沸成膏。

〔用法〕创面用生理盐水洗净,涂患处。或蜂蜜适量,先用生理盐水洗净创面,然后涂蜂蜜于患处。

〔主治〕轻度水火烫伤。

 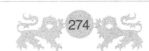

【来源】为茜草科植物蓬子菜的全草。

蓬子菜

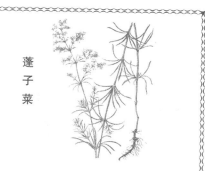

蓬子菜

【别名】月经草、黄牛尾、鸡肠草、疔毒蒿。

【生长环境】我国长江流域的下游大部分地区均有分布。生于山坡草丛及荒地。

【形态特征】多年生草本植物,高 15～40 厘米。茎近直立,密被短柔毛。叶 6～10 片轮生,狭条状,两侧密被柔毛,边缘反卷。聚伞圆锥花序,稍紧密,花小,黄色。果小,果瓣双生,近球状。花期 7 月,果期 8～9 月。双悬果,扁球形,无毛。全草夏、秋采收。

【性味功效】味微辛、苦,性寒。清热解毒,行血,止痒。

【验方精选】

方一

〔配方〕蓬子菜 30 克,芦根 15 克,栀子 克,蒲公英 20 克。

〔用法〕水煎服,每日 1 剂,连服 5～7 日。

〔主治〕胆囊炎。

方二

〔配方〕蓬子菜、茵陈、白茅根各 30 克,大青叶 20 克。

〔用法〕水煎服,每日 1 剂,连服 5～7 日。

〔主治〕湿热黄疸。

方三

〔配方〕鲜蓬子菜适量。

〔用法〕捣烂取汁,涂患处,或连渣外敷患处。

〔主治〕虫咬皮炎。

方四

〔配方〕鲜蓬子菜 30 克,鲜筋骨草 25 克。

〔用法〕水煎,去渣,频频含咽。

〔主治〕咽喉肿痛。

方五

〔配方〕鲜蓬子菜 100 克。

〔用法〕洗涤,捣烂,加冷开水适量,绞汁外涂患处。

〔主治〕急性荨麻疹。

方六

〔配方〕鲜蓬子菜适量。

〔用法〕洗净,捣烂,绞汁外涂患处,或连渣外敷患处。

〔主治〕疮疖毒。

方七

〔配方〕鲜蓬子菜 1 000 克,黄柏 15 克(研末)。

〔用法〕将蓬子菜加水煎,煎成 600 毫升浓液,过滤,加入黄柏细末再熬成膏,外用适量,涂患处。

〔主治〕稻田皮炎。

方八

〔配方〕鲜蓬子菜适量。

〔用法〕揉搓患处。

〔主治〕皮肤瘙痒。

百草良方 白话注解

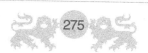
十三画

【来源】为石竹科多年生宿根草本花卉。

满 天 星

【别名】龙鳞草、天星草、猫爪草、明镜草、天胡荽。

【生长环境】分布于我国中部、南部、西南各省、区。生长于田边、水沟边或水渠石缝中等阴湿处。

【形态特征】多年生草本。茎横走，节上生根。单叶互生，肾形或圆形，基部心脏形，5～7浅裂，叶柄长。夏季开两性花，为腋生的伞形花序，小花无柄，密生呈头状，花萼4浅裂；花瓣4枚，白色，卵圆形，雄蕊4枚，花丝白色。果扁圆形，细小，常有红色小斑点。全年可采全草。鲜用或晒干备用。

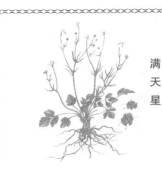

满天星

【性味功效】气微香，味辛，性凉。清热解毒，除痰止咳。

【验方精选】

方一

〔配方〕满天星适量。

〔用法〕捣烂，敷患处。

〔主治〕乳痈。

方二

〔配方〕满天星适量。

〔用法〕捣烂，用醋调匀，取汁含漱，日含漱3～5次。

〔主治〕齿龈出血。

方三

〔配方〕满天星、车前草各30克。

〔用法〕水煎服。

〔主治〕湿热黄疸。

方四

〔配方〕满天星30克，旱莲草25克。

〔用法〕捣烂，加生盐少许，用开水多次冲服。

〔主治〕小儿风热。

方五

〔配方〕鲜满天星15克，鸡肝1具（或猪肝60克）。

〔用法〕取鲜草洗净，拌鸡肝（切碎），蒸熟，吃肝喝汤。连吃3～5次。

〔主治〕疳积，眼中生翳。

方六

〔配方〕鲜满天星、猪瘦肉各120克，鲜海金沙藤叶30克。

〔用法〕先将前两味药洗净切碎，用纱布包好，与切好的瘦猪肉拌匀，加水炖烂，去药渣，吃肉喝汤，每日1剂。

〔主治〕尿路结石。

方七

〔配方〕鲜满天星适量，食盐少许。

〔用法〕取鲜草30～60克，水煎服。另取鲜草适量，加食盐少许，捣烂绞汁含漱。

〔主治〕喉炎。

方八

〔配方〕满天星、积雪草各30克，野菊花25克。

〔用法〕水煎服，每日1剂。

〔主治〕急性肾炎。

百草良方 白话详解

十三画

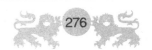

榆 白 皮

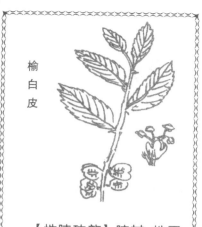

榆白皮

【别名】榆皮。

【生长环境】我国大部分地区均有分布。

【形态特征】落叶乔木,高可达 18 米。树皮暗灰褐色,粗糙,有纵沟裂;小枝柔软,有毛,淡灰黄色。单叶互生;倒卵形、椭圆状卵形或椭圆状披针形,先端锐尖或渐尖,基部圆形或楔形,边缘通常单锯齿,上面暗绿色,无毛,下面幼时有短柔毛,老时仅脉腋有白色茸毛;叶柄有毛;托叶披针形,有毛。3～4 月开花。花先叶开放,簇生,有短梗。翅果倒卵形或近圆形,光滑,先端有缺口。种子位于中央,与缺口相接。春季或 8～9 月间割下老条,立即剥取内皮晒干。

【性味功效】味甘,性平。利水,通淋,消肿。

【验方精选】

方一

〔配方〕榆白皮、当归、益母草各 15 克。

〔用法〕水煎服。

〔主治〕流产后血不止。

方二

〔配方〕榆白皮、篇蓄各 15 克,石韦、白茅根各 30 克。

〔用法〕水煎,分 2 次服。

〔主治〕小便涩痛,尿血。

方三

〔配方〕榆根白皮 12 克。

〔用法〕水煎分 2 次早晚分服,每日 1 剂,连服 3～5 日。

〔主治〕喘咳,咯痰不爽。

方四

〔配方〕榆白皮 60 克,小蓟、地丁、蒲公英、马齿苋各 15 克。

〔用法〕共烘干,研细末,干洒或麻油调敷患处。

〔主治〕褥疮、皮肤感染。

方五

〔配方〕榆白皮 30 克。

〔用法〕水煎分 2 次服,每日 1 剂,连用 3～5 日。

〔主治〕虚劳小便白浊。

方六

〔配方〕鲜榆叶适量,白糖少许。

〔用法〕捣烂敷患处,每日换 1 次。

〔主治〕疖肿。

方七

〔配方〕榆叶适量。

〔用法〕研细末,干洒伤口,加压包扎。亦可采鲜叶,洗净捣烂,敷贴伤口。

〔主治〕刀伤出血。

方八

〔配方〕榆白皮适量。

〔用法〕烘干,研细末,每用适量,鸡蛋清调涂患处。

〔主治〕丹毒。

十三画

百草良方（白话精解）

【来源】为天南星科植物石蜘蛛的干燥全株。

滴 水 珠

【别名】石半夏、一滴珠、天灵芋、独龙珠、石里开。

【生长环境】长江以南诸省均有分布。多生于阴湿的草丛中、岩石边和陡峭的石壁上。

【形态特征】多年生草本。高 15～20 厘米。块茎球形。叶片戟形或心形，长 6～9 厘米，绿色或淡紫色，叶片与叶柄的连接处各生 1 株芽。自基部生出肉状花序，外有佛焰苞，花序轴附属物外露细长。块茎入药，春、夏采收。

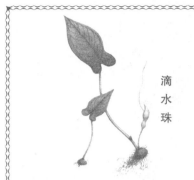

滴水珠

【性味功效】味辛，性温，有小毒。止痛、行瘀、消肿、解毒。

【验方精选】

方一

〔配方〕滴水珠鲜板。

〔用法〕捣烂敷患处。

〔主治〕跌打损伤。

方二

〔配方〕滴水珠根 1～2 个。

〔用法〕捣烂，温开水送服。

〔主治〕急性胃痛。

方三

〔配方〕滴水珠、蓖麻子各等量。

〔用法〕捣烂和凡士林或猪油调匀，外敷患处。

〔主治〕乳痈，肿毒。

方四

〔配方〕滴水珠适量。

〔用法〕研末装胶囊，每粒含 0.5 克。每次服 2 粒，每日 2～3 次。

〔主治〕头痛，神经痛，腹痛，漆疮及其他过敏性皮炎。

方五

〔配方〕滴水珠（完整不破损）鲜根 3 克。

〔用法〕整粒用温水吞服，不可嚼碎。另

以滴水珠鲜根加食盐或白糖捣烂，敷患处。

〔主治〕腰痛。

方六

〔配方〕滴水珠鲜根 2 个。石胡荽（鲜）适量，甜酒少许。

〔用法〕捣烂外敷。

〔主治〕挫伤。

百草良方 白话精解

赛　　葵

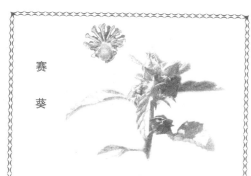

赛葵

【别名】黄花棉、黄花草。

【生长环境】福建、台湾、广东、广西、海南、云南等省区有出产。多生于村边、路旁、草地上。

【形态特征】多年生草本,高 40～80 厘米。根粗壮,土黄色。茎直立,嫩枝有星状粗伏毛。叶片卵状披针形或卵形,边缘有锯齿,两面均有疏生伏贴的柔毛;托叶钻形,全年开花,花黄色,单朵或 2 朵生于叶腋,有柄;小苞片 3 片,狭条形,花萼 5 裂,外面有糙毛;花瓣 5 片,雄蕊多数,花丝合生成柱。全年结果,果实扁球形,由 8～12 个分果片组成,分果片肾形,上部有硬毛,近顶部有 1 条刺,背部中央有 2 条短刺。全草四季可采,鲜用或晒干。

【性味功效】味微甘,性凉。清热利湿、祛瘀消肿。

【验方精选】

方一

〔配方〕赛葵 30 克。

〔用法〕水煎服。

〔主治〕急性黄疸型肝炎。

方二

〔配方〕赛葵、鬼针草各 30 克。

〔用法〕水煎服。

〔主治〕急性黄疸型肝炎;也可用于预防肝炎。

方三

〔配方〕赛葵、独脚金各 10 克。

〔用法〕水煎服。

〔主治〕小儿食滞,小儿疳积。

方四

〔配方〕赛葵 30 克,地耳草、功劳木各 10 克。

〔用法〕水煎服。

〔主治〕急性黄疸型肝炎。

方五

〔配方〕赛葵、小飞扬草各 30 克。

〔用法〕水煎服。

〔主治〕肠炎,菌痢。

方六

〔配方〕赛葵 30 克,土茯苓、木通各 15 克。

〔用法〕水煎服。

〔主治〕湿热腹泻。

方七

〔配方〕赛葵、积雪草各 15 克,桑白皮、毛冬青各 10 克。

〔用法〕水煎服。

〔主治〕肺燥咳嗽。

方八

〔配方〕赛葵 15 克,栀子 3 克,生锈铁钉 2 枚。

〔用法〕水煎服。

〔主治〕急性黄疸型肝炎。

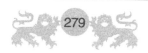

蜘 蛛 抱 蛋

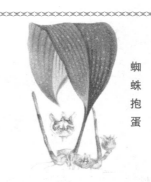

蜘
蛛
抱
蛋

【别名】山蜈蚣、九龙盘、一帆青、竹叶盘、九节龙、单枝白叶。

【生长环境】我国南方各省、区为主要产区。多生长于深山林下或河旁阴湿地方。

【形态特征】多年生草本。根茎粗壮而横卧，并有发达的小根。叶从根茎上生出，暗绿色，革质，直立，椭圆状披针形或卵状披针形，全缘或波状，先端急尖，基部狭，形成沟状，有长柄。3～4月开花，从根茎抽出，花梗短，花冠钟状，径约1厘米，粉红色，裂片紫褐色。浆果球形，夏、秋季结果，种子只有1颗。全年可采根，洗净切段晒干备用或鲜用。

【性味功效】味甘、微苦，性平。清热利尿、活血通经。

【验方精选】

方一

〔配方〕蜘蛛抱蛋鲜根60克。

〔用法〕煎水服。

〔主治〕感冒高热。

方二

〔配方〕蜘蛛抱蛋、大通草、木通各等份。

〔用法〕水煎服。

〔主治〕砂淋。

方三

〔配方〕蜘蛛抱蛋全草30～50克。

〔用法〕水煎服。

〔主治〕风火头痛，牙痛。

方四

〔配方〕蜘蛛抱蛋10～15克。

〔用法〕水煎服。

〔主治〕经闭腹痛。

方五

〔配方〕蜘蛛抱蛋30克，山枇杷叶25克，一点红15克。

〔用法〕水煎服。

〔主治〕肺热咳嗽。

方六

〔配方〕蛛蛛抱蛋根30～60克。

〔用法〕酒、水各半煎汤服，同时取鲜根适量，捣烂敷患处。

〔主治〕跌打扭伤、骨折。

方七

〔配方〕九龙盘适量。

〔用法〕研末，成人3克，小儿1.5克，用开水吞服。

〔主治〕疟疾。

百草良方白话精解

十四画

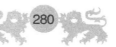

【来源】为蝉科昆虫黑蚱的若虫羽化时脱落的皮壳。

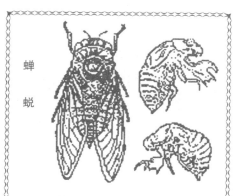

蝉蜕

【性味功效】味甘、性寒。散风除热、利咽、透疹、退翳、解痉。

蝉　　蜕

【别名】蝉衣、蝉壳、蝉退壳、知了皮。

【生长环境】我国大部分省区有产,以山东、河北产量较大。

【形态特征】雌雄虫同形,体黑色,有光泽;雄虫体较长,长4.4~4.8厘米,雌虫体稍短;头部宽;复眼2个,淡黄褐色,单眼3个;位于复眼中央,排列呈三角形;触角1对,短小;翅2对,膜质透明,翅脉明显,前翅大,后翅小,翅基部黑褐色;雄虫有鸣器,雌虫则无;足3对,腿节上的条纹、胫节基部及端部均黑色;腹部各节黑色。羽化时脱落的皮壳(蝉蜕)外形似蝉而中空,椭圆形而弯曲,表面棕黄色,半透明;腹部有足3对,有黄棕色细毛。此物的成虫多栖息在平原或山区的阔叶树上,盛夏时雄蝉长鸣不休,交尾后即死去,雌蝉在树皮下产卵。蝉羽化时爬至树干上,蜕壳留在树枝上。皮壳于夏、秋季收集,除去泥沙,晒干备用。

【验方精选】

方一

〔配方〕蝉蜕适量。

〔用法〕炒焦研末,过筛,加炼蜜制成蜜丸,每丸重9克。每日服2~3次,每次1丸,温开水送下。

〔主治〕慢性荨麻疹。

方二

〔配方〕蝉蜕15克。

〔用法〕煎水洗。

〔主治〕小儿阴部肿痛或阴茎肿大。

方三

〔配方〕蝉蜕25克,浮萍15克,白花蛇舌草20克,益母草30克。

〔用法〕水煎服,每日1剂。

〔主治〕急性肾炎。

方四

〔配方〕蝉蜕50~100克。

〔用法〕烘干,研成极细粉。先用1%的白矾水将脱肛部分洗净,涂以香油,再涂本品,然后缓缓地将脱肛还纳。每日1次,直至痊愈。

〔主治〕小儿脱肛。

方五

〔配方〕蝉蜕适量。

〔用法〕去头足,每次用9克加水500~600毫升,煎至400毫升,去渣加适量红糖。1次服完,若5~6小时后还不能解小便,可再服1次。

〔主治〕产后尿潴留。

百草良方 白话精解

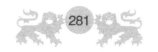

十四画

【来源】为双子叶植物药大戟科植物毛果算盘子的枝叶。

漆 大 姑

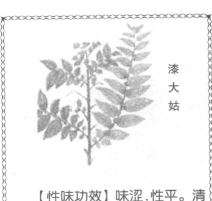

漆大姑

【别名】漆大伯、毛果算盘子。

【生长环境】我国大部分省、区均有分布。多生长于山坡、山谷、路边向阳处灌木丛中。

【形态特征】落叶灌木,高可达1米;枝密被淡黄色长柔毛。叶互生,纸质,卵形或卵状披针形,两面披毛,边全缘。花单性,雌雄同株,无花瓣,单生或2~4朵簇生于叶腋内,全年开放;雌花位于小枝上部的叶腋内,花梗极短或无花梗;萼片6片,长圆形;花柱合生呈圆柱状;雄花生于雌花的下部叶腋或不同的小枝上,花梗长达1厘米。果通常单生,扁球形,直径8~10厘米,有5条纵沟,密被长柔毛,顶端具宿存的花序。全年可采根、叶。根晒干备用,叶干用或鲜用。

【性味功效】味涩,性平。清热解毒,祛湿止痒,收敛止泻。

【验方精选】

方一

〔配方〕漆大姑全株15~30克。

〔用法〕水煎服。

〔主治〕牙痛,肠炎,痢疾,脱肛。

方二

〔配方〕漆大姑30克,龙芽草、饿蚂蝗、野菊花各25克。

〔用法〕水煎服。

〔主治〕急性胃炎。

方三

〔配方〕漆大姑适量。

〔用法〕捣烂敷患处。

〔主治〕跌打挫伤。

方四

〔配方〕漆大姑鲜叶适量。

〔用法〕水煎外洗,或用根研末撒布创面。

〔主治〕烧伤、湿疹。

方五

〔配方〕漆大姑全株30克。

〔用法〕水煎服。

〔主治〕风湿性关节炎。

方六

〔配方〕漆大姑30克,鲜白背叶2张,不出林6克,车前草15克,鱼腥草18克,仙鹤草30克。

〔用法〕水煎服,每日1剂。

〔主治〕咳血。

方七

〔配方〕漆大姑干叶或鲜叶适量。

〔用法〕水煎外洗。

〔主治〕漆树过敏,皮肤骚痒,脱落性皮炎,荨麻疹。

 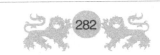

百草良方 白话精解

【来源】为双子叶植物药蓼科植物柳叶蓼的全草。

辣 蓼 草

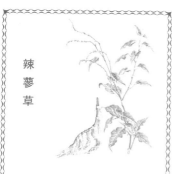

辣蓼草

【性味功效】味辛,性寒。消肿、止痛。

【别名】柳叶蓼、辣蓼。

【生长环境】我国南北各地。生于近水草地、流水沟中或阴湿处。

【形态特征】一年生草本。茎直立,多分枝,表面有多数紫红色小斑点,被绵毛,节稍膨大。叶互生,有短柄或近乎无柄;叶片披针形,先端渐尖,基部楔形,全缘或微波状,上面深绿色,被疏绒毛,下面密被灰白色绒毛;托鞘膜质,筒状。初夏开花,花小,绿白色或粉红色。秋季里,瘦果卵圆形,扁平,两侧面中部微凹,褐黑色而光亮,包于宿存的花被内。全草可入药,夏秋采收,鲜用或晒干备用。

【验方精选】

方一

〔配方〕鲜辣蓼 60 克。

〔用法〕水煎服。

〔主治〕急性胃肠炎(有呕吐、腹泻、腹痛者)。

方二

〔配方〕红辣蓼 30 克,威灵仙 9 克,两面针 10 克。

〔用法〕水煎服。同时用红辣蓼适量,煎水泡洗患处。

〔主治〕风湿性关节炎。

方三

〔配方〕新鲜辣蓼(全草)100 克。

〔用法〕切碎,加水 150 毫升,煎 30 ~ 40 分钟,过滤,取液,加适量苯甲酸钠做防腐剂,贮瓶备用。涂擦患部,每天 2 次。

〔主治〕足癣。

方四

〔配方〕辣蓼 90 克,筋骨草 30 克,千里光 50 克。

〔用法〕煎水洗患处。

〔主治〕皮肤瘙痒,搔之流水。

方五

〔配方〕辣蓼根及根上部约 6 厘米茎适量。

〔用法〕水洗切碎,晒干备用。按常法煎煮(第 1 次 2 小时,第 2 次 1.5 小时),过滤取液,冷却后加入 10% 明胶,继续加热浓缩至 200% 浓度的药液,再加入 0.3% 苯甲酸钠,滤过装瓶备用。每次服 20 ~ 30 毫升(相当于干草药 40 ~ 60 克),每日 2 ~ 3 次。

〔主治〕急性阑尾炎。

方六

〔配方〕水蓼适量。

〔用法〕在水蓼开花时,割取其地上部分入药,用刀切碎,取碎屑 1 000 克,置于玻璃容器内,以 30% 酒精 2 000 毫升浸没、常温放置 48 小时(每天搅拌 3 次),然后过滤并压榨残渣使得滤液近 2 000 毫升(含醇量 25% ~ 30%),密闭贮存备用。每次口服 20 毫升,每 2 小时服 1 次。

〔主治〕子宫出血。

百草良方 白话图解

十四画

【来源】为双子叶植物药大戟科植物算盘子的果实。

算 盘 子

【别名】柿子椒、野南瓜、水金瓜、算盘珠、地金瓜、血木瓜、山金瓜、野毛楂、八楞橘。

【生长环境】福建、广东、广西、贵州、四川、湖北、江西、江苏等地均有分布。生于山坡灌丛中。

【形态特征】灌木,高1.5米左右。小枝有灰色或棕色短柔毛。叶互生,长椭圆形或椭圆形,尖头或钝头,基部宽楔形,上面橄榄绿色或粉绿色,下面稍带灰白色,叶脉有密生毛。6~9月开花,花小,无花瓣,一至数朵簇生叶腋,常下垂;下部叶腋生于雄花,近顶部叶腋生雌花和雄花,或纯生雌花;7~10月结果,蒴果扁球形,顶上凹陷,外有纵沟。种子黄赤色。夏秋采根及果,鲜用或干用。

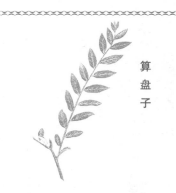

算盘子

【性味功效】味苦,性凉,有小毒。活血止痛,止泻,消积等。

【验方精选】

方一
〔配方〕算盘子茎、叶40克。
〔用法〕水煎服。
〔主治〕白带过多。

方二
〔配方〕算盘子果实15克。
〔用法〕水煎服。
〔主治〕疝气初起。

方三
〔配方〕算盘子叶、千里光各适量。
〔用法〕煎水洗患处。
〔主治〕皮疹瘙痒。

方四
〔配方〕算盘子根30克,橘皮6克,生姜3片。
〔用法〕水煎服,每日1剂。
〔主治〕细菌性痢疾。

方五
〔配方〕算盘子根20克。
〔用法〕水煎去渣,加红糖10克,分2~3次服。
〔主治〕小儿消化不良、腹泻、腹痛。

方六
〔配方〕算盘子根90克,甜酒适量。
〔用法〕将算盘子根切片,加甜酒炒5次,酒、水各半煎,分3次服。
〔主治〕偏头痛。

方七
〔配方〕算盘子果实60克,鸡蛋2个。
〔用法〕先将药水煎去渣,再用药汁煮鸡蛋,分2次服,连服2日。
〔主治〕睾丸炎。

方八
〔配方〕算盘子根20克,猪大肠(下段)30厘米。
〔用法〕加水炖烂,去药渣,加白糖适量调味,分2次服。
〔主治〕脱肛。

 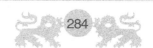
百草良方 白话注解

酸枣仁

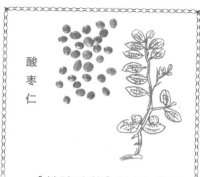

酸枣仁

【性味功效】味甘,性平。养肝、宁心、安神、敛汗。

【别名】酸枣核、枣仁、山枣核。

【生长环境】辽宁、内蒙、华北、山东、山西、陕西、安徽、江苏等地。生于向阳坡地或干燥瘠土处。

【形态特征】落叶灌木或小乔木,高 1 ~ 3 米左右。老枝褐色,幼枝绿色;枝上有两种刺,一为针形刺,一为反曲刺。叶互生;叶柄极短,托叶细长,针状;叶片椭圆形至卵状披针形,先端短尖而钝,基部偏斜,边缘有细锯齿,主脉 3 条。4 ~ 5 月开花,花 2 ~ 3 朵簇生叶腋,小形,黄绿色。9 ~ 10 月结果,核果近球形,先端钝,熟时暗红色,有酸味。秋季采收,浸水中泡一夜,搓去果肉,取种晒干。

【验方精选】

方一

〔配方〕酸枣仁 15 克,南沙参 6 克,五味子 3 克。

〔用法〕水煎,睡前服。

〔主治〕肺结核失眠。

方二

〔配方〕酸枣根 30 克(用二层皮),毛冬青 10 克。

〔用法〕水煎服。

〔主治〕高血压、头晕头痛。

方三

〔配方〕酸枣根二层皮 30 克。

〔用法〕水煎服。

〔主治〕便血。

方四

〔配方〕酸枣仁、人参、茯苓各等量。

〔用法〕研细粉,每次服 6 克,每日服 2 次,用米汤送服。

〔主治〕睡中盗汗。

方五

〔配方〕酸枣仁 10 ~ 20 克。

〔用法〕加糖适量,水煎服;或研末,每次 1.5 ~ 3 克,睡前服。

〔主治〕小儿夜啼,虚烦不眠。

方六

〔配方〕酸枣仁粉 10 克。

〔用法〕清晨 8 时前冲泡绿茶 15 克饮服,8 时后忌饮茶水,晚上就寝前冲服。

〔主治〕不寐症。

方七

〔配方〕酸枣仁、夜交藤各 15 克,柏子仁 12 克,茯神 12 克。

〔用法〕水煎服。

〔主治〕神经衰弱,心烦,心悸,失眠。

方八

〔配方〕酸枣仁、生白芍各 10 克,五味子 6 克,牡蛎 30 克。

〔用法〕水煎服。

〔主治〕手足心发热,盗汗,头晕。

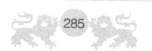

十四画

百草良方白话精解

【来源】为菊科植物豨莶草的干燥地上部分。

豨 莶 草

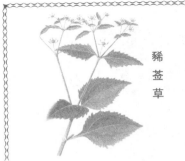

豨莶草

【别名】粘糊菜、粘天扎、绿莶草、猪膏草、肥猪草。

【生长环境】长江以南诸省区以及甘肃、陕西二省均有分布。多生于坡地、村边、路边荒草地、灌丛、林边、田野。

【形态特征】一年生草本,高30～100厘米。茎直立,上部分枝常成二歧状,全部分枝有灰白色短柔毛。叶片三角状卵形、阔卵形或卵状披针形,长4～10厘米,宽2～7厘米,顶端尖,基部阔,下延成有翅的柄,叶缘有不整齐的浅裂或粗齿,两面均有毛,叶背有腺点。

【性味功效】味辛、苦,性寒。有小毒。祛风湿、利关节、消肿、解毒。

4～9月开花,花黄色,花梗密生短柔毛;总苞阔钟状;总苞线状匙形或匙形,密生粘手的腺毛,故名粘糊菜,气味如猪臭,又名猪膏草;全为管状花。6～11月结果,果实倒卵状四棱形,黑色,顶端无冠毛,有灰褐色环状突起。地上部分于夏、秋季花开前及花期采割为佳,除去杂质,鲜用或晒干备用。

【验方精选】

方一

〔配方〕鲜豨莶草120克(干品60克)。

〔用法〕水煎去渣,放入鸡蛋2只煮熟,饮汤食蛋。

〔主治〕乳腺炎。

方二

〔配方〕豨莶草、钩藤各30克,苍耳子6克。

〔用法〕水煎服。

〔主治〕神经衰弱,失眠。

方三

〔配方〕豨莶草、夏枯草各15克。

〔用法〕水煎服,每日1剂。

〔主治〕高血压。

方四

〔配方〕豨莶草15克,防风、五加皮各10克,红花3克。

〔用法〕水煎服。

〔主治〕中风后遗症,四肢麻木。

方五

〔配方〕鲜豨莶草60克。

〔用法〕捣烂绞汁服;另取鲜半边莲60克,鲜白花蛇舌草60克,水煎当茶饮。

〔主治〕食管癌。

方六

〔配方〕豨莶草适量。

〔用法〕九蒸九晒,研细粉,炼蜜为丸,每丸重6克,每次服2丸,每日服2次,用米酒或开水送服。

〔主治〕半身不遂,产后风痛。

方七

〔配方〕豨莶草、大血藤、铺地蜈蚣各15克,桑寄生10克。

〔用法〕水煎服。

〔主治〕风湿性关节炎疼痛。

十四画

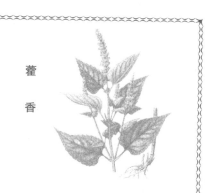

藿香

藿 香

【别名】土藿香、排香草、野藿香、广藿香。

【生长环境】我国南方各省均有分布。生于山坡、路旁,多栽培。

【形态特征】多年生草本,高 30 ~ 120 厘米;全株有芳香气。茎方形,略带红色,上部微被柔毛。叶对生,心状卵形或长圆状披针形,边缘有不整齐钝锯齿,下面有短柔毛和腺点。轮伞花序组成顶生的假穗状花序;苞片披针形;花萼筒状,有缘毛和腺点;花冠淡紫色或红色,2 唇形,下唇中部裂片有波状细齿。小坚果顶端有毛。花期 6 ~ 7 月,果期 10 ~ 11 月。夏季花初放时采全草,阴干。

【性味功效】味辛、微温。芳香化湿,开胃止呕,发表解暑。

【验方精选】

方一

〔配方〕藿香 10 克,香附 5 克,甘草 3 克。

〔用法〕水煎服。

〔主治〕妊娠呕吐。

方二

〔配方〕藿香、葛根、党参、白术各 10 克,木香 3 克。

〔用法〕水煎服。

〔主治〕脾虚,呕吐腹泻,口渴不喜饮。

方三

〔配方〕藿香、制半夏、紫苏各 10 克,苍术、厚朴各 5 克。

〔用法〕水煎服。

〔主治〕夏秋暑湿发热,头痛呕恶,胸闷腹泻。

方四

〔配方〕山藿香 15 ~ 30 克。

〔用法〕水煎 2 次。分早晚 2 次服,每日 1 剂。如炎症较重,可加白茅根 30 克,与上药同煎服。

〔主治〕病毒性传染性结膜炎。

方五

〔配方〕藿香 30 克,大黄、黄精各 12 克,皂矾 15 克。

〔用法〕浸于 1 000 毫升醋内,浸 8 ~ 10 日,去渣备用。用时将患部放入药液中浸泡,以全部浸入为度。每次浸半小时,每日浸 3 次,浸后忌用肥皂水或碱水洗涤。

〔主治〕手癣、足癣。

方六

〔配方〕藿香 20 克,枯矾 6 克。

〔用法〕将藿香焙干,加枯矾研细末,每次用适量,涂患处。

〔主治〕小儿牙疳溃烂。

方七

〔配方〕藿香、郁金、制香附、苍术各 10 克,板蓝根、蒲公英各 15 克,厚朴、陈皮各 6 克。

〔用法〕水煎服。

〔主治〕无黄疸型肝炎(湿困型)。

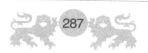

十五画以上

【来源】为爵床科植物爵床的全草。

爵 床

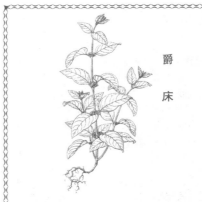

爵床

【别名】观音草、毛泽兰、蛇食草、蚱蜢腿、小青草、苍蝇翅、赤眼老母草。

【生长环境】分布于云南、四川、广东、福建、浙江、江西、湖北、江苏、山东等地。生于旷野或路旁阴湿处。

【形态特征】一年生匍匐草本。茎方形,绿色,表面被灰白色细柔毛,尤以棱上较密,节稍膨大。叶对生,卵形、长椭圆形或广披针形,全缘,先端尖,上面暗绿色,下面淡绿色;8~11月开花,花小,花冠淡红色或带紫红色,雄蕊2枚着生于花筒部,花丝基部及着生处四周有细绒毛,雌蕊1枚,子房卵形,花柱丝状,柱头头状,不明显;蒴果线形,先端短尖,基部渐狭,全体呈压扁状淡棕色。全草秋后采收、晒干。

【性味功效】味咸辛,性寒。清热解毒,利湿消滞,活血止痛。

【验方精选】

方一
〔配方〕爵床25克,白豆腐2块。
〔用法〕将爵床煎水去渣,加豆腐煮熟,分2次服。
〔主治〕急性结膜炎。

方二
〔配方〕爵床10克,夏枯草20克。
〔用法〕水煎服,每日1剂。
〔主治〕淋巴结核。

方三
〔配方〕鲜爵床、灯心草各15克。
〔用法〕水煎服。
〔主治〕小儿肝火烦热。

方四
〔配方〕爵床20克,猪肝100克。
〔用法〕共用水煎,去渣,分次服,每日1剂。
〔主治〕肝硬化腹水。

方五
〔配方〕爵床30克,灯心草10克。
〔用法〕水煎,1日2次分服,连服3日。
〔主治〕口腔炎。

方六
〔配方〕爵床15克,鸡肝1具,米酒10毫升。
〔用法〕将药、鸡肝、酒置碗内,加水蒸熟吃肝喝汤。
〔主治〕夜盲症。

方七
〔配方〕爵床25克,葛根30克,生地榆10克,金银花6克。
〔用法〕水煎服。
〔主治〕酒毒便血。

十五画以上

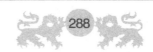

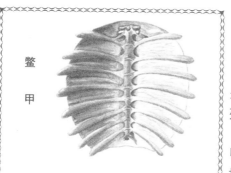

鳖甲

【性味功效】味咸,性微寒。滋阴潜阳、软坚散结、退热除蒸。

鳖 甲

【别名】水鱼甲、团鱼甲、上甲。

【生长环境】我国大部分省区均有分布。多生于江河、湖泊、水库、池塘、水田中,或人工养殖,喜阴凉环境。

【形态特征】原动物体呈椭圆形,腹背均有甲。背甲长 10 ~ 15 厘米,宽 9 ~ 14 厘米,正中微拱成嵴棱,皮肤革质,布满长短不一的疣粒;腹甲光滑平坦;体的边缘部分柔软。头呈三角形,两眼间相距很窄;吻突较长,约等于眼径;颈甚长,两侧无大瘰疣团。头和颈能完全缩入甲内。四肢扁平,各有 3 爪,外侧 2 指、趾隐没在发达的蹼间。背面橄榄绿色,间或有黑斑;腹面肉黄色,有浅绿色斑。四季可捕,置沸水中烫使其背甲剥落,去残肉,晒干备用。

【验方精选】

方一

〔配方〕鳖甲适量。

〔用法〕焙干,制成细粉,防潮湿,取0.5克放入烟斗内烟叶的表面上,点燃当烟吸。

〔主治〕牙痛。

方二

〔配方〕鳖甲适量。

〔用法〕研细粉,鸡蛋清(鸡蛋白、鸡子白)调敷患处。

〔主治〕痈疽久不敛口。

方三

〔配方〕鳖甲 10 克(先煎),青蒿、银柴胡各 10 克。

〔用法〕水煎服。

〔主治〕阴虚发热,热病伤阴,结核病,潮热,盗汗。

方四

〔配方〕鳖甲、牛膝各 25 克,白芍 20 克。

〔用法〕水煎服。

〔主治〕高血压。

方五

〔配方〕鳖甲 30 克,秦艽 15 克,当归、川芎、地骨皮各 10 克。

〔用法〕水煎服。

〔主治〕闭经,午后虚热。

方六

〔配方〕鳖甲 30 克,龟板、浮小麦各15 克,地骨皮 10 克。

〔用法〕水煎服。

〔主治〕虚热盗汗。

方七

〔配方〕活鳖 3 只。

〔用法〕将活鳖放清水中养 2 ~ 3 日,使其排净胃肠内污物,取出,击头砸死(勿割头放血),放入锅内的沙土中,文火焙干至黄色,研成细粉,酌加蜂蜜为丸,每丸重 9 克。每次服 1 丸,每日 3 次,连服 30 日为 1 个疗程。

〔主治〕肝硬化。

百草良方 白话精解

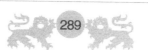

【来源】为石蒜科植物小根蒜的干燥鳞茎。

薤　白

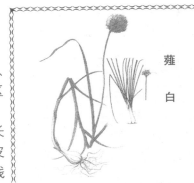

薤
白

【别名】荞头、野葱、小独蒜、野白头、小根菜。

【生长环境】福建、台湾、广东、广西、海南、四川、贵州、云南、江苏、浙江、江西、安徽、湖北、湖南等省区有栽培。

【形态特征】多年生草本,高约40厘米。鳞茎长卵形或卵状椭圆形,直径1~1.5厘米,簇生;鳞茎外皮白色,膜质,全缘。叶2~5枚基生,直立,半圆柱状线形,中空,有不明显的5棱,长20~40厘米,宽约2毫米。夏末秋初开花,花紫红色,圆柱形,柔弱,约与叶等长或更长;伞形花序半球形,有花6~30朵;秋季结果,果实小,球形。鳞茎于春、夏季采挖,除去须根,洗净,鲜用或用沸水烫透或蒸透,晒干备用。

【性味功效】味辛、苦,性温。理气宽胸、通阳散结、行气导滞、祛痰。

【验方精选】

方一

〔配方〕薤白15克,瓜蒌10克。

〔用法〕酒、水煎服。

〔主治〕胸痹闷痛。

方二

〔配方〕薤白适量。

〔用法〕研细粉,涂患处。

〔主治〕轻度火伤。

方三

〔配方〕鲜薤白适量,酒糟(红糖更好)适量。

〔用法〕捣烂敷患处。

〔主治〕扭伤肿痛。

方四

〔配方〕薤白、三棱各20克,赤芍、川芎、降香、红花、延胡索各15克,急性子(凤仙花种子)12克,鸡血藤30克,此为1日量。

〔用法〕水煎服或制成冲服剂服。

〔主治〕心绞痛。

方五

〔配方〕薤白、黄芩各10克,白芍12克,甘草6克。

〔用法〕水煎服。

〔主治〕慢性痢疾。

方六

〔配方〕薤白9克,辛夷10克,猪鼻管100克。

〔用法〕加水炖烂,分2次服之。

〔主治〕鼻旁窦炎。

 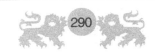

【来源】为蔷薇科植物翻白草的带根全草。

翻 白 草

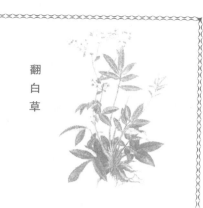

翻
白
草

【性味功效】味甘、微苦、性平。止血、解毒、凉血散结等。

【别名】鸡爪参、翻白萎陵菜、鸡腿根、箆子草、天藕。

【生长环境】我国大部分省区均有分布。多生于荒地、山坡草地、草甸、山谷、溪边、疏林下、田野、石缝中。

【形态特征】多年生草本,高10～40厘米。根多分枝,有数个肥厚呈纺锤形的块根,外皮棕褐色,断面白色。茎直立或平铺地面,密生有白色绵毛。叶为单数羽状复叶,由基部丛生,有小叶2～4对,叶柄密生白色绵毛,有时并有长柔毛;小叶片长圆形或长圆状披针形,边缘有缺刻状锯齿,叶面有稀疏绵毛或近无毛,叶背密生灰白色或白色绵毛;托叶和叶柄不同程度合生,有白色长绵毛。4～5月开花,花黄色,组成聚伞花序,花直径1～2厘米;萼片5片。外面密生白色绵毛;花瓣5片,倒卵形;雄蕊和雌蕊均多数。5～9月结果,果实为球形聚合果。夏秋二季花开前采挖全草,洗净,晒干备用。

【验方精选】

方一
〔配方〕翻白草根适量。
〔用法〕用烧酒磨浓汁涂患处。
〔主治〕腮腺炎,乳腺炎。

方二
〔配方〕翻白草根30克。
〔用法〕水煎服或同鸡肉适量煲服。
〔主治〕妇女产后贫血。

方三
〔配方〕鲜翻白草全草30克。
〔用法〕与鸡蛋1～2个或猪瘦肉60克煎服。
〔主治〕牙痛,妇女子宫脱垂,白带。

方四
〔配方〕翻白草全草15克。
〔用法〕水煎服。

〔主治〕口腔炎,慢性咽炎。

方五
〔配方〕翻白草全草30克,或翻白草全草15克,艾叶炭10克,阿胶10克(溶化冲服)。
〔用法〕水煎服。
〔主治〕吐血,衄血,痔出血,妇女子宫出血。

方六
〔配方〕翻白草根15克。
〔用法〕水煎服或冲黄酒服,另取鲜翻白草全草适量捣烂敷患处。
〔主治〕痈肿疮疖。

十五画以上

【来源】为壁虎科动物无蹼壁虎或其他几种壁虎的全体。

壁　　虎

【别名】守宫、天龙、爬壁虎、蝎虎、盐蛇、壁宫。

【生长环境】我国华北、华南、东南各省均产。栖于壁间、檐下等隐僻处。

【形态特征】外形似蜥蜴，体长 12 厘米左右，头部扁，吻钝圆，口大，眼大，耳孔小，尾呈圆锥形。四肢短，指、趾膨大，趾间有蹼成为吸盘。指、趾的末端有爪。全体有鳞，尾易断易生。舌幅广，能伸出口外捕食小虫。喉部有声带，能发出"吱吱"声。白天隐伏，夜间在墙壁和有灯光的天花板上爬行，捕食蚊子、飞蛾等小害虫。夏、秋捕捉，掐压其头部致死，文火烘干，防潮防虫蛀。

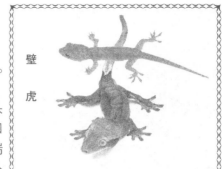

壁虎

【性味功效】味咸，性寒，有小毒。祛风镇惊，解毒散结等。

【验方精选】

方一

〔配方〕壁虎、地骨皮、野菊花各 15 克，青蒿 12 克，癞蛤蟆干 3 克。

〔用法〕水煎，每日 2 次分服，每日 1 剂。

〔主治〕骨髓炎。

方二

〔配方〕壁虎 2 条。

〔用法〕炙干研细粉，冲白糖 1 次服。

〔主治〕甲状腺机能亢进。

方三

〔配方〕壁虎 2 条。

〔用法〕烧存性，研细粉，用人乳汁调搽患处。

〔主治〕疮疖。

方四

〔配方〕壁虎 90 克。

〔用法〕取鲜壁虎，文火烘干，研细末，每次 2 克，每日 3 次，开水送服，连服 15 日。

〔主治〕三叉神经痛。

方五

〔配方〕壁虎 2 条。

〔用法〕加米拌炒至焦黄，研细末，分 2~3 次，黄酒少许加入开水中调服，连服 2~3 个月。

〔主治〕食管癌。

方六

〔配方〕壁虎、蜈蚣各 10 克，白芷 30 克。

〔用法〕共研细粉，每次服 3 克，每日服 2~3 次，开水或黄酒送服。

〔主治〕风湿性关节炎。

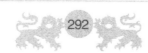
百草良方　白话精解

【来源】为桑科植物薜荔的茎、叶。

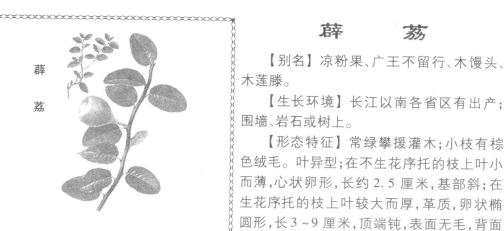

薜　荔

薜荔

【别名】凉粉果、广王不留行、木馒头、木莲滕。

【生长环境】长江以南各省区有出产；围墙、岩石或树上。

【形态特征】常绿攀援灌木；小枝有棕色绒毛。叶异型；在不生花序托的枝上叶小而薄，心状卵形，长约2.5厘米，基部斜；在生花序托的枝上叶较大而厚，革质，卵状椭圆形，长3~9厘米，顶端钝，表面无毛，背面有短柔毛，网脉明显，突起成蜂窝状。隐花果单生于叶腋，梨形或倒卵形，长约5厘米，径约3厘米，有短柄。花期6月，果熟期10

【性味功效】味微甘、苦、涩，性凉。健脾肾、祛风湿、暖腰膝、安胎、通乳。

月。根以秋冬季采收为佳，鲜用或晒干备用。

【验方精选】

方一

〔配方〕薜荔果60克，猪脚1只。

〔用法〕酒、水各半炖服。

〔主治〕产妇乳汁不通。

方二

〔配方〕薜荔根30克(或薜荔藤)。

〔用法〕水煎，冲黄酒服。

〔主治〕关节酸痛，腰肌劳损。

方三

〔配方〕薜荔藤、夏枯草各15克，黄花菜根30克。

〔用法〕水煎当茶饮。

〔主治〕高血压、头痛。

方四

〔配方〕薜荔果15克，千斤拔30克。

〔用法〕水煎服。

〔主治〕产妇乳汁稀少。

方五

〔配方〕薜荔根30克，金樱子根、金锦香、车前草、南五味子根各15克。

〔用法〕水煎服。

〔主治〕虚寒性腹泻。

方六

〔配方〕薜荔根120克。

〔用法〕水煎约1小时去渣，加红米150克，煮饭淡食，或稍加红糖，连食7日。忌食葱、蒜、盐等刺激性食物。

〔主治〕慢性肾炎水肿。

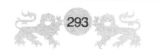

十五画以上

【来源】为双子叶植物药唇形科薄荷或家薄荷的全草或叶。

薄荷

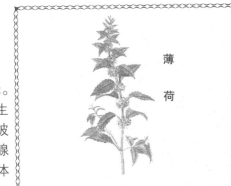

薄荷

【别名】苏薄荷、南薄荷、升阳菜、夜息花。

【生长环境】我国各地均产。

【形态特征】多年生草本,高 20 ~ 80 厘米。生于低山阴湿处,各地广为栽培。茎方形,被逆生的长柔毛及腺点。单叶对生,长圆形或长圆状披针形,边缘具尖锯齿,两面有疏短毛,下面并有腺鳞。花小,淡红紫色。小坚果长圆形,褐色。全体有清凉香气。夏、秋割取地上部分(一年可取二三次),阴干。

【性味功效】味辛,性凉。疏散风热,清头目,利咽喉,透疹毒。

【验方精选】

方一

〔配方〕薄荷 5 克,黄芩 10 克,金银花15 克。

〔用法〕水煎服。

〔主治〕急性结膜炎。

方二

〔配方〕薄荷 6 克,菊花、桑叶、僵蚕、牛蒡子各 10 克,甘草 3 克。

〔用法〕水煎服。

〔主治〕火眼,咽痛。

方三

〔配方〕薄荷 15 克。

〔用法〕与桂圆 6 粒一起煎服,每日 2 次,依出疹轻重情况,连服 2 ~ 4 周。

〔主治〕慢性荨麻疹。

方四

〔配方〕薄荷、淡竹叶各 6 克,紫苏、桑叶各 10 克,金银花 15 克。

〔用法〕水煎服。

〔主治〕感冒、咳嗽、发热。

百草良方
白话精解

十五画以上

【来源】为双子叶植物药，五加科植物虎刺楤木的根、根皮或枝叶。

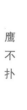

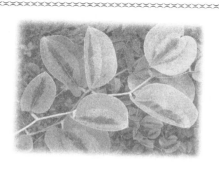

鹰不扑

鹰 不 扑

【别名】百鸟不落、雷公木、钻地风。

【生长环境】我国绝大部分省、区均有分布。常生长于林边、园边或山坡疏林下。

【形态特征】落叶灌木，高达1米。总叶轴、羽片轴和叶脉都有刺。根白色，皮肉质；扭之易脱落。2～3回奇数羽状复叶，总柄基部扩大包茎，第3回羽片有小叶3～9片；小叶

【性味功效】味微苦，性平，有小毒。祛风利湿，散瘀消肿。

卵形或披针形，对生，先端渐尖，基部偏斜，边缘有锯齿，嫩叶常为紫红色。夏季开黄白色花，伞形花序组成大圆锥花序，顶生。浆果球形，冬季成熟，黑色。全年采集根，洗净切片晒干备用或鲜用。

【验方精选】

方一

〔配方〕鹰不扑鲜根适量。

〔用法〕捣烂，酒炒，敷患处。

〔主治〕跌打肿痛。

方二

〔配方〕鹰不扑适量。

〔用法〕捣烂敷患处，每天1换。

〔主治〕无名肿毒。

方三

〔配方〕鹰不扑9克，冬青枝叶18克，甘草6克、

〔用法〕水煎服，每天1剂。

〔主治〕急性传染性肝炎。

方四

〔配方〕鹰不扑15克。

〔用法〕鹰不扑15克，水煎服或浸酒内服外搽；或用鲜枝、叶捣烂酒炒敷患处。

〔主治〕跌打损伤。

方五

〔配方〕鹰不扑枝叶、红龙船花叶、鸡爪风叶、爬山虎各适量。

〔用法〕煎水洗患处。

〔主治〕风湿骨痛。

十五画以上

百草良方 白话精解

【来源】为禾本科植物薏苡的干燥成熟种仁。

薏 苡

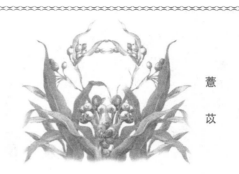

薏苡

【别名】苡米、薏苡仁、六谷子、药玉米、珠珠米、苡仁。

【生长环境】我国各地均有栽培。

【形态特征】一年或多年生草本,高1~1.5米。秆直立,丛生,基部节上生根。叶互生,长披针形,长10~40厘米,宽2~3厘米,鞘状抱茎,中脉明显,无毛。花单性同株。颖果包藏于球形中空骨质总苞内。秋末种子成熟时,割下地上部分,脱粒,晒干。

【性味功效】味甘、淡,性凉。健脾渗湿,清热排脓,止泻,除痹。薏苡根:味苦、甘,性寒。清热利湿,健脾,杀虫。

【验方精选】

方一

〔配方〕薏苡仁15克。

〔用法〕与蜜枣30克,加酒适量煎服。

〔主治〕荨麻疹。

方二

〔配方〕薏苡根30克,鸡肝1具(或猪肝50克)。

〔用法〕加米泔水煮,吃肝喝汤。

〔主治〕夜盲。

方三

〔配方〕薏苡仁10~30克。

〔用法〕水煎。连渣服,每日1剂,连用2~4周。

〔主治〕扁平疣。

方四

〔配方〕生薏苡仁60克。

〔用法〕加水300毫升,煎至200毫升。分2次口服,每日1剂。

〔主治〕坐骨结节滑囊炎。

方五

〔配方〕生薏苡仁500克。

〔用法〕研为细粉,备用。每次取10克,加适量白糖,开水冲服,每日3次,20日为1个疗程。

〔主治〕传染性软疣。

方六

〔配方〕薏苡仁30~45克。

〔用法〕加水浓煎,滤取药液,加白糖适量。分3~5次服,隔日1剂。

〔主治〕婴儿睾丸鞘膜积液。

十五画以上

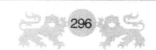

缬草

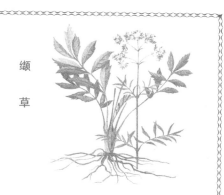

缬草

【别名】猫食菜、抓地虎、蜘蛛香、鹿子草、埋香。

【生长环境】长江以北诸省有分布。生于山坡草地、肥沃土壤中。

【形态特征】多年生草本，高1～1.5米。茎直立，有纵条纹，具纺锤状根茎或多数细长须根。基生叶丛出，长卵形，为单数羽状复叶或不规则深裂，小叶片，顶端裂片较大，全缘或具少数锯齿，茎生叶对生，无柄抱茎，单数羽状全裂，披针形，全缘或具不规则粗齿。6～7月开花，伞房花序顶生，排列整齐；花小，白色或紫红色；7～8月结果，蒴果光滑，具1种子。根及根茎于9～10月间采挖，去掉茎叶及泥土，晒干。

【性味功效】味辛、苦，性温，有微毒。养心安神，活血通经等。

【验方精选】

方一

〔配方〕缬草、桂圆(龙眼)肉各15克，苦参10克，党参30克。

〔用法〕水煎，每日2次分服，每日1剂。

〔主治〕心肌炎。

方二

〔配方〕缬草、凌霄花根皮各30克。

〔用法〕烘干，共研细末，每次用6克，温开水(或加童便15毫升)冲服。每日服2次，连服2～3日。

〔主治〕跌打损伤，筋骨疼痛。

方三

〔配方〕缬草、酸枣仁、桂圆肉各10克。

〔用法〕水煎服，每日1剂，分2次服。

〔主治〕心悸不安。

方四

〔配方〕缬草9克，陈皮6克。

〔用法〕水煎服，每日1剂，连服5～7日。

〔主治〕瘿病。

方五

〔配方〕缬草、五味子各30克，白酒500毫升。

〔用法〕将药置白酒中，密封，浸泡15日，去渣。每次服5～10毫升，每日3次。

〔主治〕神经衰弱。

方六

〔配方〕缬草适量。

〔用法〕烘干研末，每服3克，开水送服，每日服2～3次。

〔主治〕腰腿痛。

百草良方 白话精解

十五画以上

磨 盘 草

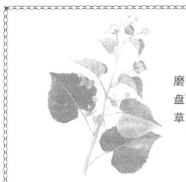

磨盘草

【别名】白麻、磨盘根。

【生长环境】我国大部分省、区均有分布。常生长于林边、园边、屋边及坡地上。

【形态特征】一年生或多年生的灌木状草本，全体被灰白色柔毛，茎青或带红。单叶互生，圆形或卵圆形，基部心脏形，边缘有锯齿，两面均被灰白色柔毛，叶面绿色，叶背粉绿色，叶柄长。秋季开两性花，单朵腋生，花柄长，近顶端有节；花萼盘状，绿色，5 裂，裂片卵形，先端短尖；花瓣 5 枚，黄色；雄蕊多数，花丝合生成管状。蒴果，形似磨盘。全年采全草，晒干备用或鲜用。

【性味功效】味微甘淡，性平，无毒。清热利尿。

【验方精选】

方一

〔配方〕磨盘草根 500 克，甘蔗叶 250 克。

〔用法〕煎水洗身，连续使用。

〔主治〕小儿盗汗。

方二

〔配方〕磨盘草根（或子）30 克。

〔用法〕水煎服，每日 1 剂。

〔主治〕湿热，小便不通。

方三

〔配方〕磨盘草根、车前草各 30 克。

〔用法〕水煎服。

〔主治〕淋病。

方四

〔配方〕磨盘草根 120 克，黑豆 60 克，猪耳 1 只。

〔用法〕共煲服。

〔主治〕耳聋，耳鸣。

方五

〔配方〕磨盘草根 150 克。

〔用法〕浓煎，每日 1 茶杯，其余的先熏后洗患处。

〔主治〕痔疮。

 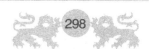

藜芦

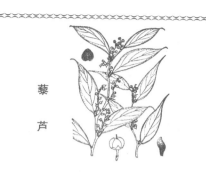

藜芦

【性味功效】味辛、苦,性寒,有毒。吐风痰,杀虫毒;治中风、癫痫、喉痹症见痰涎涌盛。

【别名】葱苒、梨卢、葱菼,葱白藜芦、鹿葱、旱葱、山棕榈,山白菜、芦莲、药蝇子草、山苞米,人头发、毒药草,七厘丹。

【生长环境】分布山西、河北、河南、山东、辽宁、陕西、四川、江苏等地。

【形态特征】黑藜芦多年生草本,高 60 ~ 100 厘米。根多数,细长,带肉质。茎直立。叶互生,广卵形、椭圆形至卵状披针形,长达 30 厘米,宽约 10 厘米,先端渐尖,全缘式带微波状,基部渐狭而下沿呈鞘状,抱茎;上面青绿色,下面灰绿色,两面均无毛,平行脉隆起。顶生大圆锥花序;总轴及枝轴均密被灰白色绵毛;雄花常生于花序轴下部,两性花多生于中部以上;枝轴基部有披针形苞片 1 枚,背面及边缘密被细绵毛;花多数,花梗基部具 1 小苞片,背面有细绵毛;花被 6,紫黑色,卵形,先端尖或钝,基部渐狭,长 5 ~ 6 毫米,宽约 2 毫米,上面光滑,下面被绵毛;雄蕊 6,花丝丝状;子房卵形,3 室,花柱 3 裂,先端外展。蒴果卵状三角形,长 1.5 ~ 2 厘米,熟时 2 裂。种子多数。花期 7 ~ 8 月。果期 8 ~ 9 月。5 ~ 6 月未抽花茎时采挖,除去苗叶,晒干或用开水浸烫后晒干。

【验方精选】

方一

〔配方〕藜芦(研)半两,黄连(去须)三分。

〔用法〕上两味,捣研为散,每用少许,吹入鼻中。

〔主治〕治头痛、鼻塞、脑闷。

方二

〔配方〕藜芦、皂荚(炙)各 1 两,巴豆 25 枚(熬令黄)。

〔用法〕依法捣,蜜丸如小豆。空心服 1 丸,未发时 1 丸,临发时又 1 丸,勿次食。

〔主治〕治老疟久不断者。

方三

〔配方〕大藜芦末半钱。

〔用法〕温齑水调下,以吐为度。

〔主治〕治久疟不能饮食,胸中郁郁如吐,欲吐不能吐者,宜吐,则已。

方四

〔配方〕藜芦(去芦头)、白矾(烧灰细研)、松脂(细研)、雄黄(细研)、苦参各 2 两(锉)。

〔用法〕先捣藜芦、苦参为末,入猪脂 1 斤相和,煎十余沸,绵滤去滓,次入松脂、雄黄、白矾等末,搅匀,待冷,收于瓷器中,旋取涂之,以瘥为度。

〔主治〕治诸疮。

百草良方 白话精解

十五画以上

【来源】檀香科檀香属植物檀香树干的心材。

檀　香

【别名】白檀、白檀木。

【生长环境】主产印度、印度尼西亚及马来西亚。我国台湾、海南、云南南部有栽培。

【形态特征】植物形态 常绿寄生小灌木。心材呈圆柱形或稍扁,长50～100厘米,直径10～20厘米。表面淡灰黄色,光滑细密,有时可见纵裂纹,有刀削痕。质坚实致密。刨片稍弯曲,厚0.5～1毫米。有香气,味微苦。燃烧时香气浓烈。树皮褐色,粗糙或纵裂。叶对生,椭圆形或卵状披针形,基部楔形,全缘,无毛;叶柄短。聚伞状圆锥花序腋生和顶生;花小,多数始为淡黄色,后变为深紫色;花被管钟形,先端4裂,裂片卵圆形,有4个蜜腺生于花被管中部;雄蕊4,与蜜腺互生。核果球形,成熟时黑色。种子圆形,光滑,有光泽。

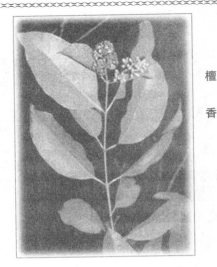

檀香

【性味功效】性温,味辛。理气,和胃。用于脘腹疼痛、噎膈、呕吐。

【验方精选】

方一

〔配方〕红花5克,檀香5克,绿茶1克,赤砂糖25克。

〔用法〕水煎服。

〔主治〕防治脑血栓形成、高血压。

方二

〔配方〕檀香适量。

〔用法〕内服:煎汤,5～10克。外用磨汁涂。

〔主治〕治心腹疼痛,噎膈呕吐,胸膈不舒。

方三

〔配方〕檀香200克,石膏、红花、甘草、丁香、北沙参各100克等。

〔用法〕用上药制八味檀香散。口服,1次2～3克,1日1～2次。

〔主治〕肺热咳嗽,痰中带脓。

方四

〔配方〕潞党参、沉香、丁香、檀香、甘草各30克,白茯苓、熟地黄、当归、广皮、白术、黄芪、枸杞子、白芍各60克,红曲120克,蜂蜜3 000克,高粱酒15 000毫升,酒酿4 000克。

〔用法〕将前13味加工捣碎,置容器中,加入高粱酒、红曲、酒酿和蜂蜜,密封,浸泡15天后,药性尽出,即可开封启用。口服。不拘时候,随意饮用。

〔主治〕渚虚百损。健脾养胃、顺气消食、调营益气。

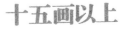
十五画以上

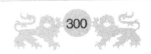